翁心华

疑难感染病和发热病例

精选与临床思维

2022

主审

翁心华

主编

张文宏　张继明

上海科学技术出版社

图书在版编目（CIP）数据

翁心华疑难感染病和发热病例精选与临床思维. 2022/张文宏，张继明主编. -- 上海 : 上海科学技术出版社，2023.1
ISBN 978-7-5478-5835-6

Ⅰ. ①翁… Ⅱ. ①张… ②张… Ⅲ. ①感染—疑难病—病案—汇编②发热—疑难病—病案—汇编③感染—疑难病—诊疗④发热—疑难病—诊疗 Ⅳ. ①R441.3

中国版本图书馆CIP数据核字(2022)第162673号

翁心华疑难感染病和发热病例精选与临床思维（2022）

主审　翁心华

主编　张文宏　张继明

上海世纪出版(集团)有限公司
上海科学技术出版社　出版、发行
(上海市闵行区号景路159弄A座9F-10F)
邮政编码201101　www.sstp.cn
上海雅昌艺术印刷有限公司印刷
开本 787×1092　1/16　印张 16.25
字数 300千字
2023年1月第1版　2023年1月第1次印刷
ISBN 978-7-5478-5835-6/R·2583
定价：158.00元

内容提要

2012年复旦大学附属华山医院终身教授翁心华获得全国卫生系统模范个人的最高行政奖励——白求恩奖章，以表彰他作为一名临床医生在感染病领域与内科学领域做出的贡献。翁心华教授是国内德高望重的感染病学家、内科学家，是至今仍活跃在临床一线的临床名医。翁心华教授带领的复旦大学附属华山医院感染科，是我国最早的国家级重点学科之一，又是我国最重要的集感染病预防、诊断、治疗于一体的临床医疗中心之一，也是国家首批博士点、首批国家重点学科，以及教育部“211”重点一、二期建设学科。

数十年来，复旦大学附属华山医院感染科收治了大量疑难和发热待查病例，其中不少是较为经典和疑难的病例，在诊治疑难感染病方面形成了独特的学科特色和优势。本书精选了该科近1年来所遇到的30例疑难感染病和发热的病例，也包括一些罕见的疑难肝病病例。相较于之前本系列收录的病例，本书不但收集了如结核病、布鲁菌病、感染性心内膜炎和颅内寄生虫病等较为常见但表现不典型的感染性疾病以提醒大家注意外，将更多的篇幅留给了免疫缺陷导致的机会感染，以及实体器官移植后、淋巴瘤化疗后、风湿系统疾病长期使用激素后发生的各种细菌和真菌感染。此外，一些表现像感染性疾病但最终诊断并非感染性疾病，或在感染性疾病的表面下还隐藏着非感染性疾病根源的疑难病例，也将给读者带来感染病诊治的感悟和启迪。由于新型冠状病毒肺炎在全球的持续流行，本书还特别收录了两例新型冠状病毒肺炎相关并发症的处置过程，供同行参考。随着基因检测技术和肝脏病理诊断技术的发展，一些较为罕见的疑难肝病也得到了明确诊断。本书展示了这些精选案例的主治医师在诊治过程中的临床思路和心得体会，并由翁心华教授等具有丰富临床经验的资深教授结合国内外文献对病例进行点评，对感染病相关专业的医务工作者有较大的参考价值。

编者名单

主　审

翁心华

主　编

张文宏　张继明

副主编

邵凌云　陈　澍

秘　书

胡越凯　喻一奇　周　晛

编　者

（按姓氏汉语拼音排序）

艾静文　陈　晨　陈明泉　陈沛冬　陈　澍　程　琦　高　岩
胡越凯　黄　翀　黄玉仙　蒋卫民　金嘉琳　李　宁　李　谦
李　杨　凌丽婷　刘袁媛　卢　清　毛日成　秦艳丽　阮巧玲
邵凌云　施光峰　孙　峰　汪　婷　王　森　王新宇　王　璇
徐　斌　杨飞飞　杨清銮　杨璟楠　于　洁　虞胜镭　喻一奇
张冰琰　张昊澄　张继明　张巨波　张　舒　张文宏　张　炜
张馨赟　张咏梅　赵华真　郑建铭　周　晛　朱浩翔　朱利平

前言

临床医生对于自己亲身参与救治的病例，其认识的深度可能要远超只是从书本上得到的知识。如果将其中具有特殊性的病例进行认真总结归纳，并和同行交流，其本人的收获将更为丰厚。我从医60年的经历告诉我这个观点是无比正确的。

随着新型冠状病毒奥密克戎变异株在全球的流行，2022年上半年，我所在的复旦大学附属华山医院感染科的同事们，从科主任到刚进科的住院医师，几乎都参与到了救治新冠病患的相关工作。令人欣慰的是，大家在付出汗水和精力的同时，对于新型冠状病毒肺炎的临床表现规律和救治也都有了切切实实的实战经验。这些宝贵的经验不少已经汇总成论文发表在国内外的专业期刊上。而本书收录的两例新型冠状病毒肺炎相关并发症的救治过程，国内类似报道尚不多，相信对于曾经或正在参与新型冠状病毒肺炎患者救治的业内同仁来讲，都会有一定的参考价值。

在我国，结核感染依旧是危害广大人民群众健康的一种传染病。复旦大学附属华山医院感染科数十年来救治了大量的结核病患者，其中绝大部分是中枢神经系统结核、血行播散型结核等疑难危重的结核病，还包括耐多药的结核感染，积累了大量经验。然而，由于结核感染表现的多样性、临床诊断的不确定性和治疗方案选择的种种实际困难等，结核病一直是临床感染病的一个热门话题。本系列几乎每一册都有疑难结核病例的呈现，今年我们又收录了多例较为疑难的结核感染病例。

近年来，免疫缺陷患者继发感染病例也逐渐成为本系列不可缺少的组成部分，这其实也反映了现代感染病学科发展的一个重要趋势。这些称之为机会性感染的疾病，在10多年前，治疗多以经验性治疗为主，有时常采取广覆盖的策略来弥补病原体未知的缺陷，但结局往往并不理想。而随着各种新型诊断技术的成熟，以及临床越来越多病例的积累和经验的总结，我们现在有很大机会弄清楚这些免疫缺陷患者感染的病原体和导致免疫缺陷的原因和机制，真正做到感染病的精准治疗。本书收录了多例先天和继发的免疫缺陷导致的细菌、真菌和寄生虫感染病例，其中绝大多数病例在搞清楚病原后，治疗都取得了较为理想的效果。

在长期发热病例中，有很大一部分导致发热的原因并非感染性病原体。正是由于难以区分，不少这样的病例会收治在感染科。因此，对于感染科医生来说，不但要熟悉各种感染性疾病的诊治方案，更要对发热待查这个课题多花功夫。发热待查患者的鉴别诊断，是对一名感染科医生临床思路最好的训练和考验，这时必须要从询问病史和体格检查等临床基本功开始做起，在病史和体征中寻找蛛丝马迹，然后再通过适当的辅助检查来帮助诊断，切忌变成为只会开检查单的机器人，否则很难提高自己的临床水平。本书收集了多例这类表现非常像感染性疾病但最终诊断为自身免疫性疾病、自身炎症性疾病和肿瘤的发热待查病例，希望与读者交流探讨。

最后想说的是，本书是以我名字命名的这套系列的第11本了，正所谓“十年树木，百年树人”，如果说要培养一名具有丰富经验的临床感染病专家，或许十年才刚起步，但我很高兴地看到通过这套系列的出版，我们科室不少年轻医生在这十多年来的成长和成熟。同时也在此感谢参与这些病例诊治过程中的每一位兄弟科室的同仁和来自全国五湖四海的进修医生，你们带来的经验和给予的指导，对这些病例的诊治也起到了非常关键的作用。当然，这些病例的诊治还是会有一些欠缺疏漏的地方，衷心希望各位读者批评指正。

2022年8月

目　录

1 HACEK菌群的“新马甲”——惰性凝聚杆菌致感染性心内膜炎 1
2 颅脑术后反复发生脓毒症 7
3 非传统疫区、影像提示脊柱结核的布鲁菌病 16
4 结核性脑膜炎治疗贵在耐心和坚持——脑积水并发症的诊断和处理 22
5 高度怀疑血液系统疾病的播散性结核 32
6 以皮疹起病的血源播散性结核 43
7 Burkitt淋巴瘤化疗后发热伴肝脾多发病灶，肝活检证实为肝脾念珠菌病 52
8 肝移植后合并克柔念珠菌血流感染 61
9 累及中枢神经系统的曲霉恶性外耳道炎 68
10 反复眼部红肿疼痛伴分泌物增多，最终确诊为鼻窦-眼眶-泪囊毛霉病 77

11 脑脊液GM试验辅助诊断中枢神经系统曲霉感染 84
12 播散性曲霉病掩盖下的8号染色体三体伴白塞综合征 92
13 全身播散性着色芽生菌病 102
14 新型冠状病毒感染合并再喂养综合征 110
15 新型冠状病毒感染相关脑炎 118
16 EB病毒相关性肺淋巴瘤样肉芽肿继发噬血细胞综合征 126
17 “伪装”为溃疡性结肠炎合并重症肺炎的粪类圆线虫重度感染 134
18 宏基因组二代测序诊断颅内寄生虫病 144
19 结节病导致肺部结节、全身多发淋巴结肿大及肝功能异常 151

20 以皮肤红肿破溃为首发表现，易误诊为皮肤感染，最终诊断为SWEET综合征 158
21 疑似为结核性多浆膜腔积液的心包恶性肿瘤 165

22 发热、意识障碍伴颅内多发占位 174
23 吹尽黄沙始到金——表现为腰痛、双下肢乏力的原发性中枢神经系统淋巴瘤 182
24 青年男性反复发热伴寒颤，最终基因诊断为家族性地中海热 196
25 普通变异型免疫缺陷病导致反复肝功能异常及血小板减少 204
26 以发热伴多浆膜腔积液为表现的Castleman病 216
27 红细胞生成性原卟啉病导致的反复腹痛伴肝功能异常 224
28 甲状腺功能亢进导致慢加急性肝衰竭晚期 233
29 遗传性球形红细胞增多症导致的继发性血色病 240
30 以肝损伤和肌肉损伤首诊的免疫检查点抑制剂相关不良反应 245

1

HACEK菌群的“新马甲”——惰性凝聚杆菌致感染性心内膜炎

题记

一例发热伴白细胞增多3个月的青年男性，外院抗感染治疗后体温可恢复正常，但仍有间歇发热，入院后通过病史采集及体格检查，结合心脏超声检查结果迅速诊断为感染性心内膜炎，血培养、血宏基因组二代测序（mNGS）及术中赘生物mNGS均回报惰性凝聚杆菌，经过外科手术及内科积极抗感染治疗后最终痊愈。惰性凝聚杆菌引起的心内膜炎全球报道的不多，通过本病例进一步提高我们对HACEK菌群的认识。

病史摘要

入院病史

患者，男性，31岁，2021-05-19至复旦大学附属华山医院感染科住院治疗。

主诉

反复发热3月余。

现病史

患者诉3个月前无明显诱因下出现发热，测体温最高达40.0℃，伴畏寒、寒颤，无咽痛，无鼻塞、流涕，无恶心、呕吐，无腹痛、腹泻，无皮疹、关节疼痛等不适，至某三甲医院急诊就诊，予以头孢类药物抗感染治疗（具体不详），体温可降至正常，但20余天后再次出现发热。03-16再次就诊，血常规：白细胞23×10^9/L，中性粒细胞94%，C-反应蛋白54 mg/L。予左氧氟沙星联合拉氧头孢抗感染治疗后，体温恢复正常。04-09无明显诱因下再次出现发热，最高体温39.8℃。血常规：白细胞13.45×10^9/L，中性粒细胞79%；C-反应蛋白120.8 mg/L，降钙素原1.34 ng/mL；胸部CT：两肺、纵隔未见明显异常。病程中偶有胸闷、心悸不适，继续予以左氧氟沙星抗感染治疗。04-24调整为头孢唑肟、左氧氟沙星抗感染治疗，患者体温再次恢复正常，但复查血常规白细胞仍较高，为进一步明确发热原因，收入我科。

患者自患病以来精神欠佳，胃纳欠佳，睡眠可，大小便正常，无体重明显下降。

既往史

否认既往慢性疾病、肝炎及结核病史。否认近期口腔手术及口腔疾病。

个人史、婚育史、家族史

未婚未育；否认家族遗传性疾病。

入院查体

神清，全身皮肤未见皮疹及瘀斑、瘀点，双侧睑结膜未见瘀斑、瘀点，双肺未闻及明显湿啰音，主动脉瓣听诊区和二尖瓣听诊区可闻及收缩期吹风样杂音。腹软，脐周腹部有压痛，伴反跳痛，墨菲征阴性，余腹无压痛反跳痛，移动性浊音阴性。双下肢可见明显凹陷性水肿。

入院后实验室检查和辅助检查

- 血常规（2021-05-19）：白细胞 14.5×10^9/L（↑），中性粒细胞 85.4%，淋巴细胞 10%，单核细胞 3.3%，嗜酸性粒细胞 0.9%，红细胞 4.54×10^{12}/L，血红蛋白 131 g/L，血小板 409×10^9/L。
- 其他生化检查：红细胞沉降率（简称血沉）65 mm/h；C-反应蛋白 83.06 mg/L（↑）；降钙素原 1.23 ng/mL（↑）；铁蛋白 854.00 ng/mL（↑）；白介素2受体 430 U/mL（↑）；白介素-6 43.9 pg/mL（↑）。
- 肝肾功能（2021-05-19）：丙氨酸氨基转移酶 52 U/L，天冬氨酸氨基转移酶 41 U/L，γ-谷氨酰转移酶 207 U/L，总胆红素 29.8 μmol/L，白蛋白 43 g/L（↓），球蛋白 25 g/L，肌酐 65 μmol/L。
- 凝血功能（2021-05-19）：凝血酶原时间 17.5 秒，部分凝血活酶时间 40.0 秒，纤维蛋白原定量 6.8 g/L，D-二聚体 1.13 mg/L，纤维蛋白原降解产物 3.4 μg/mL。
- 心肌酶谱、心肌标志物（2021-05-19）：肌钙蛋白T 0.748 ng/mL，肌红蛋白 26.1 ng/mL，CK-MB 3.45 ng/mL，*N* 端脑利钠肽 6 230 pg/mL。
- 尿常规（2021-05-19）：红细胞计数 1.3/μL，白细胞脂酶阴性，潜血阴性，白细胞计数 2.6/μL，蛋白质阴性。
- 结核分枝杆菌特异性细胞免疫检测阴性；隐球菌荚膜多糖抗原检测阴性；血清GM试验（曲霉半乳甘露聚糖检测）阴性；G试验（血浆1-3-β-D葡聚糖）阴性。
- 肿瘤标志物（2021-05-19）未见明显异常。
- 甲状腺功能未见明显异常。
- ANA、ENA抗体谱、补体、免疫球蛋白均未见明显异常；抗HIV阴性。
- 心电图（2021-05-20）：窦性心动过速，ST-T改变（Ia、V_L、V_3、V_4、V_5、V_6 ST压低 1～2.5 mm；V_3T波浅倒，I_a、V_L、V_4、V_5、V_6 T波改倒置）。
- 胸部CT（2021-05-20）：两肺炎症；两侧胸腔积液；纵隔肿大淋巴结。
- 心脏超声（2021-05-20）：二尖瓣腱索冗长累赘，腱索上见多发团块及条索状赘生物附着，约 9 mm×6 mm、9 mm×2 mm、8 mm×2 mm。主动脉根部见半月形无回声区，约 23 mm×10 mm，主动脉瓣见簇条索状赘生物附着，较大几枚赘生物约 15 mm×3 mm、

11 mm × 4 mm、10 mm × 4 mm，重度主动脉瓣反流。左房室增大，左室整体收缩活动减弱，极少量心包积液。

入院后诊疗经过

患者入院后监测体温正常，心率 > 100次/分，并伴有心悸，予以美托洛尔缓释片控制心室率。肌钙蛋白及B型钠尿肽（BNP）升高，予以利尿等对症处理。完善心脏彩超示感染性心内膜炎，主动脉赘生物形成，重度主动脉瓣反流主动脉根部无回声区，主动脉瓣周脓肿形成可能，二尖瓣腱索赘生物附着，左房室增大，左室整体收缩活动减弱，较少量心包积液。血mNGS、血培养两套结果未出。结合病史及检查结果，考虑感染性心内膜，因赘生物较大，主动脉瓣周脓肿形成，重度反流，经验性使用头孢曲松抗感染治疗，请相关科室会诊后至心胸外科行外科手术治疗，术中赘生物外送mNGS见惰性凝聚杆菌，序列数：929（表1-1）。其间血培养双瓶回报：惰性凝聚杆菌（氨苄西林敏感，头孢呋辛敏感，头孢噻肟敏感，左氧氟沙星敏感，阿奇霉素敏感，复方磺胺甲噁唑敏感）（图1-1）。血mNGS回报：惰性凝聚杆菌（序列数：731）。术后继续予头孢曲松抗感染治疗4周后出院。

2022年1月随访患者术后体温平稳，无胸闷、胸痛等不适，已恢复正常工作生活。

表1-1　赘生物二代测序检测结果

类型	属		种		
	拉丁文名/中文名	序列数	拉丁文名/中文名	序列数	相对丰度
G^-	*Aggregatibacter* 凝聚杆菌属	1909	*Aggregatibacter segnis* 惰性凝聚杆菌	929	78.214 7%
			Aggregatibacter aphrophilus 嗜沫噬血血杆菌	277	19.418 3%

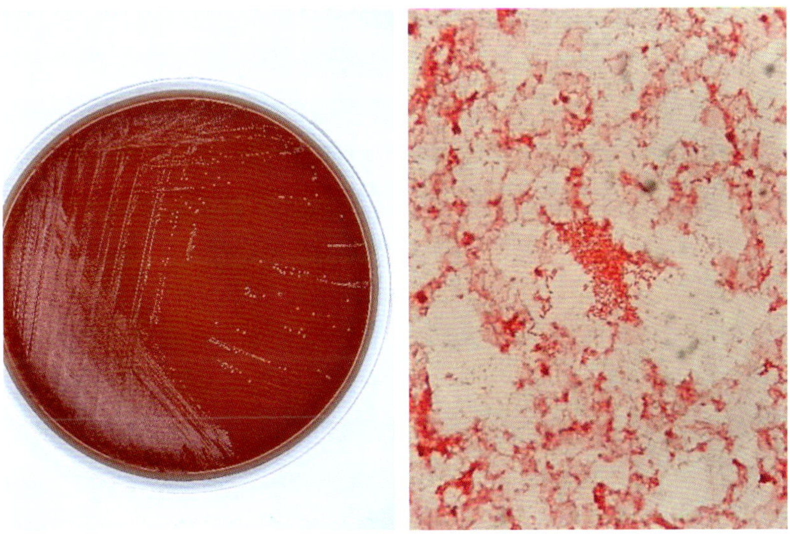

图1-1　惰性凝聚杆菌血平板及镜下革兰 染色表现。

临床关键问题及处理

关键问题1　患者间断发热3个月，抗感染治疗有效，该如何考虑？

患者青年男性，既往体健，近期频繁熬夜，此次亚急性起病，高热伴畏寒、寒颤，实验室检查示白细胞、中性粒细胞、C-反应蛋白、降钙素原均明显升高，抗感染治疗后体温可降至正常。故首先考虑感染性发热，患者病程已持续3个月，抗感染治疗停用后症状反复，因此入院后将重点排查局灶性感染，必要时考虑非感染性疾病（例如血液系统肿瘤及自身免疫性疾病）。《发热待查诊治专家共识》中指出，发热待查中感染性疾病最常见的是细菌性脓肿、感染性心内膜炎、牙源性感染和肾盂肾炎。本病例中经过抗感染治疗后白细胞较前明显下降，细菌感染可能性最大，需首先明确有无局灶性脓肿感染，因局灶性脓肿往往抗感染有效，但病灶会间断造成菌血症，从而造成体温反复。

通过仔细询问病史和实验室检查结果，初步给发热定性为感染性疾病，非感染性疾病待排，接下来针对感染部位进行积极定位。定位的手段主要包括仔细的查体和各部位的影像学及超声检查，主要包括头颅、肺部、心脏、腹部、皮肤、肌肉关节等部位。该患者心脏查体可闻及主动脉瓣区的明显杂音，首先考虑感染性心内膜炎，故积极完善心脏超声，入院第二天即明确了诊断，及时手术后患者得以痊愈。

感染性心内膜炎是发热待查常见的感染性疾病，因临床表现各异，病灶隐匿，早期抗感染效果好，因此极易被忽视。我科曾对近10年感染性心内膜炎进行临床数据分析显示，发热往往是感染性心内膜炎最常见及首发症状，约占99%的患者，发热以不规则热型多见，发热时间持续2天至30个月；其次心脏杂音及变化占93%，皮肤和结膜瘀斑、瘀点及脾脏肿大约占30%～40%，持续的菌血症、活动性血管炎表现、外周血管栓塞也是感染性心内膜炎的典型临床表现。因此，对于怀疑局灶性感染的发热待查患者，体格检查出现上述阳性体征，需警惕感染性心内膜炎可能，尽快行经胸心脏超声甚至经食管心脏超声进一步明确，通过及时抗感染治疗和外科手术，感染性心内膜炎的生存率可达90%。本病例患者有发热伴心脏杂音和胸闷等不适，虽然没有外周血管栓塞及免疫血管现象，但是经胸心脏超声提示主动脉瓣周脓肿及二尖瓣赘生物、心功能不全。如果体格检查没有发现栓塞征或免疫血管现象也未必说明病情较轻，务必尽早完成心脏超声检查，完善病情评估。

关键问题2　若血培养阴性，感染性心内膜炎该如何明确病原体？

病原学检查对感染性心内膜炎的诊断及治疗至关重要。感染性心内膜炎的诊断标准对于血培养的要求是：血培养可在24小时内，从不同部位采集3套，第一套标本和第三套标本之间至少间隔1小时，每次至少10 mL，包括需氧瓶和厌氧瓶。如培养48～72小时内无细菌生长，应继续培养14～21天，以免生长缓慢的细菌被漏诊。而感染性心内膜炎血培养阳性的定义为：① 两次血培养培养出感染性心内膜炎常见的病原体，包括草绿色链球菌（VGS）、牛链球菌、HACEK菌群、金黄色葡萄球菌（SA）、社区获得性肠球菌；② 持续血培养阳性。

血培养阴性的感染性心内膜炎约占30% ～ 60%，血培养标本采集、送检不规范均会影响血培养阳性率。由于不少患者就诊前已使用抗生素，故入院后血培养常呈阴性，若患者无明显毒血症表现且无心功能不全等并发症，可考虑暂停抗菌治疗2 ～ 4天再留取血培养，提高血培养阳性率。传统的血培养对于不典型病原体导致的感染性心内膜炎通常不易检出，如HACEK菌群、布鲁菌、结核、真菌、巴尔通体等。随着分子生物学诊断技术的发展，对于病原学的诊断效能明显提高。较传统的生化检测，MALDI-TOF对菌株鉴定的准确度较高，明显缩短检测时间，及时给予临床反馈。而宏基因组技术对于不典型病原体感染的心内膜炎病原学诊断同样至关重要，有助于避免延误治疗。值得注意的是，感染性心内膜炎作为局灶性感染，病灶部位的病原学往往比外周血检测阳性率更高，且更有临床诊断价值。因此，若患者具有手术指征，建议积极留取赘生物培养及分子生物学检测，对于术后的抗感染效果大有裨益。本病例入院前未规律使用抗感染治疗，入院后立刻完善了两套血培养，其中2瓶需氧血培养瓶回报阳性，2天后通过MALDI-TOF进一步分析提示惰性凝聚杆菌，与外周血及赘生物的mNGS结果相一致。该菌属于苛养菌，血培养阳性率较低，容易漏诊，因此多种病原学检测手段互相补充，才能及时锁定真正的致病菌。

背景知识介绍

一、HACEK菌群致感染性心内膜炎

“HACEK”菌群由5个菌属组成，H代表嗜血杆菌属（*Haemophilus*），A代表放线杆菌属（*Actinobacillus*），C代表心杆菌属（*Cardiobacterium*），E代表艾肯菌属（*Eikenella*），K代表金氏菌属（*Kingella*）。此群苛养菌系口腔、呼吸道及泌尿生殖道的正常菌群，在一定条件下可引起严重感染。其共同特点是营养要求较高、生长缓慢且需CO_2环境。HACEK菌群是感染性心内膜炎常见的致病菌，约占所有感染性心内膜炎的1.2% ～ 3%，其中副流感嗜血杆菌、放线菌和嗜沫凝聚杆菌相对病例较多。HACEK菌群所致感染性心内膜炎平均年龄为43 ～ 48岁，从首次发病到明确诊断时间平均2 ～ 6个月，60%的患者既往有心脏疾病，58%的患者有口腔疾病及近期口腔手术。病灶往往发生在天然瓣膜，主动脉瓣及二尖瓣是最常累及的瓣膜。40%的HACEK菌群感染性心内膜炎均接受了手术治疗，总体预后良好，生存率近90%。

二、凝聚杆菌属

凝聚杆菌属细菌为革兰阴性短杆菌，有菌毛，无芽孢，无动力，兼性厌氧，常定植或共生在人、哺乳动物的消化道、呼吸道、泌尿生殖道黏膜表面，也是正常口腔生物菌群的一部分。只在创伤或黏膜破损时，凝聚杆菌属才会侵入健康组织引起感染。凝聚杆菌主要分为4种，分别是嗜沫凝聚杆菌、副嗜沫凝聚杆菌、伴放线凝聚杆菌和惰性凝聚杆菌。临床上嗜沫凝聚杆菌感染更为常见，通常容易引起脑脓肿、感染性心内膜炎、肺脓肿、化脓性脊柱炎。

本病例中的惰性凝聚杆菌原名惰性嗜血杆菌，最初被归属于嗜血杆菌属，2006年被重

新归类为凝聚杆菌属。惰性凝聚杆菌同样是人类口咽部的共生菌，关于其致病性的研究鲜有报道，可导致脓毒血症、肾盂肾炎、心内膜炎等。目前关于惰性凝聚杆菌致感染性心内膜炎的报道不多。1988年报道了一名76岁，既往体健的老年女性，因发热伴双下肢感染3个月就诊，最后诊断为感染性心内膜炎，并通过血清的交叉免疫电泳分析鉴定为惰性凝聚杆菌。2003年报道1例59岁的中年男性，因头痛、言语不流利6周就诊，经食管心超确诊为心内膜炎，血培养经API鉴定系统及16S rRNA基因检测确定为惰性凝聚杆菌感染。由于惰性凝聚杆菌在临床感染中相对较为少见，且不能用普通革兰阴性鉴定卡进行鉴定，选择特殊的苛养菌鉴定卡又容易与奈瑟球菌混淆，因此不容易判断。近年来，随着MALDI-TOF和16S rRNA及宏基因组测序的发展和应用，越来越多的凝聚杆菌被检出。本病例也是第一例外周血及赘生物均分离检测到惰性凝聚杆菌的感染性心内膜炎。

凝聚杆菌属细菌对广谱头孢菌素和氟喹诺酮类抗菌药物均敏感，对青霉素和氨苄西林有较高的敏感性。因此，常规的经验性抗感染治疗对该菌均有较好的疗效。

点评

感染性心内膜炎是发热待查的常见疾病，因其起病隐匿，临床表现各异，很容易漏诊。本病例在我科的诊治过程看似并不复杂，住院后第二天即明确诊断，及时手术治疗，最终预后良好。然而患者其实在此之前，已经在外院辗转3个月未能确诊，治疗效果不佳。仔细分析原因，诊断思路仍是有迹可循，望闻问切，最重要的是明确感染性疾病的定位。所谓“疾在腠理，不治恐深”，深部脓肿往往抗感染疗程较长，更容易导致体温反复。感染性疾病的精准治疗时代，心内膜炎的诊断应该在传统的“一翻眼皮，二听心音，三做心超”的基础上，结合多种病原学检测方法，积极寻找血流及赘生物的病原学证据，才能完成一次完美的“破案”。

（张馨赟　秦艳丽　刘　红　王新宇）

参·考·文·献

[1] Nørskov-Lauritsen N. Classification, identification, and clinical significance of haemophilus and aggregatibacter species with host specificity for humans[J]. Clinical Microbiology Reviews, 2014, 27(2): 214–240.

[2]《中华传染病杂志》编辑委员会. 发热待查诊治专家共识[J]. 中华传染病杂志，2017，35(11)：641–655.

[3] 朱跃红，陈沛东，陈晨，等. 感染性心内膜炎97例病例分析[J]. 中华传染病杂志，2012，30(1)：24–28.

[4] Bangsborg J, Tvede M, Skinhoj P. Haemophilus segins eendocarditis[J]. Journal of Infection, 1988, 16: 81–85.

[5] Somer C J, Millar B C, Xu J, et al. Haemophilus segins: a rare cause of endocarditis[J]. Clin Mcirobiol Inect, 2003, 9: 1048–1050.

[6] Revest M, Egmann G, Cattoir V, et al. HACEK endocarditis: state-of-the-art[J]. Expert Rev Anti Infect Ther, 2016, 14(5): 523–530.

2

颅脑术后反复发生脓毒症

题记

脓毒症是感染领域最常见的危重疾病，病死率接近50%，脓毒症休克者预后更差。早期识别和及时处置对于脓毒症患者的救治成功极为关键。然而病原学结果在早期并不容易获得，往往需要经验性治疗，而对于可能病原的推测及抗感染药物的选择需要我们在临床工作中精准判断。本病例为脑血管意外患者，在颅脑术后多次发生脓毒症，经历了脓毒症休克、多重耐药菌感染、真菌血流感染、药物热等，通过积极治疗以及感染科和重症医学科的密切合作，最终康复出院，可谓“九死一生”。

病史摘要

入院病史

患者，女性，64岁，2021-05-20经急诊收入复旦大学附属华山医院神经外科。

主诉

突发剧烈头痛伴意识不清9小时。

现病史

患者9小时前突发剧烈头痛，伴恶心、呕吐，转运至医院途中意识丧失，小便失禁。外院CT示蛛网膜下腔出血，左侧骨瓣缺损。为进一步治疗收入我院急诊。查体不配合，右侧瞳孔大，光反射迟钝、减弱，颈强直，巴宾斯基征阳性，GCS 1-5-1，Hunt&Hess V级，改良Fisher V级，WFNS V级。头颅CTA怀疑左侧颈内动脉交通段动脉瘤。

既往史

外伤及手术史：9年前曾因外伤受“左侧颞叶血肿清除+去骨瓣减压术”。

系统回顾：否认高血压、糖尿病等慢性疾病病史。

入院查体

GCS1-5-1，Hunt&Hess Ⅴ级，改良 Fisher Ⅴ级，WFNS Ⅴ级。左侧瞳孔 3.5 mm，光反射迟钝，右侧瞳孔 2 mm，光反应灵敏。肢体活动查体不配合。

入院后诊疗经过

患者入院当天 16∶00–18∶00 行 DSA 示左侧颈内动脉床突段血泡样动脉瘤。行经导管颅内动脉瘤栓塞术，经皮颅内动脉支架置入及 Ommaya 囊置入脑室外引流减压，术后转入 ICU。次日行头颅 CT 发现第四脑室积血，胸部 CT 示双下肺少许炎症。05–24 患者开始出现发热，体温 38.2℃，05–26 应用头孢哌酮/舒巴坦 3.0 g bid 抗感染治疗。送检的痰培养标本于 05–28 及 06–01 分别回报肺炎克雷伯菌及鲍曼不动杆菌，药敏均为全敏感。持续头孢哌酮/舒巴坦治疗，体温逐步降至 37.5℃以下，C–反应蛋白基本正常。

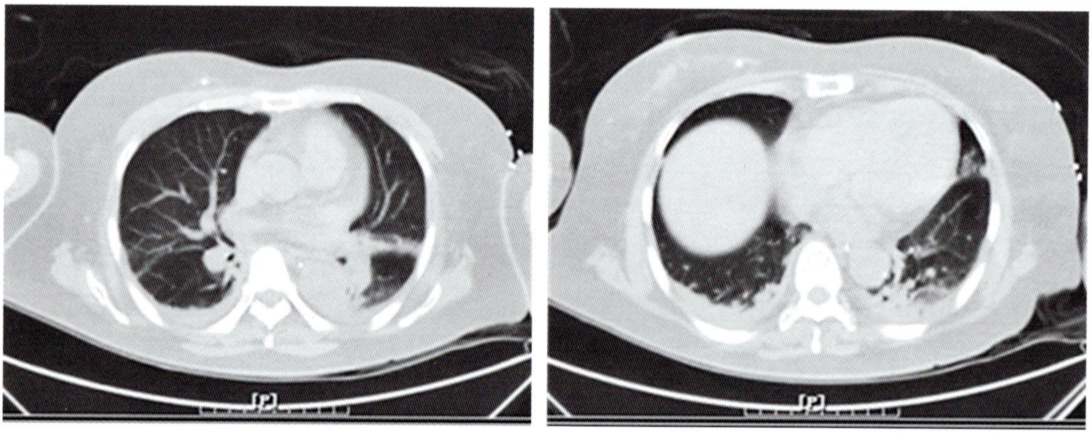

图2–1 患者 06–20 胸部 CT。

患者于 06–17 行脑室–腹腔（V–P）分流术，当日最高体温 37.9℃。查体：意识不清，气管切开状态，心率 112 次/分，血压 104/57 mmHg，无深静脉置管，留置导尿管中。06–19 抗感染方案调整为头孢哌酮/舒巴坦 3.0 g q8h 联合阿米卡星 0.6 g qd，体温无明显下降。06–21 请我科会诊，当日白细胞 3.58×10^9/L，血红蛋白 107 g/L，血小板 51×10^9/L，C–反应蛋白 80.41 mg/L，肝肾功能未见明显异常；06–20 动脉血气中乳酸 0.8 mmol/L，胸部 CT 见双下肺少量渗出及实变（图 2–1）。追溯住院期间实验室检查结果，患者从 06–12 开始血三系呈进行性下降，白细胞 11.9×10^9/L→3.58×10^9/L，血小板 166×10^9/L→51×10^9/L，血红蛋白 103 g/L→68 g/L，而 C–反应蛋白进行性升高（图 2–2）。06–21 痰培养为肺炎克雷伯菌及产气克雷伯菌，药敏均提示头孢噻肟耐药，哌拉西林/他唑巴坦耐药，头孢哌酮/舒巴坦及碳青霉烯类敏感。患者既往无明显基础疾病，综合本次发热伴 10 天内三系进行性下降、C–反应蛋白升高，qSOFA ≥ 2 的特点，考虑脓毒症、肺部感染、血流感染可能。尽快进行血培养、尿常规、尿培养，深部吸痰送痰革兰染色 + 培养，保留阿米卡星 0.6 g qd，停用头孢哌酮/舒巴坦，加用美罗培南 2.0 g q8h，同时密切监测生命体征、血常规、C–反应蛋白、降钙素原、体温动态变化。患者06-21尿常规示白细胞计数105.6/μl，红细胞计数102.1/μl，酵母菌阳性，细菌1+。当日晚间抽取血培养并加用美罗培南后，06-22患者白细胞仍继续下降为2.63×10^9/L，但回报的痰培养结果均为碳青霉烯耐药的鲍曼不动杆菌（CRAB），药敏显示仅对多黏菌素B和阿米卡星敏感，替加环素和头孢吡肟中介。再请我科会诊，将抗感染方案调整为静脉多黏菌素B 75 mg q12h（首次给予负荷量150 mg）+头孢哌酮/舒巴坦3.0 g q8h+舒巴坦2.0 g q8h，同时联合多黏菌素B雾化吸入（灭菌注射用水5 mL+多黏菌素B 25 mg q12h）。多黏菌素B治疗次日，患者白细胞4.39×10^9/L，血小板68×10^9/L，均较前好转，体温也回落至37.5℃以下。06-25回报血培养需氧瓶近平滑念珠菌阳性，当日ICU另请其他科室会诊后调整抗感染方案：保留多黏菌素B，停用头孢哌酮/舒巴坦、舒巴坦，加用替加环素100 mg bid，加用卡泊芬净50 mg qd（首剂70 mg）。患者从06-23体温平，血象逐步稳定，06-28转出ICU（图2-2）。

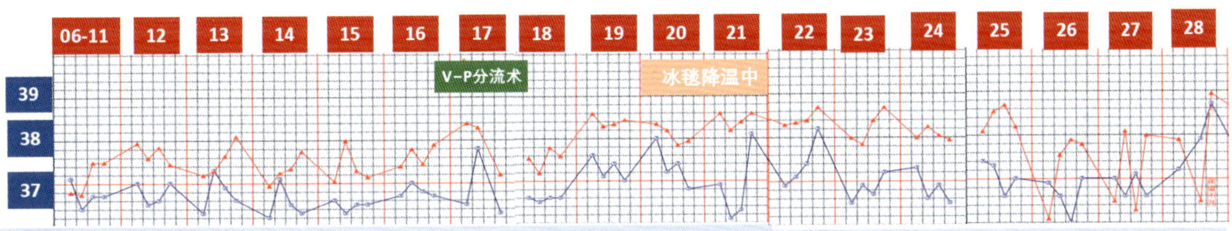

头孢哌酮/舒巴坦3.0 g bid ————————————————3.0 g q8h+AMK 0.6 g qd 美罗培南→多黏菌素B+头孢哌酮/舒巴坦+舒巴坦→多黏菌素B+替加环素+卡泊芬净

	06-11	12	13	14	15	16	17	18	19	20	21	22	23	24	25	26	27	28
CRP	1.89	4.94	6.38	5.04	7.32	7.15	10.12	13.39	11.65	47.37	80.41	78.9	80.0	91.16	90.11	94.9	83.64	93.65
WBC	6.9	11.9	8.67	7.26	5.84	6.33	4.87	4.82	4.35	4.73	3.58	2.63	4.39	2.55	4.28	3.07	2.71	4.23
HB	82	103	95	92	82	84	76	68	82	100	107							
PLT	168	166	145	128	107	83	80	54	61	61	51	54	68	85	91	105	131	141

图2-2 第一次脓毒症。CRP，C-反应蛋白，mg/L；WBC，白细胞，×10^9/L；V-P分流术，脑室-腹腔分流术；HB，血红蛋白，g/L；PLT，血小板，×10^9/L，AMK，阿米卡星。

06-28转出ICU当晚，患者体温再次升至38.9℃，生命体征及急查的胸部CT均较前相仿，血小板回升至136×10^9/L，C-反应蛋白及降钙素原均无明显升高，06-29我科会诊时，查体发现全身多发红色皮疹，考虑药疹可能大，结合患者用药史，考虑替加环素导致药疹可能大，停用替加环素仍改为头孢哌酮/舒巴坦3.0 g q8h+舒巴坦2.0 g q8h联合多黏菌素B治疗，患者在调整抗生素后仍有38℃以上发热及皮疹，皮肤科会诊后考虑发疹型药疹，于07-02加用甲泼尼龙40 mg ivgtt qd（之后逐步减量），患者次日起即体温平，C-反应蛋白好转，至07-05多次痰培养阴性，胸部CT好转，此时多黏菌素B应用满两周，07-05停用多黏菌素B及舒巴坦；因06-28念珠菌血培养已转阴，故在07-08卡泊芬净应用2周后停用（图2-3）。

多黏菌素B停用2天后，07-07下午患者出现发热，37.9℃，07-08凌晨体温达38.6℃，中午出现血压低至70/40 mmHg，转ICU并请我科急会诊。追问病史，患者近期有频繁吸痰带血，发热伴血压下降，考虑革兰阴性菌入血导致脓毒症休克可能大，督促1小时内应用静脉输注多黏菌素B负荷量，并积极补液扩容及去甲肾上腺素维持血压。在积极治疗后，患者体温及生命体征很快平稳，次日即停用升压药物，患者维持多黏菌素B+头孢哌酮/舒巴坦+舒

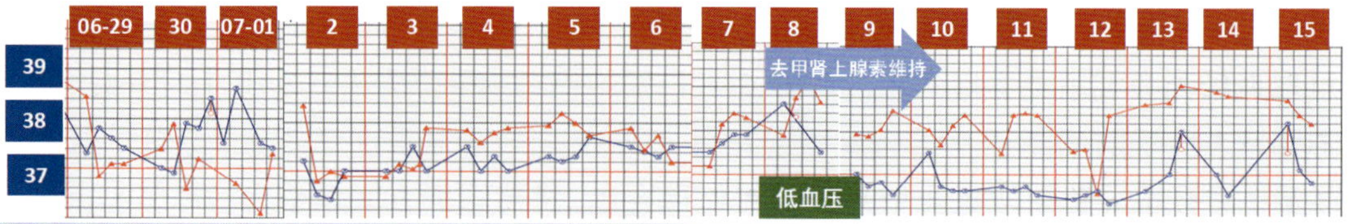

卡泊芬净+多黏菌素B+头孢哌酮/舒巴坦+舒巴坦→+甲泼尼龙40 mg ————停甲泼尼龙、多黏菌素B— 卡泊芬净+头孢哌酮/舒巴坦→多黏菌素B+头孢哌酮/舒巴坦+舒巴坦 ————

	06-29	30	07-01	2	3	4	5	6	7	8	9	10	11	12	13	14	15
CRP	75.6	77.69	92.73	102.28	40.73	11.69	12.2	10.22	12.0	27.3	83.9	55.5	29.3	14.3	19.2	29.4	28.4
WBC	4.06	4.05	3.42	4.44	3.36	3.95	3.79	4.26	3.93	4.45	7.8	5.18	5.74	5.36	7.28	7.33	8.46
PLT	136	140	149	128	151	161	145	151	159	142	139	122	114	102	108	106	101
PCT									0.33		0.93		0.42		0.4		0.35

图2-3　第二次脓毒症。CRP，C-反应蛋白，mg/L；WBC，白细胞，×10^9/L；PLT，血小板，×10^9/L；PCT，降钙素原，ng/mL。

巴坦的治疗方案（图2-3）。

患者病情逐渐平稳，于07-15转出ICU至感染科，但07-23上午突发痰堵，经过吸痰等措施后患者呼吸稳定，但又出现发热伴血压下降，体温高达38.9℃，并需小剂量去甲肾上腺素维持血压，且血小板明显下降。回溯病史，患者从07-08血小板的峰值就开始出现波动下降的状态。至07-27，血小板下降至38×10^9/L，白细胞下降至3.68×10^9/L，当日凝血指标也出现显著异常：国际标准化比值1.32，部分凝血活酶时间（APTT）74.0秒，凝血酶原时间（PT）15.7秒，D-二聚体11.26 FEUmg/L，纤维蛋白原定量1.5 g/L，纤维蛋白原降解产物40.4 μg/mL，凝血酶时间（TT）22.2秒；同时，血肌酐从入院时基线水平的40 μmol/L逐步升高至110 μmol/L（07-25），考虑此次脓毒性休克不排除真菌感染所致，积极送检血、尿、痰真菌培养及血微滴式PCR（ddPCR）后，再次加用卡泊芬净，同时予低分子肝素抗凝。后续痰培养、尿培养提示近平滑念珠菌，血ddPCR亦检出近平滑念珠菌序列，遂将卡泊芬净换为大剂量氟康唑（400 mg q12h）抗真菌治疗（图2-4）。此后，患者血、尿常规显著好转，尿培养、痰培养中的近平滑念珠菌均转阴。并于08-01和08-03分别停用了抗细菌药物。但后续又出现

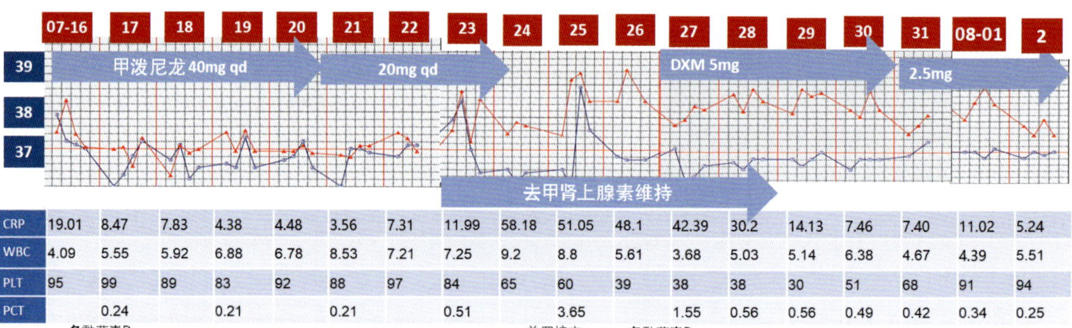

	07-16	17	18	19	20	21	22	23	24	25	26	27	28	29	30	31	08-01	2
CRP	19.01	8.47	7.83	4.38	4.48	3.56	7.31	11.99	58.18	51.05	48.1	42.39	30.2	14.13	7.46	7.40	11.02	5.24
WBC	4.09	5.55	5.92	6.88	6.78	8.53	7.21	7.25	9.2	8.8	5.61	3.68	5.03	5.14	6.38	4.67	4.39	5.51
PLT	95	99	89	83	92	88	97	84	65	60	39	38	38	30	51	68	91	94
PCT		0.24		0.21		0.21		0.51		3.65		1.55	0.56	0.56	0.49	0.42	0.34	0.25

多黏菌素B　美罗培南　多黏菌素B

头孢哌酮/舒巴坦　美罗培南

舒巴坦

卡泊芬净　氟康唑400mg q12h

图2-4　第三次脓毒症。CRP，C-反应蛋白，mg/L；WBC，白细胞，×10^9/L；PLT，血小板，×10^9/L；PCT，降钙素原，ng/mL；DXM，地塞米松。

尿白细胞升高，多次送检尿培养，提示屎肠球菌（青霉素、氨苄西林耐药，万古霉素敏感）感染，自08-03起加用了万古霉素1.0 g q12h治疗。患者尿常规好转，但08-06患者再次发热，伴血嗜酸性粒细胞升高，考虑发热为万古霉素药物热可能大，调整为替考拉宁治疗，后续患者体温正常且病情平稳，至08-12出院至康复医院康复治疗。

临床关键问题及处理

关键问题1　患者经历3次脓毒症/脓毒性休克，每一次是如何界定并制订治疗方案的？

（1）第一次脓毒症：患者因颅脑手术后入住ICU，因意识障碍行气管切开，之后继发肺部感染，是典型的院内感染，革兰阴性菌感染的可能性最大。最初痰培养出敏感的肺炎克雷伯菌及鲍曼不动杆菌，依据药敏结果用药，体温仍控制不良，原因是可能出现了耐药菌或者有其他复数菌感染。06-21我科第一次会诊，发现在应用敏感药物头孢哌酮/舒巴坦+阿米卡星抗感染中，体温控制不良，血小板仍进行性下降，qSOFA ≥ 2，考虑脓毒症可能，在积极送检各类培养后，升级抗生素为碳青霉烯类，病情仍下滑，考虑碳青霉烯耐药革兰阴性杆菌（CRO）特别是碳青霉烯耐药鲍曼不动杆菌（CRAB）感染可能性大（后续培养结果亦证实CRAB感染），即刻应用多黏菌素B联合头孢哌酮/舒巴坦+舒巴坦治疗后病情平稳。

（2）第二次脓毒性休克：患者在应用多黏菌素B为主的联合抗感染治疗2周，患病情稳定，感染指标好转，多次痰培养阴性，胸部CT好转后，遂停用多黏菌素B治疗，但停用2天后即发生脓毒性休克，考虑患者系ICU重症，对治疗应答缓慢，且病情加重前，曾频繁吸痰，每次吸出大量血痰，可能致肺部细菌入血，致第二次脓毒性休克发生。此次成功救治得益于判断精准、多黏菌素B的及时应用。

（3）第三次脓毒性休克：患者在应用限制级抗感染药物治疗过程中，发现近平滑念珠菌血症，在其他科室会诊时，加用了卡泊芬净抗真菌治疗，并更改了抗感染方案，予多黏菌素B联合替加环素治疗，但后续出现替加环素过敏，引起发疹型药疹，需应用糖皮质激素治疗。针对患者的念珠菌血症，在血培养转阴后卡泊芬净用满2周即停药，但在应用免疫抑制治疗的患者中，应适当考虑延长抗真菌治疗的疗程，我们判断导致本次脓毒性休克的病原菌不再是CRAB，而是念珠菌感染。令人欣喜的是，调整治疗再次加用卡泊芬净的次日，患者血压开始平稳，去甲肾上腺素逐渐减量并停用，凝血功能指标中D-二聚体及活化部分凝血活酶时间均出现明显好转，后续痰培养发现近平滑念珠菌，外周血ddPCR检测到近平滑念珠菌的序列，而07-29患者尿培养为近平滑念珠菌及白念珠菌，药敏显示对氟康唑等药物均敏感。考虑患者的念珠菌主要是尿路来源，治疗抗感染需要清除病灶，因此更换导尿管，从07-30起将卡泊芬净调整为氟康唑400 mg q12h，之后病情趋于稳定。

关键问题2　真菌性脓毒症有什么特点？

真菌感染约占所有脓毒症的5%，其中念珠菌是主要病原体，一般表现为念珠菌血症或深部念珠菌病。约有1/3的念珠菌血流感染发生在ICU，25% ～ 35%的念珠菌血流感染者可出现脓毒症或感染性休克。此外，肺孢子菌病、隐球菌病、组织胞浆菌病、侵袭性曲霉病、毛霉病、镰刀菌病、青霉病以及赛多孢子菌病偶尔也会导致播散性感染和脓毒症。侵袭性念珠菌病是一个由病原体定植、感染到疾病发生的连续过程。在免疫功能正常、皮肤或黏膜完整的患者中，从下呼吸道标本中分离出念珠菌定植可能大而感染罕见。侵袭性念珠菌病的危险因素与细菌感染相似，包括既往定植、广谱抗生素治疗、静脉通路、肠外营养、糖尿病、肾功能不全、血液透析、腹部手术、胰腺炎、中性粒细胞减少症、实体器官移植和免疫抑制治疗等。念珠菌定植指数以及基于风险因素、潜在疾病和临床特征组合的评分系统有助于判定定植和感染。鉴于侵袭性真菌感染（IFI）的高病死率，尤其是在免疫功能不全的患者中，及时启动诊断驱动治疗（又称抢先治疗）非常重要。患者的临床状态（感染部位，宿主的免疫状态）、当地的流行病学、微生物和真菌生物标志物数据、之前接触的抗真菌药物以及潜在的药物相互作用可用于指导抗真菌药物的选择。对于有念珠菌高危因素的患者：① 病情危重患者推荐棘白菌素类药物；② 病情相对稳定、近期未使用过唑类药物或已知氟康唑敏感菌株，可予以足量氟康唑治疗；③ 如果为耐药菌株，可选用伏立康唑或两性霉素B治疗；④ 抗真菌治疗5天左右应进行初步疗效评估。在初始治疗病情稳定、血培养转阴5 ～ 7天后（初始治疗至少10天以上），可采用降阶梯治疗策略（中等级，强推荐），即改用静脉或口服唑类药物治疗，对于危重症等免疫功能极度低下的患者，初始治疗疗程应相应延长。通常根据念珠菌药敏试验结果，选用唑类药物降阶梯治疗，且若非克柔念珠菌或耳念珠菌感染，首选氟康唑。治疗疗程需要在患者感染相关症状、体征消失，血培养转阴性2周后停药，若累及其他器官，抗真菌疗程也应相应延长。

背景知识介绍

脓毒症的诊治

以往对脓毒症的定义主要是“由细菌侵入引起的全身炎症反应综合征”，而近年来的指南，特别是2021年最新版拯救脓毒症运动指南对脓毒症的定义主要强调“**感染+器官衰竭**”，即宿主对感染的反应失调而导致危及生命的器官功能障碍。因此，及时早期识别脓毒症是阻止脏器功能障碍的重要举措。

qSOFA评分是目前针对可疑脓毒症筛查的重要工具，评分内容包括：① 意识改变；② 呼吸频率≥22次/分；③ 收缩压≤100 mmHg，上述三个指标中“是”评1分，“否”评0分。对于qSOFA评分≥2的患者，应及时进行相关的临床监测。除了临床上更加关注降钙素原（PCT）之外，**血乳酸**也是“拯救脓毒症运动”及相关指南强调的监测指标，因其可反映脏器的灌注和组织细胞的缺氧程度，而PCT往往与革兰阴性菌引起的脓毒症相关性更好。

脓毒症早期识别后，快速处置至关重要。根据指南共识及实践经验，复旦大学附属华山医院感染科制定了有脓毒症可能时的“**1小时集束化措施核查表（Bundle）**”，核查项目包括：① 测量乳酸水平（若初次乳酸 > 2 mmol/L，应6小时后复查）；② 应用抗菌药物前留取血培养；③ 给予广谱抗菌药物；④ 若低血压或乳酸≥4 mmol/L，则快速输注30 mL/kg晶体液；⑤ 液体复苏期间或液体复苏后仍然低血压，可给予血管活性药物维持平均动脉压（MAP）≥65 mmHg。

已有研究证实，除了快速完成集束化方案以外，**快速给予抗菌药物治疗**，也与脓毒症患者院内死亡率降低相关。在抗感染治疗方面需注意：① 1小时内应用抗生素，延迟不超过3小时；② 推荐两种广谱抗生素经验治疗覆盖可能的病原体，一旦病原体确定，应改为窄谱抗感染药物的目标治疗，但大约1/3患者可能为血培养阴性；③ 抗感染疗程7～10天，对于治疗应答缓慢、感染源不能控制、金葡菌血流感染、免疫缺陷、合并真菌或病毒感染等患者需要延长疗程；④ 降钙素原可以作为缩短或停用抗生素的指标，例如降钙素原较基线下降80%或小于0.5 μg/L，可以考虑停药。

在用药细节上，2021年指南继续推荐对脓毒症患者根据PK/PD原理，依据抗生素特性优化抗生素治疗，因为重症感染患者中肝肾功能不全甚至衰竭、低蛋白血症、连续性肾脏替代治疗（CRRT）或者体外膜肺氧合（ECMO）等都可能导致PK/PD的变化。另外，在应用β内酰胺类抗生素时，指南推荐在初始快速使用后采取延长输注的策略。循证医学证据表明，不论是24小时内持续给药，还是延长给药时间，都可以降低病死率。

脓毒症的精准治疗离不开病原学的精准诊断，目前感染性疾病的病原学诊断方法主要有基于培养、基于样本的不同分子诊断方法，针对不同系统、部位感染的病原诊断率有所差异。相对培养等传统方法，宏基因组学二代测序（mNGS）缩短了部分病原学诊断的时间，而且病原学覆盖较宽泛。在张文宏教授牵头下，中国首个宏基因组学第二代测序技术检测感染病原体的临床应用专家共识已于2020年发表于《中华传染病杂志》。国内针对ICU患者的研究提示，若血培养联合mNGS，病原学诊断敏感性可由12.82%提升至30.77%。

近年来，微滴式PCR（ddPCR）为病原学的快速、精准诊断提供了新的手段。复旦大学附属华山医院感染科的脓毒症快速诊断平台，覆盖了血流感染中的常见16种细菌（8种革兰阳性，8种革兰阴性）、多种真菌、5种病毒和耐碳青霉烯类、甲氧西林、万古霉素、多黏菌素B、替加环素、三代头孢等抗生素药物相关的20个耐药基因，而且时效性大大提高，以往培养的病原学报告时间需要3～5天，而ddPCR仅需要1～2小时，在脓毒症以快制快的救治中发挥重要的作用。

耐药革兰阴性菌的治疗

细菌耐药性已成为21世纪的主要公共卫生威胁之一，细菌耐药被比喻为“席卷全球的沉默海啸”。据我国Chinets网统计，历年细菌类型的变迁始终是“阴盛阳衰”，革兰阴性菌占70%左右。而常见的革兰阴性菌主要分为肠杆菌科细菌和非发酵菌，前者包括大肠埃希菌、肺炎克雷伯菌、阴沟肠杆菌、奇异变形杆菌、黏质沙雷菌等，后者主要包括鲍曼不动杆菌、铜绿假单胞菌、嗜麦芽窄食单胞菌、洋葱伯克霍尔德菌等。两者耐药情况的现状是，肠杆菌科细菌选用抗菌药物大致相仿，表现的是耐药水平不同（multidrug-resistant，MDR；

extensively drug-resistant，XDR），而非发酵菌的各菌种特性差别大，选用抗菌药不同，甚至可出现PDR（pan drug-resistant）。

多重耐药菌（MDR）是指对临床使用的三类或三类以上抗菌药物同时呈现耐药的细菌，其中最需要关注碳青霉烯耐药革兰阴性杆菌（carbapenem-resistant organism，CRO），主要包括碳青霉烯耐药肠杆菌科细菌（carbapenem-resistant Enterobacteriaceae，CRE）、碳青霉烯耐药鲍曼不动杆菌（carbapenem-resistant *Acinetobacter Baumannii*，CRAB）和碳青霉烯耐药铜绿假单胞菌（carbapenem-resistant *Pseudomonas Aeruginosa*，CRPA）三种类型。而我国CRE中，碳青霉烯耐药肺炎克雷伯菌（carbapenem-resistant *Kebsiella Pneumoniae*，CRKP）占比接近75%。

鉴于全球日益严峻的CRO防控形势，WHO把CRO的危险级别确定为首要等级，实施积极有效的CRO感染防控措施，保障患者安全。在我国，CRO感染情况也非常严峻，根据2021年全国耐药监测报告结果显示，肺炎克雷伯菌对碳青霉烯类的耐药率均超过20%，而铜绿假单胞菌和鲍曼不动杆菌对碳青霉烯类的耐药率分别接近30%和70%。患者发生CRO感染后，可供治疗使用的抗菌药物选择极少，病死率显著增高。

CRO感染抗菌药物联合使用的临床效果是否更佳，迄今尚缺乏足够的循证证据支持。对于有脓毒症表现的CRO感染病例，需联合使用抗菌药物。本例患者为CRAB感染，根据《中国鲍曼不动杆菌感染诊治与防控专家共识》以及美国IDSA *Guidance on the Treatment of Antimicrobial-Resistant Gram-Negative Infections: Version* 2.0，对于CRAB重度感染，推荐尽可能应用至少两种体外药敏有效的药物联合治疗。两药联合用药方案有：① 以舒巴坦或含舒巴坦的复合制剂为基础的联合用药，联合以下一种：米诺环素（或多西环素）、多黏菌素B、氨基糖苷类抗生素、碳青霉烯类抗生素等；② 以多黏菌素B为基础的联合用药，联合以下一种：含舒巴坦的复合制剂（或舒巴坦）、碳青霉烯类抗生素；③ 以替加环素为基础的联合用药，联合以下一种：含舒巴坦的复合制剂（或舒巴坦）、碳青霉烯类抗生素、多黏菌素B、喹诺酮类抗菌药物、氨基糖苷类抗生素。要特别说明的是治疗CRAB感染，推荐舒巴坦剂量是9～12 g，体外药敏提示头孢哌酮与舒巴坦比例为2∶3时体外抗菌活性较佳。在治疗策略上，尚需注意加大药物剂量、延长滴注时间、优化给药方案，必要时加强局部给药。另外，通过CRO菌株的联合药敏试验，寻找具有协同作用的药物可以帮助临床医生在绝望中寻找希望。

点评

重症感染的救治不仅是重症医学科的艰巨挑战，也需要感染科医生积极参与决策。对脓毒症的早期诊断、快速经验性用药及后续依据病原学的目标治疗是治疗成功的关键。该患者因脑出血、颅内血管瘤手术，术后入住ICU病房，继发肺部感染、血流感染，并多次出现脓毒血症。病原学证实为多种耐药菌和真菌感染。治疗过程非常迅速，对于抗感染药物的选择，既参照病原学培养及药敏结果，也兼顾感染部位的药物浓度，充分考虑到存在耐药菌及复数菌感染的可能，予以精准的抗感染治疗。正得益于这样精准判断，果断采用恰当的抗感染方案，才使得患者多次转危为安，最终康复出院。

（周 晛 张昊澄 程琦 李 宁）

参·考·文·献

[1] Evans L, Rhodes A, Alhazzani W, et al. Surviving sepsis campaign: international guidelines for management of sepsis and septic shock 2021[J]. Intensive Care Medicine, 2021, 47(11): 1181–1247.

[2] Niederman M S, Baron R M, Bouadma L, et al. Initial antimicrobial management of sepsis[J]. Critical Care, 2021, 25(1): 1–11.

[3] 中华预防医学会医院感染控制分会，中华医学会感染病学分会，中国医院协会医院感染管理专业委员会等. 中国碳青霉烯耐药革兰阴性杆菌（CRO）感染预防与控制技术指引[J]. 中华医院感染学杂志，2019，29（13）：1921–1926.

[4] 胡付品，郭燕，朱德妹，等.2016年中国CHINET细菌耐药性监测[J]. 中国感染与化疗杂志，2017，17（5）：7–17.

[5] Kengkla K, Kongpakwattana K, Saokaew S, et al. Comparative efficacy and safety of treatment options for MDR and XDR Acinetobacter baumannii infections: a systematic review and network meta-analysis[J]. J Antimicrob Chemother, 2018, 73(1): 22–32.

[6] Yun Long, Yinxin Zhang, Yanping Gong, et al. Diagnosis of sepsis with cell-free DNA by next-generation sequencing technology in ICU patients[J]. Archives of Medical Research, 2016, 47(5); 365–371.

[7] de Jong E, van Oers J A, Beishuizen A, Efficacy and safety of procalcitonin guidance in reducing the duration of antibiotic treatment in critically ill patients: a randomised, controlled, open-label trial[J]. Lancet Infect Dis, 2016, 16(7): 819–827.

3

非传统疫区、影像提示脊柱结核的布鲁菌病

题记

布鲁菌病是一种常见的全球人畜共患疾病。2021年以来，莆田地区多次发生布鲁菌病。本病例为一例腰椎炎症，影像学显示结核感染，但有相关奶制品接触史，布鲁菌血清学抗体阳性，最终诊断为布鲁菌病，且抗布鲁菌治疗有效，希望在结核性脊柱炎及布鲁菌病脊柱炎的鉴别上能给临床医生一些启示。

病史摘要

入院病史

患者，女性，59岁，福建莆田人，农民，2021-10-19收入复旦大学附属华山医院福建院区。

主诉

腰痛2个月。

现病史

患者2个月前无明显诱因出现腰部疼痛，呈持续性酸痛，行走时明显，行走不稳，表现为无法直走，近距离尚可行走，无发热、畏冷、盗汗，无四肢麻木、无力等，多次就诊当地诊所，予口服药物对症治疗后腰痛可缓解(具体不详)。后腰痛进行性加重，影响睡眠。1个月前就诊当地医院CT示：L3/4椎间盘稍膨出；L4/5、L5/S1椎间盘膨出并突出(旁中央型，左)；予对症处理后(具体不详)，未见好转。1周前MRI示：L4、L5椎体，L4/5椎间盘及椎旁斑片状异常信号，考虑感染性病变可能；双侧竖脊肌内异常信号，炎性病变可能；L4/5椎间盘膨出伴突出(旁中央型、左)，L5/S1椎间盘膨出，未进一步诊治。后感腰痛加重，无法弯腰，行走时疼痛明显，起身需搀扶，伴多汗、纳差。患者为进一步明确腰椎病变性质入我科住院。

既往史及个人史

平素体健，否认肺结核等传染病史，否认手术及外伤史。久居莆田地区，发病前2个月

起时有饮用个体户自售羊奶。

入院查体

神志清楚，全身浅表淋巴结未触及肿大。双侧瞳孔等圆等大，对光反射灵敏。双肺呼吸音清，未闻及干湿性啰音。心律齐，未及杂音。腹平软，无压痛、反跳痛。颈无抵抗，双上肢肌力正常，双下肢肌力4级，四肢肌张力正常，双侧病理征阴性。

入院后实验室检查和辅助检查

- 血常规（2021-10-20）：白细胞 6.15×10^9/L，中性粒细胞58.4%，淋巴细胞33.1%，血红蛋白量107 g/L（↓），血小板 248×10^9/L。
- 生化检查（2021-10-20）：丙氨酸氨基转移酶18 U/L，天冬氨酸氨基转移酶32 U/L，白蛋白32.3 g/L（↓），球蛋白32.1 g/L，葡萄糖6.11 mmol/L（↑），总蛋白64.4 g/L（↓），尿酸153.9 μmol/L（↓），肌酐48 μmol/L，肾小球滤过率103.43 mL/min。
- C-反应蛋白（2021-10-20）32.10 mg/L（↑）；血沉44.00 mm/h（↑）；降钙素原0.08 ng/mL。
- 结核杆菌DNA、结核分枝杆菌抗体、结核感染T细胞检测（2021-10-28）、PPD试验均阴性。
- CA125 40.80 U/mL（↑），NSE 19.20 ng/mL（↑），其余SCC、CYFRA21-1、CEA、AFP、CA153、CA199肿瘤指标结果均正常。
- 筛查丙肝抗体、艾滋病抗体、乙肝表面抗原结果均阴性；血培养（需氧+厌氧）+药敏、粪便常规、凝血功能、甲状腺功能（5项）、尿常规、血脂均未见异常。
- 胸部CT平扫（2021-10-21）：双肺多发小结节，建议随诊；双肺下叶慢性炎症，双侧胸膜增厚。全腹彩超：右肝小囊肿；胆囊息肉样变；脾大；子宫实性结节（肌瘤？）。心脏彩超：房室大小及LVEF值正常范围。甲状腺彩超：甲状腺多发结节（良性？）。
- 腰椎MRI平扫+增强（2021-10-25）：L4/L5椎体、椎间隙及椎旁改变，考虑结核可能，请结合临床；L5/S1椎间盘后缘明显强化灶，考虑结核可能；L5/S1椎间盘轻度突出；左肾囊肿。
- 腰椎CT成像+三维重建（2021-10-27）：L4和L5椎体、椎间隙及椎旁改变，考虑结核可能，请结合临床；L3/L4椎间盘膨出；L4/L5椎间盘、L5/S1椎间盘突出。
- 腰椎穿刺活检病理：（腰椎穿刺组织）镜下见骨小梁及其间的骨髓组织，局灶较多组织细胞、淋巴细胞、浆细胞及中性粒细胞浸润；髓腔大小约3 cm × 0.2 cm，造血细胞占80%，粒/红比例约5∶1，粒系以中晚幼及成熟阶段为主，红系以晚幼及成熟阶段为主，巨核细胞约15个/HPF。请结合临床。IHC：MPO、CD15粒系（+），E-cad红系（+），CD42b巨核系（+），CD3（散在T细胞+），CD20（散在B细胞+），CD34（个别细胞+），CD117（个别细胞+），CD38、CD138（浆细胞+），Ki-67（+，80%），AE1/AE3（−）。HC：PAS（+），网纤（−）。

入院后诊疗经过

入院后考虑腰椎感染，首先予头孢曲松2.0 g q12h联合莫西沙星0.4 g qd经验性抗感染治疗，其间腰痛未见缓解。完善腰椎影像学，均提示结核可能。请骨科会诊，倾向于腰椎结核，建议手术治疗。

临床关键问题及处理

关键问题1　作为南方沿海城市，为何考虑莆田为布鲁菌病疫区？

在我国，布鲁菌病最多发于内蒙古、宁夏、新疆，其次是黑龙江、吉林、辽宁、山东、北京、天津、山西、河北、河南、西藏、陕西、甘肃、青海；而其余地区如福建，发病率相对较低。但是，近年来在很多发病率较低的地区，布鲁菌病病例呈上升趋势，可能与劳动力的迁移、旅行者人数的增加以及畜禽产品的持续交易有关。据文献报道，2011—2016年福建地区，漳州市和南平市布鲁菌病发病率居前，分别为0.4/10万和0.32/10万，其次为宁德市和福州市，而莆田病例鲜见。但2021年6月以来，我科已收治了7例布鲁菌病患者，均来自莆田（集中在涵江区及荔城区），均为牧羊养殖户，饲养羊常规流行病筛查提示布鲁菌，送检血布鲁菌抗体均为阳性，其中2例血培养提示马耳他布鲁菌，6例均合并腰椎病变。因此，考虑莆田地区存在布鲁菌病流行。遂追问患者，近期确实均在莆田且果然患者有个体户自产羊奶饮用史，至此患者布鲁菌病的流行病史较为充分。

关键问题2　患者腰椎炎症，影像学倾向结核感染，如何进一步明确诊断？

患者为中年女性，慢性病程，主要表现为腰痛，血白细胞及降钙素原正常，血沉、C-反应蛋白升高，腰椎MRI提示L4和L5椎体及椎旁炎症、椎间隙变窄，虽然放射科及骨科均倾向于结核，但是患者结核IGRA试验阴性，胸部CT未见结核病灶，似乎证据稍显不足，而在获得患者具有明确的布鲁菌病流行病史后，显然对于该感染的依据值得重点获取。

于是，我们立刻完善血布鲁菌抗体检测，并于2021-10-27行CT引导下腰椎穿刺活检术，活检组织分别送检结核DNA、mNGS及病理。结核DNA提示阴性，布鲁菌抗体阳性（滴度1 ∶ 400），外送mNGS回报示布鲁菌属（序列数1222，相对丰度83.6%），考虑“布鲁菌病脊柱炎”，遂调整治疗方案为阿米卡星0.6 g qd、多西环素0.1 g bid、莫西沙星0.4 g qd抗感染治疗，腰痛较前好转后出院。

出院后继续规律口服多西环素0.1 g bid、莫西沙星400 mg qd、利福平胶囊 0.6 g qd。经治疗后患者未再腰痛，并可从事一般体力活动，4个月后复查血沉及C-反应蛋白恢复正常，复查布鲁菌抗体滴度较前明显下降（滴度1 ∶ 200），腰椎病灶范围较前缩小，因此布鲁菌病脊柱炎诊断明确，脊柱结核依据不足（图3-1）。

关键问题3　结核性脊柱炎与布鲁菌病脊柱炎病变特点及区别

影像学上，在结核性脊柱炎中多见两个节段以上的椎间盘受累和椎旁脓肿形成，多为胸腰椎受累，更易表现为椎间隙狭窄、严重椎体破坏、椎体后凸畸形、死骨及超出椎体病变范围的脓肿，可合并腰大肌脓肿。然而，布鲁菌病脊柱炎的椎间盘受累更为常见，大多以腰椎受累为主，多为轻度和局灶性椎体破坏，更易合并椎体增生，易合并椎旁脓肿，但大多局限，不

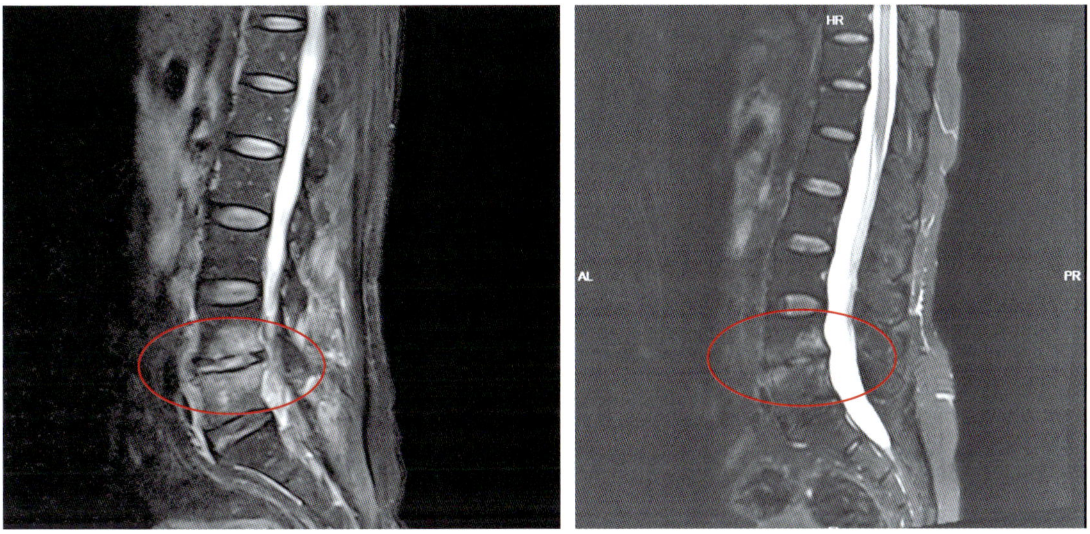

图3-1　腰椎MRI平扫+增强(左2021-10-22摄片 *vs*. 右2022-03-01摄片),治疗4个月后L4～L5病灶较前缩小。

易扩散。而本例患者主要病变位于腰椎及其椎旁组织,病变相对局限,伴椎间隙狭窄,未见明显脓肿形成,单纯从影像学上可能更倾向布鲁菌病脊柱炎。

病理上,布鲁菌病脊柱炎表现出急性或慢性炎症。急性炎症特征包括中性粒细胞和嗜酸性粒细胞浸润、坏死和脓肿,而慢性炎症特征包括淋巴细胞、浆细胞、纤维组织和单核细胞浸润,透明变性,血管生成和其他组织增生。与结核性脊柱炎不同的是,多核巨细胞浸润和肉芽肿表现较少。结核性脊柱炎的椎体侵蚀表现为干酪样肉芽肿和死骨,无新骨形成。本例患者由于穿刺组织较少,取材受限,并未提示特征性病理改变。

关键问题4　为何选用mNGS,而不是培养来协助诊断?

布鲁菌的培养主要选用血培养及外周组织培养,而本例患者前期血培养阴性,若选用外周组织培养,存在培养时间长、检出率不高、实验室暴露等问题。且本病例主要需与结核鉴别,结核分枝杆菌同样具有培养困难、培养时间长等问题。因此,为了实现准确、快速、安全检测,同时在标本取材有限的情况下选用了mNGS。

背景知识介绍

布鲁菌病是一种常见的全球人畜共患疾病。布鲁菌是一种革兰阴性、无荚膜、不运动、无芽孢形成的胞内寄生菌。它能够通过抑制吞噬溶酶体,融合和凋亡而存活在宿主巨噬细胞和非专业吞噬细胞的酸性液泡环境中,并且受细胞分隔影响,抗生素无法达到有效治疗浓度。因此,尽管进行了适当的抗生素治疗,布鲁菌病仍会复发、慢性化。人类主要通过职业接触(例如兽医、屠夫、畜牧业)或食用受污染的乳制品,特别是牛奶、黄油和奶酪感染。

大多数患者表现为发热、出汗、肌肉骨骼疼痛、淋巴结肿大或肝脾肿大。最常见的并发症是骨关节受累，骶髂关节（高达80%）和脊柱关节（高达54%）是最常见的受累部位。还可表现为外周关节炎、骨髓炎、椎间盘炎、滑囊炎和腱鞘炎，脊柱椎间盘炎是最严重的骨关节受累形式。

布鲁菌病的诊断除了通过病史、影像学外，还有实验室诊断。实验室诊断主要基于3种不同的微生物学方法。① 通过培养直接诊断（金标准）：由于布鲁菌病的发病初期以菌血症期为特征，因此一旦怀疑布鲁菌病，应首先进行外周血培养，但其敏感性范围为10% ～ 90%，同时具有生长缓慢、血中细菌含量低、实验室获得性感染等缺点。当血源性播散至外周组织后，可获取相应组织样本进行培养，但培养需在35℃、5%CO_2浓度的环境中或接种到肉汤培养基中培养长达14天。② 通过血清学检测进行间接诊断：血清学检测旨在检测患者血清中的特异性抗体，其中标准凝集试验（SAT）滴度≥1 ∶ 160有利于布鲁菌病的诊断。主要缺点是特异性低；难以解释结果，尤其是反复接触布鲁菌的患者；难以区分活动性感染和既往感染；疾病早期敏感性较低，但是具有很高的阴性预测价值。③ 通过核酸扩增试验（NAAT）进行直接快速诊断：NAAT包括常规PCR方法、内部PCR、嵌套PCR、全基因组测序（WGS）等。血清是基于NAAT诊断人类布鲁菌病的首选样本。NAAT在人布鲁菌病诊断中具有速度快、安全、灵敏度和特异度高等优点。

治疗药物有多西环素、利福平、氨基糖苷类药物（链霉素或庆大霉素，很少使用阿米卡星）、甲氧苄啶-磺胺甲噁唑（TMP-SMZ）和喹诺酮类药物（环丙沙星或氧氟沙星）。其中，多西环素是治疗布鲁菌病最有效的药物，是每个治疗组合的基本成分，因其具有良好的细胞内以及酸性环境下活性。多选择双药，甚至三药治疗方案。对于没有心内膜炎、脊柱炎或神经布鲁菌病的非妊娠成人和8岁以上儿童的急性布鲁菌病，推荐疗程为6周。对于附睾炎、骶髂炎和某些形式的外周关节炎，推荐长达8周的治疗。然而，对于心内膜炎、脊柱炎、神经布鲁菌病、深脓肿、假体关节感染和治疗失败，建议进行更长的疗程（12 ～ 52周，甚至更长），以减少复发概率。

尽管抗生素治疗令人满意，但在某种程度上，复发和治疗失败不能完全避免。目前治疗布鲁菌病的原则主张足够长的治疗持续时间，并结合在细胞内酸性环境中具有活性的抗菌方案。在抗布鲁菌治疗后症状持续超过一年的患者，被认为患有慢性布鲁菌病。慢性布鲁菌病可能是免疫力受损的结果，因此使用免疫调节可能会有一些好处，如左旋咪唑。抗生素治疗失败或出现进行性神经功能缺损的患者需要手术干预。抗布鲁菌治疗的未来趋势将基于其他抗菌药物、免疫调节剂、减少细胞内酸性环境的药物或作用于明确的分子细菌靶标的药物，以提高治疗效果。

点评

布鲁菌病是一种较为常见的动物源性传染病，近年来发病率有增高趋势，我国主要流行于西北、东北、内蒙古及青藏高原等牧区，但在非疫区常被遗漏诊断。本例患者的诊疗经过提示我们，即便在高精诊断技术大行其道的时代，患者的流行病史依旧同等重要，并对诊断有高度启迪性。布鲁菌病治疗方案的选择通常并不困难，联合多西环素的多药方案总是首选，但需要根据患者病情决定多长时间的疗程以及长期的随访。

（凌丽婷　范奇超　赵　旭　高　亮　刘俊金　胡越凯）

参·考·文·献

[1] Li K, Zhang L H, Muhammad S, et al. Increasing incidence and changing epidemiology of brucellosis in China(2004–2016)[J]. Travel Med Infect Dis, 2020, 35: 101464.

[2] 祝寒松，王灵岚，林代华，等．福建省2011—2016年人间布鲁菌病流行病学分析和时空聚集探测[J].中华流行病学杂志，2017，38(9)：1212–1217.

[3] Safak K, Sehmuz K, Seyhmus K, et al. A disease that is difficult to diagnose and treat: evaluation of 343 spondylodiscitis cases[J]. J Int Med Res, 2021, 49: 3000605211060197.

[4] Javier S. Update on brucellosis: therapeutic challenges[J]. Int J Antimicrob Agents, 2010, null: S18–20.

[5] Ma H B, Zhang N, Liu J, et al. Pathological features of Brucella spondylitis: A single-center study[J]. Ann Diagn Pathol, 2022, 58: 151910.

[6] Guo H, Lan S Q, He Y L, et al. Differentiating brucella spondylitis from tuberculous spondylitis by the conventional MRI and MR T2 mapping: a prospective study[J]. Eur J Med Res, 2021, 26: 125.

[7] Giovanni D B, Silvia A, Andrea I, et al. Microbiological laboratory diagnosis of human brucellosis: an overview[J]. Pathogens, 2021, 10(12): 1623.

[8] Wang Y, Wang Z L, Zhang Y X, et al. Polymerase chain reaction-based assays for the diagnosis of human brucellosis[J]. Ann Clin Microbiol Antimicrob, 2014, 13: 31.

[9] Mile B, Fariba K, Jurica A. The current therapeutical strategies in human brucellosis[J]. Infection, 2021, 49: 823–832.

[10] Seyed Mokhtar E-G, Seyed Mohammad Reza E-G. Osteoarticular manifestations of human brucellosis: A review[J]. World J Orthop, 2019, 10: 54–62.

4

结核性脑膜炎治疗贵在耐心和坚持——脑积水并发症的诊断和处理

题记

患者诊断“粟粒性肺结核”后用药1月余自行停药，出现发热、盗汗、头痛等症状，临床诊断为“结核性脑膜炎”，入院后在接受规范治疗的同时，临床症状却未得到明显缓解。患者的脑脊液多次mNGS检测结果阴性，但是在感染科临床医生不懈的坚持下，最终迎来了曙光：脑脊液培养结果提示结核分枝杆菌阳性。继续抗结核治疗，并采用脑室-腹腔分流术后患者症状逐渐好转。

病史摘要

入院病史

患者，男性，32岁，2021-03-15收入我科。

主诉

发热伴头痛2月余，精神行为异常半月。

现病史

患者2020-11因诊断“粟粒性肺结核”在当地医院予以四联抗结核治疗，2020-12-31于当地医院查肺部CT未见异常（结果未见），停用抗结核药物。2021-01-05（5天后）出现低热，体温最高达38℃，伴盗汗、持续性头痛，否认畏寒、寒颤。当地医院门诊予“青霉素”治疗（具体不详），患者的发热、头痛症状无明显改善。后患者头痛加重，伴恶心、纳差、喷射性呕吐。02-24当地医院血常规：白细胞7.69×10^9/L，中性粒细胞85.2%，血红蛋白137 g/L，血小板213×10^9/L。降钙素原0.05 ng/mL。血T-SPOT.*TB*阳性（阴性对照孔0，抗原A孔18，抗原B孔28）。脑脊液：白细胞212×10^6/L，糖<1.11 mmol/L，氯112 mmol/L，蛋白质>3 g/L。免疫球蛋白IgG 510 mg/L，白蛋白2724 mg/L，自身免疫性脑炎抗体阴性，mNGS未查见病原菌。头颅MRI、MRA示脑膜炎、交通性脑积水。头颅、胸部CT示脑室轻度扩大，右肺下叶胸膜下结节，考虑局限性胸膜增厚。当地医院予异烟肼（H）、利福平（R）、吡嗪酰胺（Z）、乙胺丁醇（E）、利奈唑胺抗结核治疗。经治疗后患者发热及头痛症状较前好转。03-01（半月前）患者突发精神错乱，行为异常。03-05复查脑脊液示压力210 mmH_2O，白细胞79×10^6/L，糖1.66 mmol/L，氯102 mmol/L，蛋白质>3 g/L。患者在我院门诊多学科联合会诊（MDT）后考虑结核性脑膜炎可能性大，于2021-03-15收入我科住院。

患病以来，患者精神萎靡，反应迟钝，胃纳、睡眠差，导尿管带入，无体重明显下降。

既往史及个人史

既往有乙型肝炎史，目前恩替卡韦0.5 mg qd po，2021年2月26日HBV DNA 1.64×10^4 IU/mL。

入院查体

体温37.5℃，心率95次/分，呼吸20次/分，血压148/94 mmHg，身高178 cm，体重65 kg。患者意识模糊，呼之能应，对答不切题，查体欠合作。平车推入病房。双侧瞳孔等大等圆，对光反射灵敏，双侧鼻唇沟对称，伸舌居中，颈抵抗4指。双肺呼吸音清晰，未闻及干、湿性啰音。心率95次/分，律齐。腹平坦，腹壁软，全腹无压痛，无肌紧张及反跳痛，肝脾肋下未触及，肝肾脏无叩击痛，肠鸣音3次/分。肌力正常，肌张力增强，生理反射正常，病理反射未引出。

入院后实验室检查和辅助检查

- 腰椎穿刺（2021-03-15）：脑脊液微黄、色清，白细胞72×10^6/L，单核细胞72.22%（52/72），多核细胞27.78%（20/72），糖2.0 mmol/L，氯107 mmol/L，蛋白质4 356 mg/L，同步血糖9.2 mmol/L。
- 头颅MR增强（2021-03-16）示脑室扩大，脑室周围、颅底可见斑片状长T1长T2信号灶，Flair呈高信号，DWI部分高信号，增强后可见颅底脑池、双侧基底节多发结节状、环形强化，还可见脑膜强化。颅内弥漫性病变，符合结核性脑膜炎改变，脑积水。
- 血常规（2021-03-15）：白细胞4.04×10^9/L，中性粒细胞64.7%，血红蛋白133 g/L，血小板171×10^9/L。
- 降钙素原（2021-03-15）0.12 ng/mL。
- 血沉（2021-03-15）45 mm/h。
- C-反应蛋白（2021-03-15）0.71 mg/L。
- 白介素-6（2021-03-15）10.20 pg/mL（↑）。
- 中性粒细胞CD64指数（2021-03-15）10.37，阳性。
- 肝功能（2021-03-15）：丙氨酸氨基转移酶32 U/L，天冬氨酸氨基转移酶26 U/L，总胆红素6.8 μmol/L，直接胆红素3.4 μmol/L，碱性磷酸酶65 U/L，γ-谷氨酰转移酶82 U/L（↑），总蛋白82 g/L，白蛋白39 g/L。
- 肾功能（2021-03-15）：尿素3.7 mmol/L，肌酐42 μmol/L。
- 电解质(2021-03-15)：钠136 mmol/L，氯化物95 mmol/L，钾3.7 mmol/L，镁0.95 mmol/L，

钙2.19 mmol/L，无机磷1.10 mmol/L。

• 凝血功能（2021-03-19）：国际标准化比值1.00，D-二聚体1.02 FEUmg/L，纤维蛋白原定量5.7 g/L，部分凝血活酶时间19.7秒，凝血酶原时间11.5秒。

• 腺苷脱氨酶（2021-03-15）：13 U/L。

• QuantiFeron-TB（QFT）（2021-03-15）阳性，阴性对照管γ-干扰素[N]0.141 IU/mL，抗原刺激管实际γ-干扰素[A-N]1.103 IU/mL（↑），阳性对照管实际γ-干扰素[M-N]3.715 IU/mL。

• 脑脊液Xpert MTB/RIF（2021-03-26、2021-04-23）阴性；Xpert MTB/RIF Ultra两次均为阴性。

• 脑脊液mNGS（2021-04-24）阴性。

入院后诊疗经过

2021-03-15患者予抗结核治疗（方案为异烟肼0.6 g qd ivgtt、利福平0.45 g qd ivgtt、吡嗪酰胺0.5 g tid po、乙胺丁醇0.75 g qd po、利奈唑胺0.6 g q12h ivgtt），地塞米松10 mg qd ivgtt抗炎治疗，甘露醇250 mL q6h ivgtt降颅压治疗。03-29调整利奈唑胺0.6 g qd ivgtt。04-08加用阿米卡星0.6 g qd ivgtt。

04-14复查头颅MR增强示颅内弥漫性病变，符合结核性脑膜炎改变，较前（2021-03-16）进展，脑积水（图4-1）。调整方案为异烟肼0.6 g qd ivgtt、利福平0.45 g qd ivgtt、利奈唑

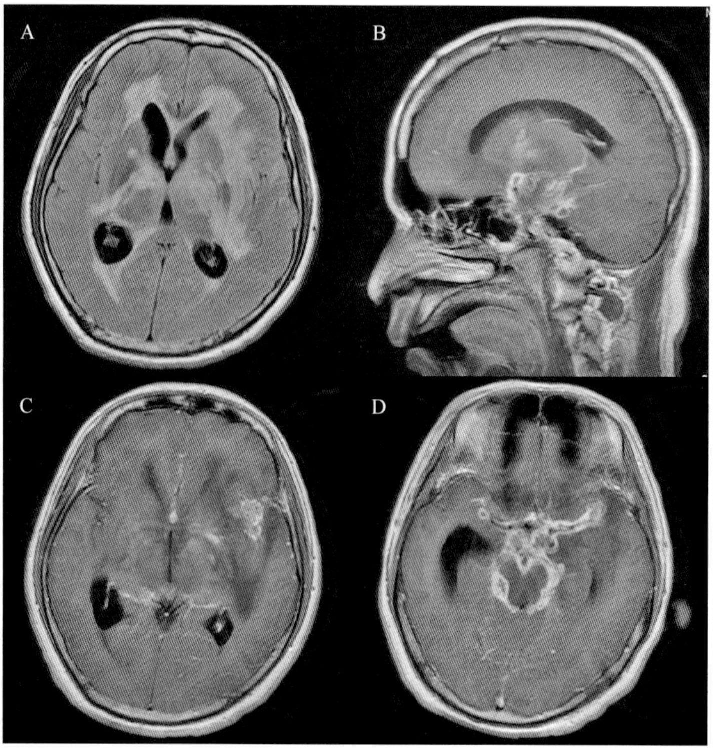

图4-1　头颅MR增强（2021-04-14）。A. T2 Flair序列：脑室周围呈高信号；B ～ D. T1序列增强；B. 矢状位见颅底斑片状异常信号；C. 左侧基底节区见环形强化；D. 颅底脑池见环形强化；B ～ D均可见脑膜强化。

胺0.6 g qd ivgtt、阿米卡星0.6 g qd ivgtt、莫西沙星0.4 g qd ivgtt、环丝氨酸胶囊0.25 g q12h po，地塞米松减至2 mg q6h ivgtt抗炎治疗。

治疗过程中患者逐渐嗜睡明显，04-22头颅CT扫描示左侧基底节区、脑干、丘脑及颞叶片状低密度区，较04-12范围略小，脑积水。请神经内科、放射科、神经外科MDT会诊，调整地塞米松加量至7.5 mg q12h ivgtt，患者仍为嗜睡状态，呼之能醒。

05-10复查头颅CT平扫示左侧基底节区、脑干、丘脑及颞叶片状低密度区，较前（04-22）变化不大，脑积水，左侧基底节区软化灶。停利福平、加吡嗪酰胺0.5 g tid po，患者双下肢抖动消失，意识恢复清醒，偶有应答，05-13再次加用莫西沙星0.4 g qd ivgtt、同时降颅压治疗甘露醇减量至250 mL qd、停甘油果糖、地塞米松减量至早7.5 mg ivgtt-晚5.0 mg qd静推，且每1～2周减量地塞米松，目前地塞米松1.5 mg q12h ivgtt。05-17加用沙利度胺治疗。

05-17复查头颅MR增强示颅内弥漫性病变，符合结核性脑膜炎改变，较04-14吸收减轻，左侧基底节区病灶强化明显减低，软脑膜强化减少；脑积水较前稍减轻。

监测患者血常规，白细胞、血红蛋白下降，06-09白细胞2.84×10^9/L（↓），血红蛋白126 g/L（↓），血小板147×10^9/L，考虑利奈唑胺骨髓抑制，06-10停用利奈唑胺，并恢复利福平0.6 g qd ivgtt抗结核治疗。脑脊液结核培养连续多次阴性，进一步行脑室-腹腔（V-P）分流术继续治疗，患者症状逐渐好转。

住院期间多次腰椎穿刺，多次给予留置腰大池置管脑脊液外引流，至患者脑脊液蛋白降低、白细胞基本正常后拔除。

临床关键问题及处理

关键问题1　抗结核治疗过程中，患者症状改善不明显，结核快速分子检测菌阴性，怎么办？

结核性脑膜炎（tuberculosis meningitis，TBM）的病原学确诊率低，临床表现易与其他慢性脑膜炎混淆，抗结核治疗受血脑屏障药物通透性影响，故而难以确诊。本患者按照中枢神经系统结核病的临床诊断评分标准（表4-1），临床上出现发热、呕吐、易激惹、脑膜刺激征、抽搐、局灶性神经损伤、意识状态改变中的一项或多项，符合诊断评分标准的相应分值，可诊断为中枢神经系统结核病。该患者评分为15分（≥12分），为高度疑似病例。疑似中枢神经系统结核病患者应开始经验性抗结核治疗。一旦启动经验性抗结核治疗，除非诊断变更，否则建议完成整个抗结核治疗疗程。

为进一步明确患者诊断，03-20患者进行脑脊液T-SPOT.*TB*检测，结果呈阳性（图4-2）。患者γ-干扰素释放试验在血和脑脊液中均阳性，对于结核性脑膜炎的诊断提供了依据。同时给患者再次行脑脊液Xpert MTB/RIF和Ultra检测，患者的脑脊液结果仍为阴性。但从患者临床表现及影像学表现及临床评分，高度疑似结核性脑膜炎，因此我们继续坚持抗结核治疗。

表4-1　中枢神经系统结核病的临床诊断评分标准

症　　状	评分标准	该患者评分
临床表现	最高6分	6分
症状持续≥5天	4分	4分
包含至少1个结核中毒症状（体重减轻、盗汗、持续咳嗽≥2周）	2分	2分
<10岁儿童：1年内有结核病患者的密接史	2分	0分
脑神经麻痹	1分	0分
除脑神经外的局部神经功能缺损	1分	1分
意识改变	1分	1分
脑脊液	最高4分	4分
外观透明	1分	1分
细胞数10～500/μl	1分	1分
淋巴细胞占比>50%	1分	1分
蛋白质>1 g/L	1分	1分
糖<2.2 mmol/L或低于同步血糖的50%	1分	1分
脑影像学	最高6分	5分
脑积水	1分	1分
颅底脑膜强化	2分	2分
结核瘤	2分	0分
脑梗死	1分	0分
平扫时的颅底高密度/高信号灶	2分	2分
其他结核病证据	最高4分	0分
肺部活动性结核	2分	0分
粟粒性肺结核	4分	0分
影像学提示存在颅外结核	2分	0分
体液抗酸染色/结核分枝杆菌培养阳性	4分	0分
脑脊液以外的结核PCR阳性	4分	0分

令人惊喜的是，05-19（03-16脑脊液标本收入血分枝杆菌/真菌培养瓶）患者脑脊抗酸杆菌培养瓶回报：抗酸杆菌阳性。我们立刻联系细菌室，给患者的培养菌株进行Xpert MTB/RIF检测，检测结果：结核分枝杆菌阳性，利福平耐药基因*rpoB*基因阴性。至此，患者结核性脑膜炎诊断明确，为敏感结核分枝杆菌感染，更加坚定了我们的治疗方案，坚持抗结核治疗。

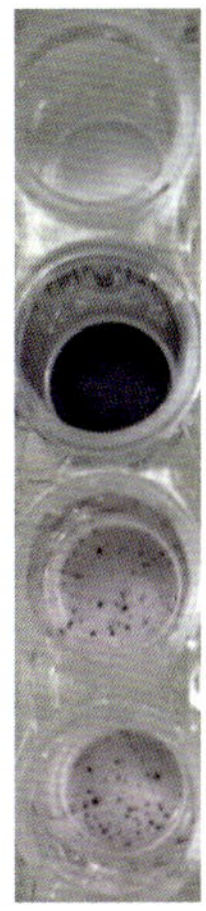

图4-2 该患者脑脊液T-SPOT.*TB*呈阳性（2021-03-20）。

关键问题2　患者在坚持足量抗结核治疗的过程中，仍神志模糊，意识状态欠佳，脑脊液蛋白仍较高，怎么办？

患者在我们坚持足量抗结核治疗过程中，意识状态仍旧改善不明显，根据患者头颅MRI结果提示患者存在脑积水，不排除患者意识状态为脑积水造成，需进行脑室-腹腔（V-P）引流术缓解脑积水情况，但患者的脑积液细胞数波动在100×10^6/L左右，脑脊液蛋白波动在4 500 ～ 6 800 mg/L，反复请脑外科会诊，提示目前脑脊液状态不符合脑室-腹腔引流术指征，容易出现结核播散至腹腔，脑脊液蛋白高容易出现引流管堵塞。

患者地塞米松已经较大剂量应用超过2个月，需减量，脑脊液蛋白仍旧较高，这种情况怎么办？我们请张文宏教授查房，进行讨论。张教授建议给予患者进行腰大池持续引流，保持脑脊液通畅，以达到降低颅内压力、降低脑脊液蛋白水平的目的。若出现腰大池引流堵塞，则每周行至少2次腰穿，尽量放出脑脊液降低颅压等。根据张文宏教授建议，我们给予患者进行腰大池引流，第一次腰大池引流1周，引流管堵塞，我们代替以腰穿放脑脊液治疗，在第二周继续予放置腰大池引流，2周左右腰大池管路再次堵塞，但患者的脑脊液蛋白已经较前有所下降，拔除腰大池引流管后，我们连续2次腰穿后，再次给予患者进行腰大池引流，并且每周给予引流穿刺部位换药一次，为避免引流穿刺部位医源性感染，给予患者单间治疗，并且换药时，予铺无菌单，医护人员无菌手术衣等防护措施，患者第四次腰大池引流持续应用8周左右，我们在治疗过程中见证了患者的脑脊液蛋白逐渐下降，脑脊液细胞数降至8个，达到神经外科进行脑室-腹腔引流标准，但患者意识状态改善不明显，因此患者于07-02转入我院神经外科进行脑室-腹腔分流术。术后患者安返我科病房（图4-3），后患者意识状态明显好转，对答切题，反应可，能够主动与医护人员进行交流，能够自主进食，能够坐轮椅较长时间，后患者转入康复科进行康复治疗；3个月后患者再次入我科复查，已经能够短时间站立；6个月后再次入我科复查调整药物，患者已经能够在家人搀扶下行走。

因此，本例病例在治疗过程中，除了抗结核药物以外，腰大池引流亦起到了治疗作用，值得我们在以后的治疗中借鉴。

结核性脑膜炎脑脊液治疗观察见表4-2。

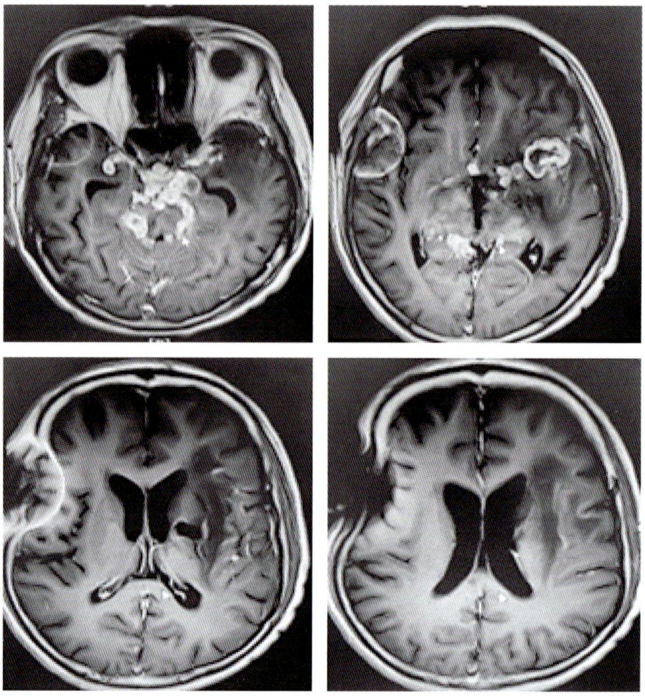

图4-3　V-P分流术后，头颅MRI提示，脑积水较前明显好转。

表4-2　脑脊液治疗观察表

日 期	压力（mmH_2O）	脑脊液糖（mmol/L）	同步血糖（mmol/L）	脑脊液氯（mmol/L）	脑脊液蛋白（mg/L）	白细胞（$\times 10^6$/L）	红细胞（$\times 10^6$/L）	单核细胞（%）	多核细胞（%）
03-15	225	2	9.2	107	4 356	72	80	52/72	20/72
03-19	>330	1.6	9.9	110	4 917	84	198	77	23
03-24	>330	1.4	7.8	109	4 493	129	415	65	35
03-26	>330	2.1	12	107	5 226	117	256	62	38
03-31	>330	1.3	5.7	111	4 933	118	2	82	18
04-02	腰大池	1.3	9.1	110	6 831	73	35	67/73	6/73
04-07	拔除腰大池	1.6	7.8	102	6 164	54	3	89	11
04-14	>330	1.7	5.9	105	6 517	27	1 008	3	27
04-19	置入腰大池	1.5	5.0	105	7 685	18	3 210	/	/
04-26	腰大池	<1.1	4.8	113	4 679	1	2	/	/
04-28	重置腰大池								

续　表

日　期	压力（mmH_2O）	脑脊液糖（mmol/L）	同步血糖（mmol/L）	脑脊液氯（mmol/L）	脑脊液蛋白（mg/L）	白细胞（$\times10^6$/L）	红细胞（$\times10^6$/L）	单核细胞（%）	多核细胞（%）
05-03	腰大池引流	1.3	/	116	5 317	35	1 000	3	2
06-29	腰大池引流	2.5	4.5	117	1 794	2	0		
07-02	转入神经外科行V-P分流术	2.2	6.8	112	1 008	8	0		

背景知识介绍

中枢神经系统结核病主要由原发感染肺部的结核分枝杆菌经血流播散至脑和脊髓实质、脑脊膜及其邻近组织形成病灶所致，若病灶破裂导致结核分枝杆菌释放到蛛网膜下腔或脑室则引起脑脊髓膜炎，若病灶逐步增大但并未破入蛛网膜下腔则形成结核瘤。结核病患者中约1%会发生中枢神经系统结核。根据《2019中国中枢神经系统结核病诊疗指南》，所有中枢神经系统结核病的强化期治疗疗程不少于2个月，全疗程不少于12个月。强化期的抗结核治疗方案应包括不少于4个有效的抗结核药物：异烟肼、利福平、吡嗪酰胺被推荐作为优先选择的抗结核药物，乙胺丁醇、二线注射类药物为可选的初始抗结核药物。强化期的抗结核治疗采用高剂量利福平（静脉使用）、利奈唑胺（静脉使用）和氟喹诺酮，可能使重症患者获益。巩固期的抗结核治疗方案包括不少于2个有效的抗结核药物，推荐使用异烟肼和利福平。不推荐常规进行抗结核药物鞘内注射。

异烟肼的血脑屏障通透性好且具备很强的早期杀菌活性。利福平的血脑屏障通透性较差，但利福平耐药的中枢神经系统结核病患者的预后明显更差，提示利福平在中枢神经系统结核病治疗中居重要地位，适合作为强化期的基础用药。临床可考虑适当增加静脉用药剂量（一般不超过600 mg qd）以增强早期抗结核治疗效果。吡嗪酰胺的口服吸收率高，易透过血脑屏障，对结核分枝杆菌滞留菌有杀灭作用。在重症结核性脑膜炎及儿童结核性脑膜炎中加用利奈唑胺可获益。乙胺丁醇可能诱发视神经炎，15 ～ 20 mg/kg体重时的发生率近3%，可能加重或混淆中枢神经系统结核病的疾病表现，尤其在昏迷患者中需谨慎使用。环丝氨酸与其他结核药物不易发生交叉耐药，血脑屏障通透性较好，但要注意该药可引起部分神经精神相关不良反应，包括头痛、眩晕、抑郁、异常精神行为等，严重者可能产生自杀冲动，既往有精神疾病或心理障碍患者慎用。二线注射类药物卡那霉素、阿米卡星、卷曲霉素的血脑屏障通透性较差，在早期脑膜炎症较明显时可作为替代药物选择。氯法齐明及贝达喹啉几乎无法通过血脑屏障，目前亦缺乏中枢神经系统结核病中的获益依据。

抗结核治疗启动后，脑脊液炎症反应继续加重或颅内结核球扩大继发的症状加重，被称为矛盾现象。中枢神经系统重症结核病、抗结核治疗中出现矛盾现象以及有脊髓压迫症状的患者推荐接受辅助糖皮质激素治疗。推荐地塞米松每日剂量从0.3 ～ 0.4 mg/kg体重起始，逐渐减停，通常疗程为4 ～ 8周。脑内结核瘤患者接受辅助糖皮质激素治疗可能获益，疗程可酌情延长。抗结核药物和大剂量糖皮质激素无效的结核瘤和视交叉结核患者使用沙利度胺会获益。

怀疑颅内压增高的患者应尽早进行脑影像学检查，以确定是否存在局灶性脑损伤和脑积水，并且定期行腰椎穿刺监测脑脊液压力。脑积水是中枢神经系统结核病患者需要神经外科干预最常见的原因，其中交通性脑积水占70% ～ 80%，通过内科治疗未能控制的交通性脑积水患者以及非交通性脑积水患者，应考虑尽早行脑脊液引流，脑室–腹腔分流术及内镜下第三脑室引流可根据患者情况进行选择。对于伴有颅内压增高的中枢神经系统结核病患者，如果正在接受或已经接受了恰当的抗结核治疗，并且采取保守疗法仍无法控制颅内压增加时，应该考虑放置永久性V–P分流装置。对于产生阻塞性脑积水或压迫脑干的结核瘤，以及导致瘫痪的硬膜外病变，应考虑采取紧急手术减压。

点评

本例患者从诊断依据上，影像学及临床表现均符合结核性脑膜炎的表现，但快速分子检测包括两次脑脊液mNGS、数次Xpert MTB/RIF检测均阴性，未查见结核分枝杆菌，这时传统的培养起到了确诊的关键作用，在患者入我院第一次腰穿留取脑脊液时，我们将脑脊液打入血分枝杆菌/真菌培养瓶，在细菌室的耐心培养下，2个月报阳，再次对培养菌株进行Xpert MTB/RIF进行检测，确诊患者为结核分枝杆菌阳性，为利福平敏感菌株，增加了我们对患者治疗的信心。患者治疗过程中，脑脊液细胞数、蛋白质迟迟不能下降，在后续治疗过程中，腰大池引流起了重要的辅助治疗作用，在整整4个月的内科保守治疗结合腰大池引流的治疗下，患者终于迎来曙光，达到安全进行V–P分流手术指征，术后患者恢复良好，在我科继续治疗1个月左右转当地医院康复治疗。在这个患者救治的过程中，充分体现了坚持治疗，给患者足够的恢复时间，患者最终能够好转，甚至得到了超过我们预期的治疗效果。

（张　炜　高　岩　邵凌云　张文宏）

参·考·文·献

[1] Marais S, Thwates G, Schoeman J F, et al. Tuberculous meningitis: a uniform case definition for use in clinical research[J]. Lancet Infect Dis, 2010, 10(11): 803–812.

[2] Sester M, Sotgiu G, Lange C, et al. Interferon-γ release assays for the diagnosis of active tuberculosis: a systematic review and meta-analysis[J]. Eur Respir J, 2011, 37(1): 100–111.

[3] Chen X, Yang Q, Zhang M, et al. Diagnosis of active tuberculosis in China using an in-house gamma interferon enzyme-linked immunospot assay[J]. Clin Vaccine Immunol, 2009, 16(6): 879–884.

[4] 中华医学会结核病学分会结核性脑膜炎专业委员会.2019中国中枢神经系统结核病诊疗指南[J].中华传染病杂志，2020，38（7）：400–408.

5

高度怀疑血液系统疾病的播散性结核

题记

播散性结核是一种由结核分枝杆菌血行播散引起的、累及两个或两个以上不同部位的危及生命的疾病。通常由于肺内原发病灶或肺门干酪样坏死灶及肺外结核病灶内的结核分枝杆菌，侵入血流或经淋巴管由胸导管入血，由进行性的原发性感染、潜在病灶重新激活并随后播散所引起的血源播散性结核。因累及的部位不同，临床表现往往缺乏特异性而导致诊断困难，肺部不存在粟粒性病变的播散性结核的诊断尤为困难，往往需要组织病理学依据及分子检测手段，而传统的细菌学检查阳性率低，病理取材困难等特点常使临床诊断面临更多的考验。

病史摘要

入院病史

患者，男性，61岁，2021-07-05收住入我科。

主诉

发热3周余。

现病史

患者于2021-06-13开始无明显诱因出现持续性发热，Tmax 39℃，无明显寒颤、畏寒，无头痛，无咳嗽、咳痰，无腹痛、腹泻。自服退热药，无明显效果。06-15至外院住院治疗，胸部CT示：右肺上叶小结节，炎性结节可能；两肺慢性炎症；纵隔内多发淋巴结，部分略肿大；心影增大，两侧胸膜略厚；左侧少量胸腔积液。血常规示白细胞1.19×10^9/L，中性粒细胞27.7%，淋巴细胞59.7%，血红蛋白79 g/L，血小板88×10^9/L。C-反应蛋白80.43 mg/L，降钙素原1.9 ng/mL，铁蛋白1 398.6 ng/mL，血沉61 mm/h，自身抗体均阴性。B超示：双侧颈部、右侧锁骨上、双侧腋下、双侧颌下、双侧腹股沟见淋巴结，脾脏不大，胆囊多发性结石。心脏超声示：未见赘生物。当时诊断"肺部感染、粒细胞缺乏、贫血"，先后予以哌拉西林/他唑巴坦、左氧氟沙星、头孢吡肟、美罗培南抗感染，阿昔洛韦抗病毒治疗，患者仍每日发热。06-21转至某医院血液科就诊，血常规：白细胞分类示晚幼粒细胞2%，杆状核细胞18%，分叶核细胞16%，网织红细胞0.94%；外周血涂片：中性粒细胞52%，淋巴细胞38%，单核细胞8%，浆细胞样淋巴细胞2%。予头孢呋辛、左氧氟沙星治疗，患者体温仍有波动。06-30至复旦大学附属华山医院感染科门诊就诊，复查血常规：白细胞2.49×10^9/L，血红蛋白78 g/L，血小板105×10^9/L，原幼细胞3/50个白细胞。为进一步诊治收住入院。

患者自发病以来，精神较萎，胃纳较差，二便如常，体重下降10 kg余。

既往史及个人史

既往无特殊病史，患者诉时有淋巴结肿大，余个人史、生活史无特殊。

家族史

姐姐患有系统性红斑狼疮。

入院查体

神志清，精神软，自主体位，步入病区，贫血貌，皮肤、巩膜未见明显黄染。无皮疹，无瘀点、瘀斑，浅表淋巴结未触及。颈软，无抵抗，双侧颞动脉搏动正常、对称。双侧瞳孔等大、等圆，对光反射灵敏，口腔未见溃疡。两肺语颤正常，无胸膜摩擦感。左下肺呼吸音偏低，未闻及干湿啰音，无哮鸣音，无胸膜摩擦音。心率98次/分，心律齐，心音正常，未闻及明显杂音。腹软，无压痛及反跳痛，肝、脾肋下未触及，墨菲征阴性。移动性浊音阴性，肠鸣音正常。脊柱无压痛，四肢关节无红肿，无压痛，活动正常，双下肢无浮肿，双侧生理反射存在，病理反射未引出。

入院后实验室检查和辅助检查

- 血常规（2021-07-05）：白细胞1.72×10^9/L，血红蛋白72 g/L，血小板75×10^9/L，中性粒细胞26.8%，淋巴细胞64.5%，网织红细胞0.21%。
- 超敏C-反应蛋白86.60 mg/L。
- 红细胞沉降率110 mm/h。
- 凝血功能（2021-07-05）：凝血酶原时间12.4秒，纤维蛋白原4.19 g/L，D-二聚体0.46 mg/L。白介素-6 41 pg/mL，降钙素原0.152 ng/mL。
- 生化检查（2021-07-05）：白蛋白27 g/L，前白蛋白97 mg/L，总胆红素16.7 μmol/L，丙氨酸氨基转移酶42 U/L，天冬氨酸氨基转移酶50 U/L，肌酐47.1 μmol/L，尿素氮3.11 mmol/L，甘油三酯1.19 mmol/L，磷酸肌酸激酶38 U/L，乳酸脱氢酶319 U/L。
- 铁蛋白（2021-07-05）1274.2 ng/mL。
- 自身抗体系列（2021-07-05）均阴性；呼吸道九联抗体均阴性。尿常规正常。
- T-SPOT.*TB*（2021-07-05）阳性，抗原A孔 > 100，抗原B孔 > 100。
- EB-DNA（血浆）（2021-07-05）阴性，EB-DNA（全血）9.06×10^9/L。
- 人类白细胞抗原B27测定（HLA-B27）（2021-07-05）阴性。

- 淋巴细胞亚群（TBNK）检测（2021-07-05）61.20%，CD3$^+$（T细胞）85%，CD4$^+$（辅助性T细胞）50%，CD8$^+$（抑制性T细胞）31%，CD16$^+$CD56$^+$（NK细胞）10%，CD19$^+$（B细胞）3%。
- 心电图（2021-07-05）：窦性心动过速。
- B超（2021-07-05）：轻度脂肪肝、肝脏形态饱满。胆囊炎、胆囊结石可能。右肾囊肿。胰头体部、脾、左肾未见明显异常。后腹膜未见异常肿大淋巴结。右侧颈根部（14 mm × 9.5 mm）及双侧锁骨上淋巴结肿大（右侧11 mm × 6 mm，左侧9 mm × 6.5 mm）。腹股沟、腋下、左颈部未见异常肿大淋巴结。
- 胸部CT平扫（2021-07-06）（图5-1）：左肺门影增大，左肺下叶支气管受压变窄伴远端阻塞性肺炎，右肺上下叶微小结节灶，左侧胸腔及心包少量积液，右下胸膜略增厚，纵隔淋巴结肿大。

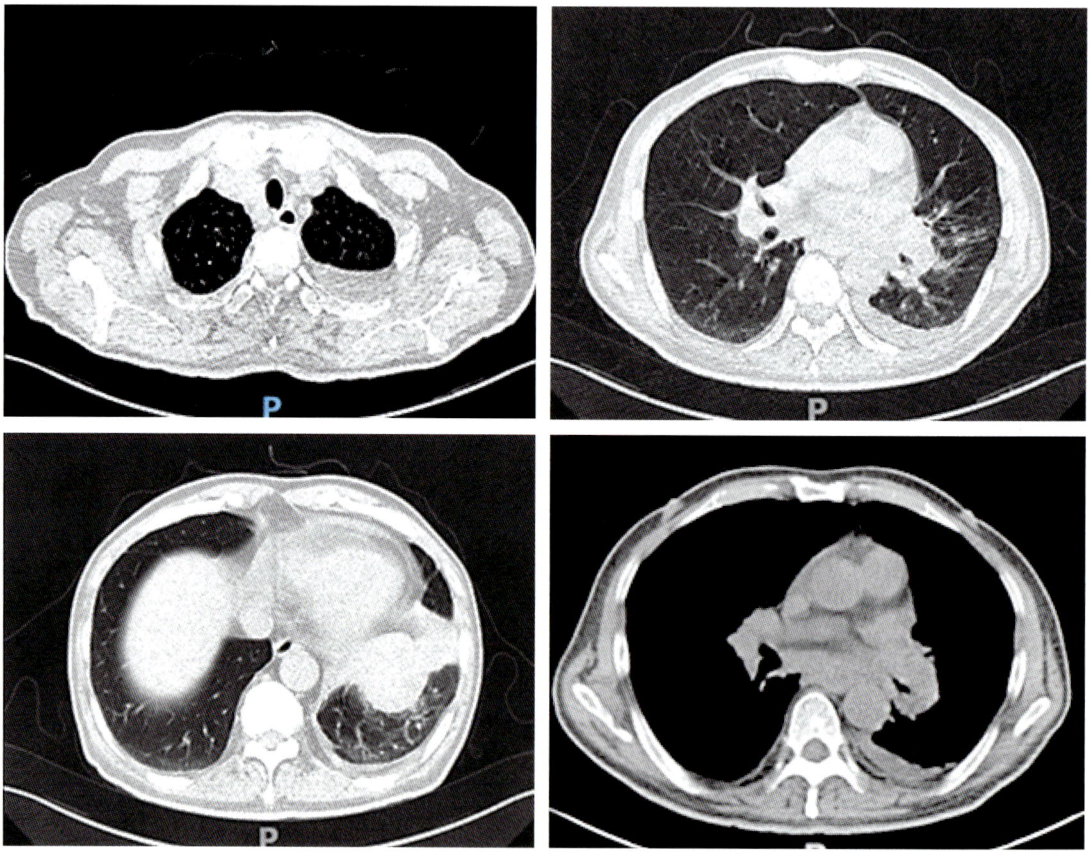

图5-1 2021-07-06胸部CT平扫。

- 骨髓流式（2021-07-06）：骨髓可见表型异常NK细胞占淋巴细胞的9.7%，占有核细胞的1.6%：CD56$^+$，CD94$^+$，CD7$^+$part，CD2$^+$part，CD159a$^+$，CD159c$^-$，CD158i$^-$，CD158ah$^-$，CD158b1/b2$^-$，CD158e1/e2$^-$，CD3$^-$，CD5$^-$，CD4$^-$，CD8$^-$，CD57$^-$，cyCD3$^-$，CD16$^-$。

• 骨髓细胞学检查（2021-07-05）：骨髓象增生欠活跃，以巨核系为著。粒系比例较增多，部分伴退行性变。红系比例尚可，铁染色示内外铁均不低。片上可见3.5%颗粒型淋巴细胞。

• PET-CT（2021-07-10）（图5-2）：① 左下肺致密影（6.1 cm × 3.2 cm，SUV值12.8），右侧颈根部、锁骨区、纵隔及双肺门、内乳、肝门区、腹膜后、膈肌脚、腹股沟多发肿大淋巴结（最大4.2 cm × 2.1 cm，左肺门SUV值最高达13.8），肝脾肿大，所见骨骼骨髓伴FDG代谢弥漫性异常增高（SUV值4.6），结合病史血液系统肿瘤性病变不能除外。② 双肺小结节影未见FDG代谢增高，建议随诊；左侧胸腔积液。③ 双侧侧脑室旁腔梗灶。④ 肺气肿；心包少量积液。⑤ 胃炎；胆结石；肝脏脂肪浸润；右肾囊肿。⑥ 椎体退行性变，右侧髂骨高密度影，未见FDG代谢增高，考虑良性，建议随诊。

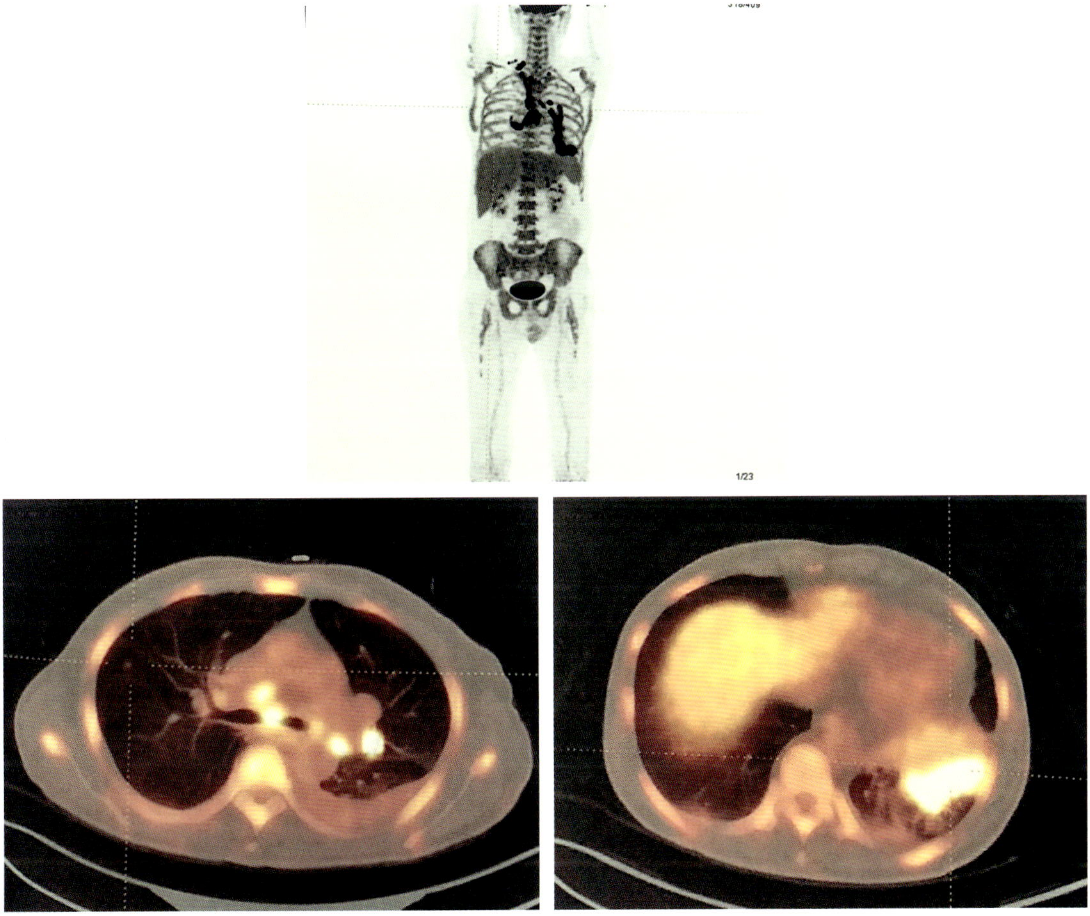

图5-2　2021-07-10 PET-CT肺部层面。

入院后诊疗经过

患者入院后完善检查同时予以美罗培南（1.0 g q8h ivgtt）+莫西沙星（0.4 g qd ivgtt）经

验性抗感染治疗，1周后体温下降至正常，07–14复查胸部CT平扫提示病灶较前相仿，左侧胸腔少量积液较前片稍吸收（图5–3）。

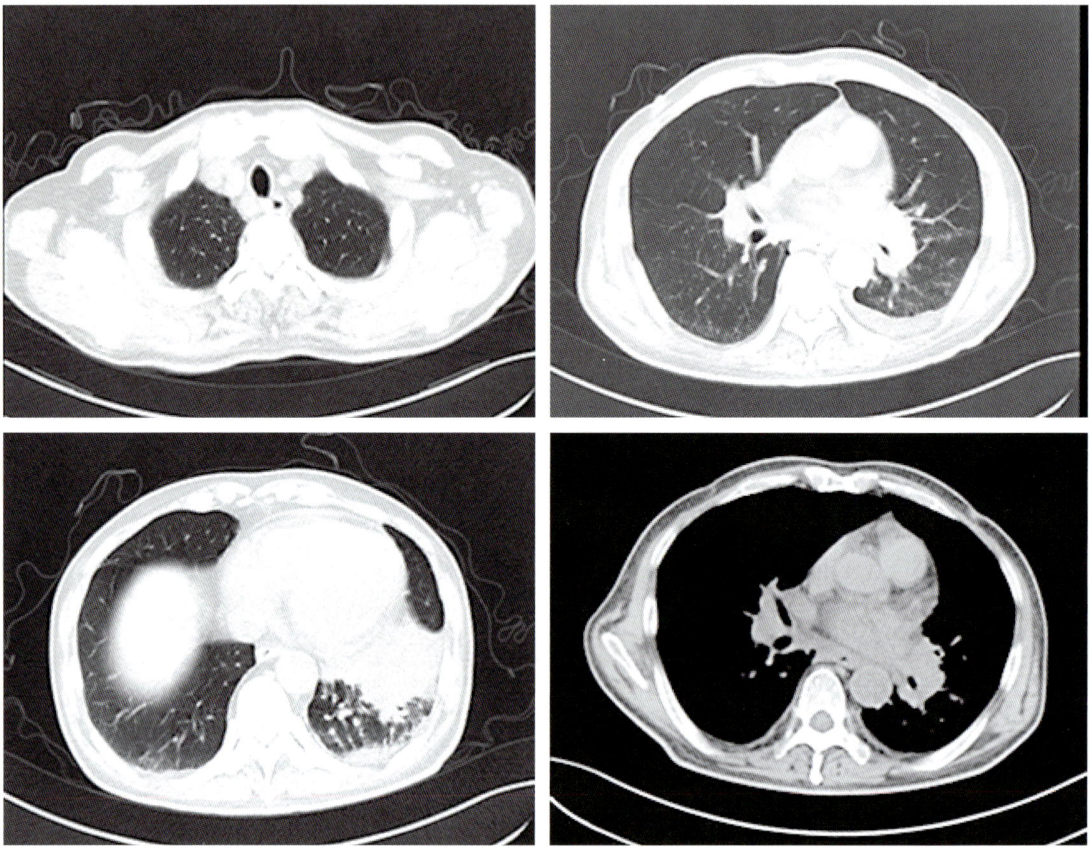

图5–3　07–14胸部CT平扫。

临床关键问题及处理

关键问题1　该患者诊断血液系统疾病成立吗？进一步如何处理？

患者发热起病，病初血象即呈现三系低下表现，甚至外周血见一定数量的原始幼稚细胞，伴有体重下降、乏力等明显消耗表现，病程中浅表淋巴结无痛性肿大，入院后B超、胸部CT提示颈根部、锁骨上、纵隔、左肺门处多发淋巴结肿大，左肺门肿大淋巴结甚至造成明显阻塞性肺炎，且PET–CT提示肿大淋巴结均存在不同程度的FDG代谢增高，左肺门最高SUV值达13.8，已提示血液系统肿瘤性病变不能除外。且骨髓流式细胞学检查见表型异常NK细胞占淋巴细胞的9.7%，综合上述表现，临床已高度考虑血液系统恶性疾病。如淋巴瘤以无痛性淋巴结肿大为主要表现，早期易误诊，深部淋巴结肿大时，也可出现相应压迫症状。约1/3患者伴发热、盗汗、体重减轻、贫血等全身症状，淋巴瘤晚期可侵犯骨髓、肝脏、皮肤甚至中枢神经系统并引起相应的临床表现。恶性组织细胞病可长期发热，以高热为主，伴进行性全身衰竭、消瘦、贫血，淋巴结、肝、脾肿大，全血细胞减少。朗格汉斯细胞组织细胞增生症以淋巴样和组织细胞增生为主，病变常累及肝、脾、淋巴结、肺、骨髓等器官。但上述血液系统疾病的确诊更多地依赖于组织病理学的依据，需进一步行淋巴结及骨髓组织病理检查，寻找组织病理依据来确认临床推测的诊断。

进一步的处理：

2021-07-15经会诊后转某医院血液科，进一步骨髓穿刺活检+淋巴结活检术。术后淋巴结活检病理（图5-4～图5-6）报告（2021-20358）：（右侧锁骨上淋巴结）坏死性肉芽肿性炎，抗酸染色阳性，考虑结核感染可能性大，请结合临床。免疫组化：（I2021-04847）（蜡块1）CK（－），PG-M1（组织细胞+），CD163（组织细胞+），CD3（T淋巴细胞+），CD5（T淋巴细胞+），CD20（B淋巴细胞+），CD79a（B淋巴细胞+），Ki67（散在）。特殊染色结果：抗酸（+），PAS（－/+），六铵银（－）。

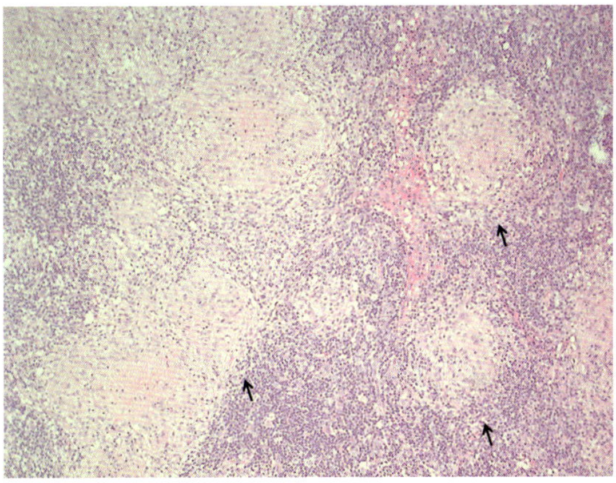

图5-4 淋巴结HE染色 ×10倍镜。箭头所指为炎性肉芽肿。

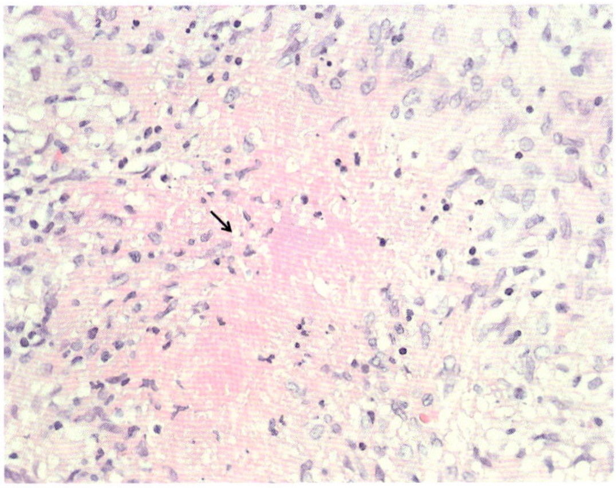

图5-5 淋巴结HE染色 ×40倍镜。箭头所指为炎性肉芽肿伴坏死。

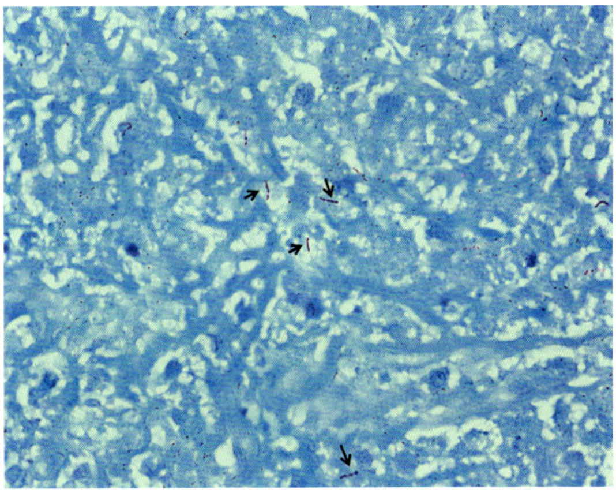

图5-6 淋巴结抗酸染色 ×100倍镜。箭头所指为抗酸染色阳性的杆菌。

骨髓组织病理报告（2021-20359）（图5-7，图5-8）：镜下见骨小梁，脂肪结构存在，有核细胞占小梁间隙约50%，红系细胞、粒系细胞、巨核系细胞均可见，可见坏死性肉芽肿形成，考虑结核感染，请结合临床。免疫组化（I2021-04848）：Gly（红系+），MPO（粒系+），CD61（巨核系+），PG-M1（组织细胞+），CD163（－/+），CD20（个别+），CD79a（个别+），CD3（－），

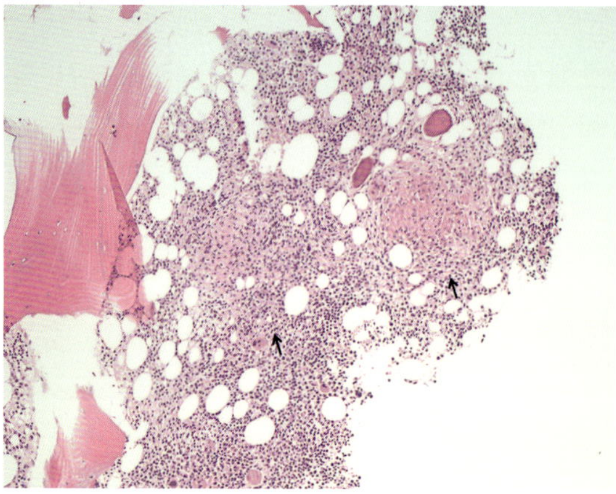

图5-7　骨髓HE染色 ×10倍镜.箭头所指为炎性肉芽肿。

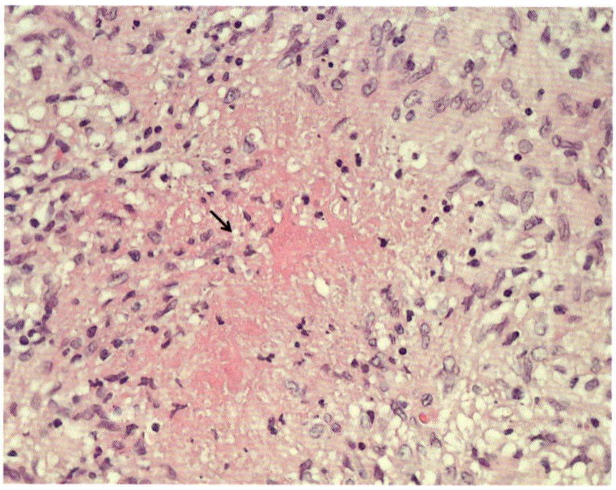

图5-8　骨髓HE染色 ×40倍镜。箭头所指为炎性肉芽肿伴坏死。

CD5（－）。特殊染色结果：网状纤维（－/+），PAS（+）。考虑“结核感染”。

关键问题2　该患者经进一步检查，淋巴结及骨髓病理均提示结核感染，是否可完整解释患者本次发热及全部症状，病因是否存在二元论的可能？

患者骨髓及淋巴结病理均提示结核，结合临床表现诊断“播散性结核”基本成立，故予以异烟肼（0.3 g qd po）+吡嗪酰胺（0.5 g tid po）+乙胺丁醇（0.75 g qd po）+左氧氟沙星（0.5 g qd po）联合抗结核治疗（利福平因“全身药疹”停用），经抗结核治疗患者体温一度下降至正常，但再次反复。患者存在阻塞性肺炎，有系统性红斑狼疮家族史，是否有合并其他细菌、真菌感染或合并结缔组织病的可能？左肺门淋巴结的肿大与活检部位淋巴结是否是同一性质？有无存在二元论的可能？

2021-08-25患者再次入院，血常规：白细胞3.22 × 10^9/L，血红蛋白91 g/L，血小板190 × 10^9/L，中性粒细胞55.6%，淋巴细胞27.6%。复查胸部CT，结果提示阻塞性肺炎，较前大致相仿，故进一步行气管镜检查+肺泡灌洗（图5-9）。术中见左侧支气管中远段黏膜充血水肿、增厚，管腔轻微狭窄，左侧小隆突增宽，左上叶舌段、左下叶基底段支气管黏膜充血水肿显著，呈新生物样凸出，左舌段管腔狭窄约80%，纤维支气管镜无法通过；左上叶固有段管腔轻微狭窄；左下叶基底段管腔不规则狭窄约60%，纤维支气管镜通过后见远端支气管黏膜充血、水肿，未见出血、新生物。于左下叶基底段支气管灌洗液送脱落细胞、微生物培养和mNGS，于左上叶舌段开口及左侧小隆突刷检送病原学检查和脱落细胞活检送病理；结果提示：灌洗液涂片找抗酸杆菌（+），mNGS（肺泡灌洗液）：结核分枝杆菌（检出序列数123）。自此，患者浅表淋巴结、肺泡灌洗液、骨髓多个部位病理及细菌学检测均检出结核分枝杆菌相关依据，结核感染诊断明确，这是一例淋巴结、骨髓、支气管均累及的播散性结核，且患者临床表现与血液系统疾病相似，极易误诊。

近期电话随访患者，目前患者病情稳定，口服抗结核药物（异烟肼、乙胺丁醇、左氧氟沙星）序贯治疗中。

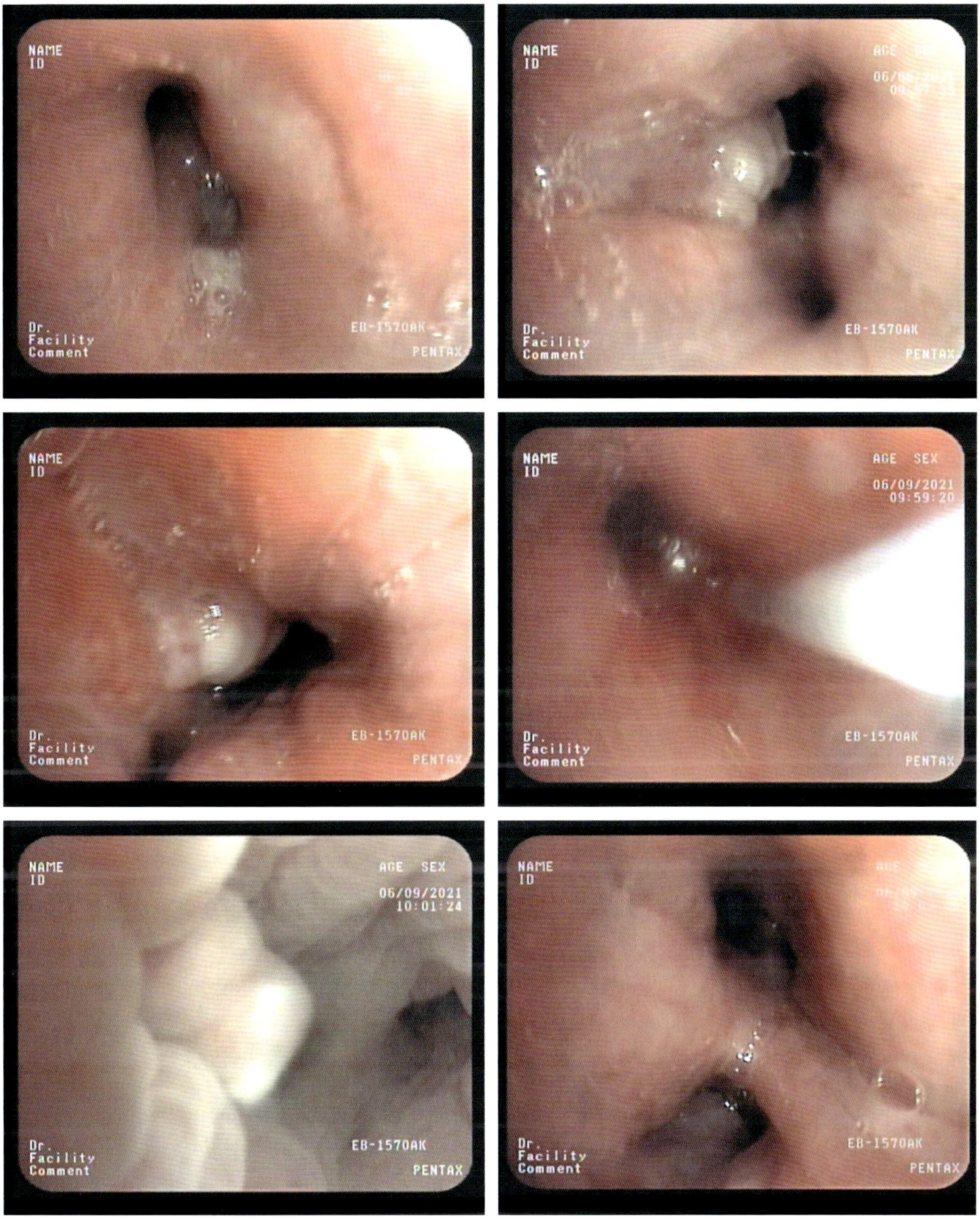

图 5-9　2021-09-06 支气管镜检查结果。

背景知识介绍

一、播散性结核

播散性结核是一种由结核分枝杆菌传播引起的累及两个或两个以上不同部位的疾病。常见可能累及的器官，如肺、肝、脾、骨髓、肾、肾上腺、淋巴结、眼睛和甲状腺等。一般来说病情相对比较严重，容易伴随一些低热，盗汗乏力，体重下降，消瘦等这些症状，成人常有厌食、疲劳、呼吸困难、盗汗、发热、腹痛、咯血、头痛、精神变化、胸腔积液、腹水和淋巴结病的症状和体征，而腹泻、呕吐、癫痫、肝肿大、脾肿大、黄疸和脑膜炎在儿童中更常见。如患者存在基础病或免疫缺陷状态，导致结核分枝杆菌短期内播散，常出现高热、多脏器损害、意识障碍等病情危重表现。

因疾病表现隐匿，缺乏定位体征、特异性症状及确诊手段，诊断面临很多困境。胸片或CT见粟粒样结节病灶是播散性结核一种常见的表现，在疾病的早期发现中具有重要作用。但大约有10% ～ 15%的患者胸部影像检查正常，这类患者临床表现因累及的部位不同而各异，缺乏特异性表现。更缺少合适、高效的检测手段来确诊，皮肤结核菌素试验（PPD）对粟粒性播散性结核诊断价值不大，在结核感染人群中经常出现假阴性。γ-干扰素释放试验，如QuantiFERON-TB试验和T-SPOT.*TB*试验比皮肤结核菌素试验更具特异性，然而，这两种检测方法都不能准确地区分潜伏性结核感染和活动性结核病。因此，缺少特异性症状的播散性结核诊断难度大，极易误诊为其他系统性疾病，尤其累及多系统的血液系统疾病。播散性结核的临床确诊关键仍需依靠细菌学或组织学检查的证据。聚合酶链反应技术（PCR）的核酸扩增检测近些年被用作结核病的快速诊断工具，包括Xpert MTB/RIF检测，在一定程度上大大提高了诊断效率，mNGS也在分子基因层面增加了诊断的准确性。

治疗方面，许多报道都证明该疾病对一线抗结核药物的治疗反应是良好的。基于肺结核的早期、规范的抗结核治疗仍是播散性结核主要治疗方案，适当结合个体化方案也是必要的。例如，有脏器功能受损者、临床反应缓慢、免疫抑制、中枢神经系统感染的患者，以及某些骨和关节受累者的治疗时间需适当延长。

二、淋巴结核

结核性淋巴结炎即淋巴结核（scrofula），主要表现为慢性炎症过程。淋巴结核通常被认为是全身播散性结核的局部表现。

结核感染因入侵途径不同，病变部位亦不同。结核原发感染时，被巨噬细胞吞噬的结核分枝杆菌经由淋巴管引流至肺门和纵隔淋巴结，可在淋巴结内繁殖，病灶中的结核菌也可进入血液循环，播散至全身。淋巴结核可能在初次感染结核分枝杆菌时发生（如幼儿和免疫功能低下患者），也可能是先前原发感染的重新激活。

淋巴结核多发生于儿童和青少年，是最常见的肺外结核，约占病例总数的35%。颈部淋巴结是淋巴结核最好发的部位，其次是腹股沟、腋窝、肠系膜及纵隔。轻者仅有淋巴结肿大而无全身症状；重者可伴体质虚弱、贫血或低热、盗汗、乏力等症状。局部淋巴结病变继续发展，可相互融合甚至出现液化、破溃，形成窦道，伤口经久不愈。

淋巴结病理活检是诊断淋巴结核的金标准，但切口活检常与窦道和瘘管形成有关，因此创伤性更小、更便于操作的细针吸取细胞学（FNAC）在临床工作中逐渐获得认可。FNAC对淋巴结核的诊断具有很高的敏感性和特异性，建议作为可疑病例的初始诊断试验。

淋巴结核需与性传播疾病所致淋巴结肿大、结缔组织病所致的淋巴结肿大以及恶性淋巴瘤、慢性淋巴细胞白血病、浆细胞瘤、恶性组织细胞病、朗格汉斯细胞组织细胞增生症、淋巴结转移癌等恶性肿瘤疾病所致淋巴结肿大进行鉴别诊断。尤其播散性淋巴结核累及骨髓时，因引起血象甚至继发噬血细胞综合征等改变，更易误诊为淋巴瘤等血液系统疾病，需仔细鉴别。

三、淋巴结核与淋巴瘤

淋巴结核和淋巴瘤在临床上多表现为发热及淋巴结肿大，均可表现为全身多脏器、多部位受累，临床缺乏特异性表现，二者较难鉴别，极易误诊。目前公认氟代脱氧葡萄糖正电子发射断层显像（^{18}F-FDG PET-CT）在恶性肿瘤的诊断、鉴别诊断及恶性肿瘤临床分期及疗效评价上起到了十分重要的作用，且近年来其在感染性疾病、自身免疫性疾病及不明原因发热疾病的诊断中也发挥了一定的作用。但据文献报道，10例淋巴结核患者PET-CT诊断为淋巴结炎（结核）5例，诊断正确率50%；其中误诊为淋巴瘤4例，误诊为恶性转移瘤1例，仍有较高的误诊率，尤其易误诊为淋巴瘤。个案报道也见SUVmax值43.58，最终病理确诊为结核而非淋巴瘤的病例，故通过FDG代谢增高的程度来区分结核性炎症和淋巴瘤往往会令诊断陷入困境，因为两者都会较强的积聚^{18}F-FDG。有研究报道，对于结核感染，提高SUVmax界限值至9.725，其诊断敏感性及特异性分别为65.9%及80%，特异性比SUVmax界限值为2.5时明显提高，可在一定程度上对两者鉴别诊断提供一定的帮助。

目前鉴别淋巴结核与淋巴瘤的关键仍取决于组织病理学检查，淋巴瘤的确诊本身依赖于组织病理的结果，而淋巴结核如能看到典型干酪样坏死表现，或呈现向上皮样细胞演变趋势的反应性组织细胞增生，向干酪样坏死演变趋势的碎屑样坏死及一定的中性粒细胞渗出时，应高度考虑结核病的可能性。而组织病理如能结合抗酸染色、结核分枝杆菌DNA特异性序列片段的PCR和mNGS则能大大提高诊断的准确率。

点评

该病例以发热、三系下降、淋巴结肿大为起病主要症状，慢性消耗症状亦较明显，在外周血已见到幼稚原始细胞，骨髓流式提示较高比例的异常NK细胞以及肺门淋巴结肿大导致肺部阻塞性肺炎，PET-CT见肺门及多处淋巴结FDG代谢异常增高等，高度怀疑血液系统恶性肿瘤尤其淋巴瘤的情况下，进一步行组织病理学检查，明确找到结核的病理依据。抗结核治疗后体温波动，又继续积极寻找原因及其他合并疾病的可能，通过纤维支气管镜再次明确导致阻塞性肺炎的新生物仍是结核感染为主，支气管灌洗液抗酸涂片及mNGS均证实了结核分枝杆菌感染，较完整地呈现了一例极易误诊为淋巴瘤的以淋巴结累及为主的播散性结核，对临床上这类极易误诊的结核感染的诊断起到了警示作用，对将来这类结核病的诊断提出了更高要求。该患者最终经调整抗结核治疗方案及小剂量激素抗炎治疗，体温持续正常，肺部症状改善，目前继续抗结核治疗中。

（汪　婷　陈沛冬　谢彦晖　邵凌云）

参·考·文·献

[1] Khan F Y. Review of literature on disseminated tuberculosis with emphasis on the focused diagnostic workup[J]. J Family Community Med, 2019, 26(2): 83–91.

[2] Khandkar C, Harrington Z, Jelfs P J, Khandkar C, et al. Epidemiology of Peripheral Lymph Node Tuberculosis and Genotyping of M. tuberculosis Strains: A Case-Control Study[J]. PLoS One, 2015, 10(7): e0132400.

[3] Falagas M E, Kouranos V D, Athanassa Z, et al. Tuberculosis and malignancy[J]. QJM. 2010, 103(7): 461–487.

[4] Vorster M, Sathekge M M, Bomanji J.Advances in imaging of tuberculosis: the role of ^{18}F-FDG PET and PET/CT[J]. Curr Opin Pulm Med, 2014, 20(3): 287–293.

[5] Hou S, Shen J, Tan J. Case report: multiple systemic disseminated tuberculosis mimicking lymphoma on 18F-FDG PET/CT[J]. Medicine(Baltimore), 2017, 96(29): e7248.

[6] Ding R L, Cao H Y, Hu Y, et al. Lymph node tuberculosis mimicking malignancy on ^{18}F-FDG PET/CT in two patients: A case report[J]. Exp Ther Med, 2017, 13(6): 3369–3373.

[7] Lee Y M, Park K H, Kim S M, et al. Diagnostic usefulness of a T-cell-based assay in patients with miliary tuberculosis compared with those with lymph node 52 tuberculosis[J]. Clin Infect Dis, 2013, 56: e26–29.

[8] *WHO.WHO consolidated guidelines on tuberculosis.*

[9] Brastianos P K, Swanson J W, Torbenson M, et al. Tuberculosis associated haemophagocytic syndrome[J]. Lancet Infect Dis, 2006, 6(7): 447–454.

6

以皮疹起病的血源播散性结核

题记

以皮疹起病的发热待查疾病可有多种表现，可以多病同一表现，从外观上难以鉴别。该例患者以发热、皮疹起病，皮疹形态表现多样，多次皮疹活检病理以及病原学检测未明确病因。最终分枝杆菌血培养提供了确诊的证据，但治疗过程非常曲折艰难，经过多次调整方案，最终取得了不错的效果，因此患者的长期随访与跟踪非常重要。

病史摘要

入院病史

患者，男性，73岁，2021-10-08入院。

主诉

间断发热2年，全身皮损1年，加重伴水肿1个月。

现病史

患者2019-10无明显诱因下，出现发热，最高体温39℃。发热前伴畏寒、寒颤，无咳嗽、咯痰，无盗汗，无胸闷、气短，无腹痛及腹泻等不适。发热频率从每1～2个月发热1次增加至1周1次。予以地塞米松、退热药口服后可退热。2020-10患者出现全身散在皮损，分布在腰部、肩背及大腿部，皮疹高出皮肤表面，呈团块状样红斑，红斑有环形边缘。某权威皮肤病医院病理活检：浅部真菌感染，不排除自身免疫病相关皮疹（病理报告未见）。予泼尼松等药物治疗，具体剂量不详，皮疹未见好转。2021-07-22患者在安徽当地住院治疗，血培养：人葡萄球菌感染，予以头孢唑啉联合左氧氟沙星抗感染、皮肤外洗消炎。后患者为进一步治疗于2021-08-08至某三甲医院住院治疗，其间完善血常规：白细胞2.12×10^9/L、中性粒细胞51.1%、血红蛋白87 g/L，C-反应蛋白63.36 mg/L；生化检查：丙氨酸氨基转移酶9.1 U/L、天冬氨酸氨基转移酶10.9 U/L、总胆红素7.9 μmol/L、白蛋白33.1 g/L、球蛋白31.8 g/L、肌酐52.1 μmol/L。

予以利奈唑胺、伏立康唑、比阿培南、万古霉素等抗感染治疗，地塞米松、甲氨蝶呤抗炎治疗。皮损较前好转后出院，出院诊断“皮肤真菌感染，葡萄球菌性败血症”。2021-09患者再次发热，最高体温40℃，由相隔数日发热进展为每日发热。09-16实验室检查：白细胞6.12×10^9/L，中性粒细胞91%，血红蛋白88 g/L，C-反应蛋白187.9 mg/L，降钙素原4.12 ng/mL，国际标准化比值1.42，白蛋白28.8 g/L，白蛋白/球蛋白1.43，钠124.3 mmol/L，心肌酶谱、肾功能正常范围。胸部CT提示：两肺炎症、炎性结节可能。心电图：房颤，心室率110次/分。给予抗感染、抗炎、化痰、抗凝及对症治疗，患者体温趋于正常，皮损愈合、但出现双下肢轻度浮肿。09-28就诊我院，PET-CT提示：① 左上肺结节影、双肺多发不规则结节影（SUV12.3）、左侧颈部（SUV2.7）及锁骨区淋巴结、纵隔及双肺门淋巴结（SUV 10.1）、肝门区、双侧膈肌脚后方、腹膜后及右侧腹股沟多发淋巴结FDG代谢增高，腹盆腔肠系膜FDG代谢轻度弥漫性增高，结合病史，考虑为炎性增殖性病变可能大，建议治疗后密切随诊除外合并不典型肿瘤可能，以左上肺舌段结节为重点。② 双下肢皮下软组织水肿；左侧小腿肌肉片状及右侧三角肌局灶FDG代谢增高，考虑为炎性可能大，建议治疗后随诊。③ 脾脏及所见骨髓FDG代谢不均匀增高，结合病史，首先考虑反应性改变可能大。④ 肝脏FDG代谢欠均匀，肠炎。双肾实质FDG代谢轻度弥漫性增高。

2021-10初患者出现厌食，四肢高度水肿，伴腹胀、胸闷，纳差，偶有大小便失禁及进食后腹痛及腹泻。

既往史

无传染病史、无过敏史、无手术外伤史；否认高血压、糖尿病、冠心病等病史；无吸烟、饮酒史，无其他药物、毒物接触史；无家族肿瘤或遗传病史。

入院查体

体温36.3℃，心率103次/分，呼吸18次/分，血压116/67 mmHg。神志清楚，精神可，回答切题，自动体位，查体合作，轮椅推入病房。全身皮肤无瘀斑，四肢散在数枚圆形皮疹，略高于皮肤，直径约1 cm，疹周有环形红晕，中心结痂处直径约5 mm（图6-1）。睑结膜略苍

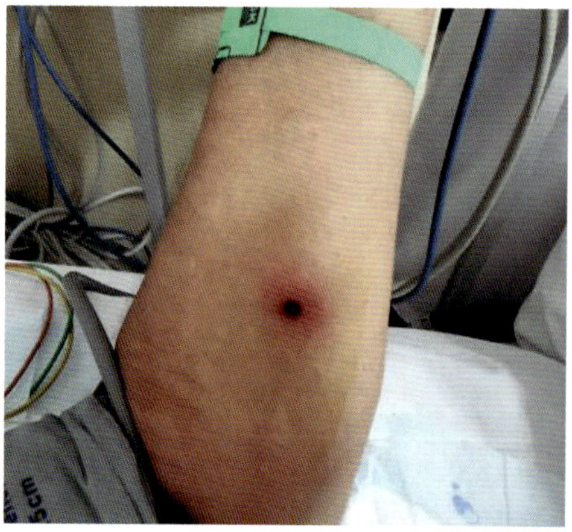

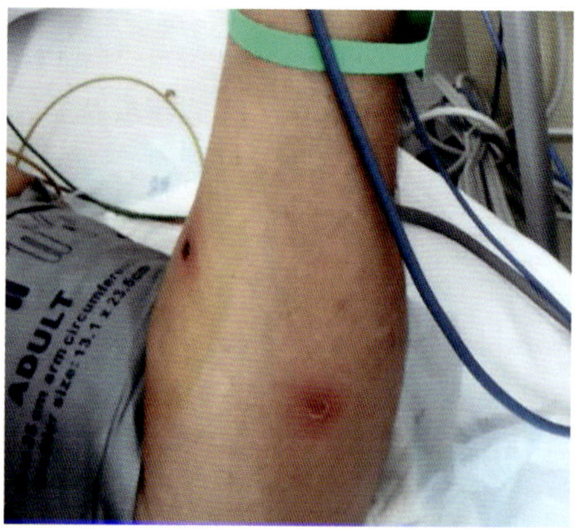

图6-1 首次入院可见四肢“焦痂”样皮疹。

白。双肺未闻及干湿啰音，双下肺呼吸音减弱。心率103次/分，律整，各瓣膜听诊区未闻及病理性杂音。腹膨隆，软，全腹轻压痛，无肌紧张及反跳痛，肝脾肋下未触及，移动性浊音阳性，肠鸣音2～3次/分。双手、上肢中度凹陷性水肿，双下肢重度凹陷性水肿。肌力减退，肌张力正常，生理反射正常，病理反射未引出。

入院后实验室检查和辅助检查

- 血常规：白细胞10.66×10^9/L，中性粒细胞88.5%，血红蛋白80 g/L（↓），血小板75×10^9/L。
- 粪便常规+隐血：白细胞0/HP，隐血阳性。
- 尿常规：白细胞18.3/μl（↑），红细胞26.9/μl（↑）。
- 血沉60 mm/h，C-反应蛋白164 mg/L，降钙素原2.22 ng/mL，铁蛋白3 319 ng/mL，IL-6 930 pg/mL，中性粒细胞CD64指数264，IL-2受体＞7 500 U/mL上限。
- 肝肾功能：天冬氨酸氨基转移酶57 U/L（↑），碱性磷酸酶266 U/L（↑），白蛋白18 g/L（↓），球蛋白31 g/L，前白蛋白<25 mg/L（↓），乳酸脱氢酶169 U/L；肌酐311 μmol/L（↑），肾小球滤过率16.2 mL/min（↓）；Na^+131 mmol/L（↓），Cl^- 98 mmol/L（↓）；NT-proBNP 3 381 pg/mL。
- 血糖血脂：甘油三酯0.82 mmol/L，糖化血红蛋白7%，血糖2.4 mmol/L。
- 甲状腺功能：促甲状腺素6.45 mIU/L（↑），总甲状腺素49.1 nmol/L（↓），总三碘甲状腺原氨酸0.90 nmol/L（↓），血清游离甲状腺素9.95 pmol/L（↓），游离三碘甲状腺原氨酸1.37 pmol/L（↓）。
- ANA 1∶100，pANCA（+），肌炎抗体抗SRP阳性，RFIgA 18.3，余ENA、ANCA、ACA、B27、天疱疮自身抗体、BP180等均阴性，免疫球蛋白、补体、血尿免疫固定电泳等均正常范围。
- 凝血功能：国际标准化比值1.51（↑），纤维蛋白原降解物8.7 μg/mL（↑），活化部分凝血活酶时间58.0秒（↑），D-二聚体4.01FEUmg/L（↑），纤维蛋白原3.5 g/L，凝血酶原时间16.5秒（↑），凝血酶时间18.5秒。
- 肿瘤标志物：CA125 72.10 U/mL（↑），NSE 21.90 ng/mL（↑），CY211 3.87 ng/mL（↑），CA199 77.70 U/mL（↑），余正常。
- T-SPOT.*TB*阳性（抗原孔＞20点）。CMV-DNA阴性，血浆EBV-DNA阴性，全血EBV-DNA 1.58×10^4copies/mL，G试验、GM试验、隐球菌抗原阴性，HIV、RPR、TPPA阴性。

入院后诊疗经过

患者入院后一般情况差，精神萎靡，持续高热，炎症指标高，三系下降，低蛋白血症，肾功能不全，高凝状态。考虑有巨噬细胞活化综合征倾向，2021-10-09起予地塞米松7.5 mg q12h。肾功能不全考虑容量不足，予以补液，补充蛋白质。因患者T-SPOT.*TB*阳性，予异烟肼0.3 g qd口服预防性抗结核治疗。

进一步完善检查，10-09骨髓流式未见异常造血淋巴细胞；骨髓涂片提示骨髓像增生活跃，粒系增生左移，部分退行性变；NAP积分明显增高，红系比例减少，铁染色显示内外铁均不低，巨核细胞有成熟障碍，片上可见少量异型淋巴细胞，偶见噬血细胞，骨髓活检示约10

个髓腔，造血细胞约占30%，巨核细胞可见，各系造血细胞未见明显异常。B型超声：左侧锁骨上见淋巴结（最大者12 mm × 7 mm）。甲状腺未见明显异常，肝囊肿，左肾囊肿，附见腹水，双下肢深静脉未见明显血栓。心脏超声：左室壁增厚，左房增大，主动脉瓣钙化，轻度主动脉瓣反流；功能诊断：左心收缩功能正常（LVEF=65%）。大腿MR平扫：双侧大腿肌肉萎缩伴异常信号。肌电图：多发周围神经病变，累及感觉运动轴索可能。患者心肌酶谱基本正常范围，但为了排除皮肌炎，外送肌炎抗体全套检查，结果亦未见异常。请风湿科会诊，皮肌炎暂不考虑。10-12胸部CT（图6-2）：双肺散在多发实性结节，建议结合其他检查除外转移可能，双侧胸腔积液，双下肺散在炎症，主动脉钙化，附见腹腔积液。10-15患者胸闷明显，行肺动脉CTA见左肺局部分支血管内充盈缺损影，可疑肺动脉栓塞。予以低分子肝素1支q12h后，胸闷好转。10-18上腹部CT增强：腹腔大量积液，肝脾多发无强化灶，囊肿可能，双侧胸腔积液。腹穿抽腹腔积液检查：微浑，有核细胞250×10^{6}/L，红细胞$3\ 340 \times 10^{6}$/L，淋巴细胞90%，李凡它试验弱阳性，中性粒细胞10%，体液蛋白36 g/L，病原体培养结果阴性。

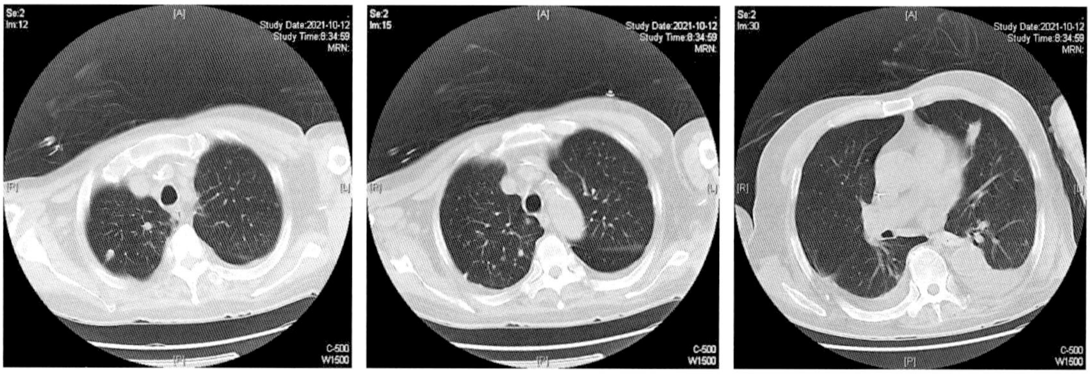

图6-2　10-12肺部CT：可见双肺散在多发实性结节。

患者的胸部CT请放射科会诊，结节部位以中上肺为主，须考虑结核感染，结合患者临床表现、皮疹形态、病理结果不能排除结核及诱发的血管炎可能。10-14起予以诊断性抗结核治疗，“异烟肼+利福平+吡嗪酰胺+乙胺丁醇+莫西沙星”抗结核治疗，糖皮质激素逐渐减量。

用药后患者体温平稳，炎症指标好转，肌酐逐渐好转，血小板逐渐上升，患者一般情况好转，皮疹消退。但是白细胞逐渐下降，贫血逐渐严重，曾出现重度贫血予以输血。由于患者骨穿刺未见明显异常，血液科会诊考虑药物因素可能，停用异烟肼。10-26复查肺部CT：结节较前略有缩小。因此诊断考虑：① 结核感染可能（肺，腹腔）；② 系统性血管炎（继发可能）；③ 肺栓塞。嘱其出院后继续口服抗结核药物（利福平0.45 g qd，吡嗪酰胺0.5 g tid，乙胺丁醇0.75 g qd，左氧氟沙星0.5 g qd），糖皮质激素（甲泼尼龙）逐渐减量。患者出院5天后，细菌室回报，患者10-08入院时的血培养分枝杆菌瓶阳性（第27天）。灭活菌株行Xpert MTB/RIF检测提示阳性，利福平敏感。患者血源播散性结核诊断明确。

临床关键问题及处理

关键问题1　患者发热伴皮疹的诊断思路是什么？

患者为老年男性，病情呈慢性并进行性加重，病程中有发热，出现皮疹并伴有血象变化，四肢散在丘疹、红斑、中央伴破溃结痂。外院皮疹病理考虑自身免疫相关，曾予以多种抗生素及糖皮质激素，仍有反复发作。患者入院后可见四肢散在“焦痂”样皮疹，类似发热伴结痂的皮疹我们曾在临床上见到多次（图6-3）。临床诊断多种多样，感染性疾病需要考虑：分枝杆菌感染、真菌病、恙虫病等；非感染性疾病需要考虑血管炎、淋巴瘤、皮肌炎等。遂请皮肤科会诊：检查见四肢散在丘疹、红斑、中央伴破溃，考虑淋巴瘤样丘疹病？建议行皮肤活检+病理。结合患者的病情进展，我们从皮疹形态上无法鉴别是感染性疾病还是非感染性疾病，结合以往的经验，我们10-12行皮肤活检，组织同时送病理、分枝杆菌培养和mNGS。但是mNGS未获得阳性结果，病理提示活检组织示真皮血管炎伴周围炎（以中性粒和淋巴

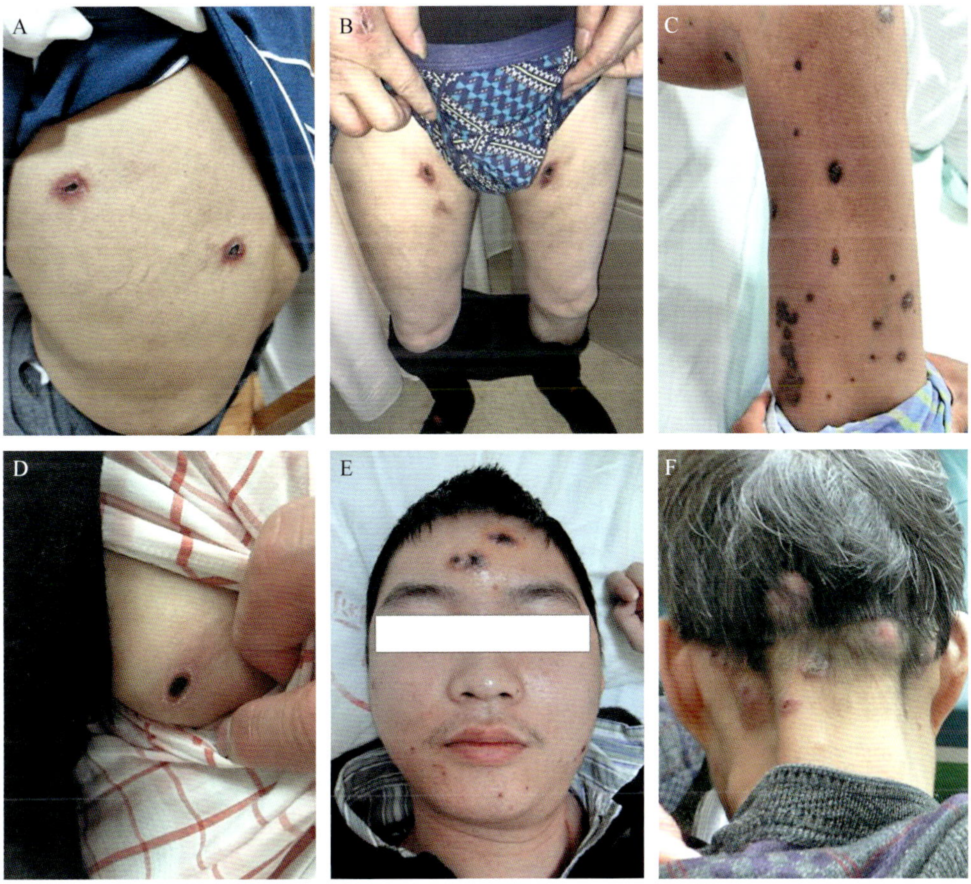

图6-3　曾经表现为发热伴结痂皮疹的疾病。A. 抗NXP2阳性皮肌炎；B. MDA5阳性皮肌炎；C. 非结核分枝杆菌感染；D. 恙虫病；E. 淋巴瘤；F. 马尔尼菲篮状菌感染。

细胞为主），局部血管纤维素性坏死，少许非典型肉芽肿改变；周围大片炎性凝固性坏死与变性。未见典型病原体。免疫组化结果：CK（−），CD68（+/−），IgG4（−），CD138（−/+），CD2（−/+），CD20（−），EBER（−），CD30（−）。特殊染色结果：特染PAS（−），银染（−），抗酸（−）。

关键问题2　患者皮疹是否由血源播散性结核引起？

随后我们就该患者情况进行了疑难病例讨论，重点在于该患者血源播散性结核诊断明确，起病表现的皮疹是一元论还是二元论？患者起病有发热，后出现皮疹，病程跨度时间长，在2年时间里逐渐进展。一元论认为，该患者起病即为结核，发热与皮疹均为结核表现。查阅文献可见，结核病的皮肤表现分两种：一种是真正的皮肤结核，一种是对结核抗原的免疫反应。该患者的皮疹呈中间溃破伴痂皮形成，形态与结核疹类似。皮肤活检的mNGS及组织结核培养均为阴性，病理抗酸染色阴性，有真皮血管炎伴周围炎，少许非典型肉芽肿改变，周围大片炎性凝固性坏死与变性，难以鉴别是少杆型皮肤结核还是结核疹。二元论者认为，患者前面病程较长，未予以结核治疗病情反复，过程中曾予以糖皮质激素治疗皮疹似乎有效，因此猜测基础疾病为血管炎，因使用糖皮质激素治疗造成免疫缺陷从而感染结核。讨论结果建议，密切随访该患者发热情况，若糖皮质激素在抗结核治疗情况下可较为快速的减量，仍考虑一元论；若减用糖皮质激素后快速反跳，则提示有风湿性疾病背景的可能。

患者出院后10天，甲泼尼龙减至每天8片后再次发热，伴肌肉酸痛，查体见下肢皮肤红色痛性结节，中间无破溃。家属述患者意识欠情，为进一步诊治，于2021-12-10再次入院。入院后完善相关检查。血常规：白细胞2.08×10^9/L，中性粒细胞50%，血红蛋白79 g/L（↓），血小板113×10^9/L。血沉35 mm/h，铁蛋白1 174 ng/mL，降钙素原0.07 ng/mL，IL-6 82.33 pg/mL。肝肾功能：丙氨酸氨基转移酶7 U/L，天冬氨酸氨基转移酶12 U/L，肾小球滤过率113.6 mL/min。患者有意识障碍，脑脊液：白细胞1×10^6/L，糖3.0 mmol/L，蛋白质541 mg/L，脑脊液抗酸涂片（−），Xpert MTB/RIF（−），脑脊液分枝杆菌培养阴性，脑脊液隐球菌荚膜抗原定量试验阴性，不考虑有中枢神经系统感染。行右下肢皮下结节活检，病理提示：表皮轻度角化过度棘层肥厚，部分区域海绵水肿，真皮内胶原纤维化，细血管增生、扩张，血管周围和胶原束间小片状淋巴细胞浸润伴少数中性粒细胞，真皮深层及皮下脂肪中肌性动脉内膜明显增厚伴管腔狭窄及少量炎细胞浸润，周围组织坏死伴炎细胞浸润，形态提示为结节性多动脉炎的后期改变；抗酸染色阴性，未找到病毒、螺旋体感染和肿瘤性病变依据。结合患者病史及上次住院血分枝杆菌培养阳性，菌株Xpert MTB/RIF检测MTB阳性，仍考虑血源播散型结核感染。因在院外治疗时再次出现白细胞减少，不能排除是原发疾病导致，考虑有疾病再次活动可能，入院时予以强化抗结核方案（乙胺丁醇0.75 g qd，吡嗪酰胺0.5 g tid，左氧氟沙星0.5 g qd，利福平0.6 g qd，异烟肼0.6 g qd），同时糖皮质激素用量予调整，12-20为甲泼尼龙40 mg qd，12-25体温恢复正常后糖皮质激素逐渐减量。但患者仍有进行性出现三系逐渐下降，骨髓涂片、流式、活检未见异常。请血液科会诊，仍考虑药物因素，先后停用利福平、异烟肼，加用阿米卡星0.6 g qd后三系逐渐改善。其后调整为口服利福喷汀，患者再次出现三系下降，停用后血象改善。维持予以阿米卡星、左氧氟沙星、吡嗪酰胺、乙胺丁醇治疗。患者住院期间出现双下肢乏力，肌电图提示多发性周围神经病变之电生理表现，累及轻度脱髓鞘为重。神经科会诊，考虑周围神经、锥体束损害，共济失调待查，予以巴氯芬、丁螺环酮、甲钴胺营养神经。请风湿科会诊，考虑结核感染，皮肤血管炎（继发可能大），肌炎待排？建议激素缓慢减量，观察病情变化。患者出院后激素继续减量，体温平稳。

患者自2022-03出院后因疫情未接受阿米卡星治疗，2022-05再次出现高热，且伴有皮疹增加，形态与前不同（图6-4）。当地医院予以地塞米松5 mg及青霉素类药物后体温可好转，但是皮疹进行性增多，主要位于头面部，其余位于头颈、胸背部，呈红色凸起，伴有中心破溃，可融合成片。

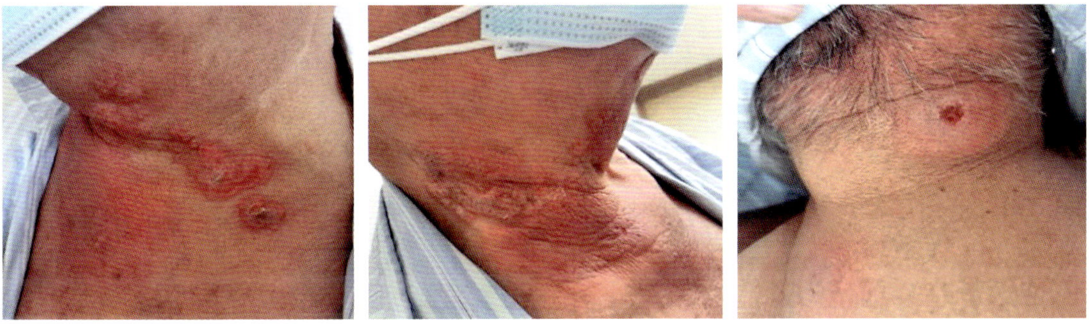

图6-4　头面部皮疹伴破溃。

2022-07再次入院，追问病史，患者在当地因发热连续补液治疗，均予以糖皮质激素对症处理（每次5 mg地塞米松），体温可控制，但皮疹进展。请皮肤科会诊，考虑丘疹坏死性结核疹，予以皮肤活检送培养及病理。活检组织Xpert MTB/RIF为阴性，病理提示（右颈部皮肤）真皮组织内见坏死伴少量炎细胞浸润。血常规：白细胞1.69×10^9/L，血红蛋白86 g/L（↓），血小板144×10^9/L。考虑本次皮疹发病为结核未控制的基础上出现，予以强化抗结核治疗：异烟肼+乙胺丁醇+左氧氟沙星+阿米卡星，同时糖皮质激素逐渐减量（甲泼尼龙片24 mg/d起）。患者皮肤逐渐好转，体温平稳，三系回升。本次发病仍考虑是抗结核药物不充分导致的复发。

背景知识介绍

结核病的皮肤表现

皮肤结核（cutaneous tuberculosis，CTB）于1826年由Theophile Laennec首次描述，1882年Robert Koch发现并分离出结核分枝杆菌才明确结核分枝杆菌是致病病原体。皮肤受累是结核病的相对少见表现，仅占肺外结核病例的1% ～ 2%。受结核分枝杆菌进入皮肤的途径、宿主免疫状态、结核分枝杆菌是否使宿主致敏等多种因素，结核病的皮肤表现可有多样性，包括炎性丘疹、疣状斑块、化脓性结节、慢性溃疡及其他皮损。营养不良、使用免疫抑制剂和艾滋病毒感染患者，CTB风险增加。年龄和性别也是导致不同亚型CTB表现的宿主因素：原发性接种性结核病、瘰疬性皮肤结核、瘰疬性苔藓主要见于儿童；疣状皮肤结核以男性为主；寻常狼疮、Bazin硬红斑以女性为主。

结核病的皮肤表现通常被分为两大类：真正的皮肤结核病和结核疹（表6-1）。真正的皮肤结核病指皮损是结核感染的直接表现，在病变部位可检出分枝杆菌，包括接种引起的外源性结核（原发性接种性结核病、疣状皮肤结核）和由邻近播散或自体接种（瘰疬性皮肤结核、腔口皮肤结核和某些寻常狼疮）、血源性传播（寻常狼疮、转移性结核脓肿和急性粟粒性结核病）引起的内源性结核。特征性组织病理学表现为结核样肉芽肿：上皮样组织细胞和朗格汉斯巨细胞积聚，呈现不同程度的中央干酪样坏死和由大量淋巴细胞构成的外周环状边缘。真正皮肤结核病可根据皮肤中细菌载量分为多杆菌型（在组织或渗出液中很容易检出杆菌）和少杆菌型（组织或渗出液中很难检出杆菌）。多杆菌型包括原发性接种性结核病、瘰疬性皮肤结核、腔口皮肤结核、急性粟粒性结核、转移性结核脓肿。少杆菌型包括疣状皮肤结核、寻常狼疮。结核疹不是由结核分枝杆菌感染直接引起，而是由患者对细菌抗原的免疫反应引起的。

表6-1　结核病的皮肤表现分类

<table>
<tr><th>分　　类</th><th>感染源与发病机制</th><th>子　类　型</th></tr>
<tr><td rowspan="7">真正的皮肤结核（true CTB）</td><td rowspan="4">外源性</td><td>结核性初疮/原发性接种性结核病</td></tr>
<tr><td>疣状皮肤结核</td></tr>
<tr><td>瘰疬性皮肤结核</td></tr>
<tr><td>腔口皮肤结核</td></tr>
<tr><td rowspan="3">内源性</td><td>寻常狼疮</td></tr>
<tr><td>转移性结核脓肿</td></tr>
<tr><td>急性粟粒性结核（MTB）</td></tr>
<tr><td rowspan="3">结核疹（tuberculids）</td><td rowspan="3">对细菌抗原的超敏反应</td><td>丘疹坏死性结核疹（PNT）</td></tr>
<tr><td>瘰疬性苔藓（LS）</td></tr>
<tr><td>Bazin硬红斑（EIB）</td></tr>
</table>

CTB的临床表现多样而复杂，可以模拟不同的皮肤疾病，误诊率很高。4种主要皮肤表现类型为：斑片和斑块、斑疹和丘疹、溃疡和糜烂、结节和脓肿。斑片和斑块主要见于寻常狼疮和疣状皮肤结核，鉴别诊断包括银屑病、结节性皮炎、慢性单纯性苔藓、皮肤癣、离心环形红斑、皮肤盘状红斑狼疮、玫瑰糠疹和慢性苔藓糠疹。斑丘与丘疹主要见于丘疹坏死性结核疹、瘰疬性苔藓、急性粟粒性结核，病变通常出现在四肢伸肌侧，有时出现在躯干、臀部、腹

部下部，甚至耳垂，表现为多个对称性丘疹，直径1 ～ 5 mm，中心呈脐状坏死。瘰疬性皮肤结核、Bazin硬红斑、腔口皮肤结核可表现为溃疡/糜烂病变，容易误诊为糖尿病足/下肢溃疡、大动脉炎、白塞综合征、性传播疾病等。结节性病变以Bazin硬红斑为代表，可表现为结节型红斑、下肢肉芽肿性脂膜炎。

若患者出现提示皮肤结核病的临床表现，检测方法包括：活检病变皮肤进行组织病理学检查；取渗出液或活检组织进行抗酸染色涂片；取渗出液或活检组织进行分枝杆菌培养，检测是否有结核感染的免疫学证据（结核菌素皮试或γ-干扰素释放试验）。

分枝杆菌培养仍然是确定存在活动性结核的金标准，可区别结核分枝杆菌与非结核分枝杆菌感染，并且检测药敏。标本可选用新鲜组织或病变渗出液体。分枝杆菌培养检出率低，结核分枝杆菌生长缓慢，培养结果回报需要3 ～ 4周。分枝杆菌载量较高的组织和渗液例如原发性接种性结核病、瘰疬性皮肤结核、腔口皮肤结核或转移性结核脓肿可以通过抗酸涂片来检测，获得结果较快。皮肤活检可送病理和培养，因为皮损位置明显，操作较为简单，应该选择具有代表性病变部位的边缘活检，活检深度要求至脂肪层，病理可能显示为结核样肉芽肿、抗酸染色阳性或属于特定类型的其他特征性组织病理学特征。

若未能通过组织病理学或实验室检查确诊，临床仍然高度怀疑皮肤结核病的患者可尝试用诊断性抗结核治疗，但由于结核治疗时间长，起效慢，观察疗效至少需2周以上。

点评

该患者以发热、皮疹起病，皮疹形态需要与多种疾病进行鉴别，尤其是风湿性疾病，但患者多次皮肤活检未得到明确诊断，此时寻找其他部位的证据尤为关键。由于患者胸部CT提示结核可能，且IGRA阳性，因此尝试予以诊断性抗结核治疗，随后患者一般情况好转，体温平稳，皮疹消失。令人意外的是后续血培养分枝杆菌阳性，进一步鉴定为结核分枝杆菌，血源播散性结核诊断明确。但患者后续的抗结核治疗一波三折，抗结核治疗的主要药物异烟肼和利福平由于不良反应，患者无法耐受，使抗结核治疗受到极大限制。好在经过耐心细致的方案调整，患者的病情最终得到了控制。

（虞胜镭　邵凌云　陈　澍）

参·考·文·献

[1] Chen Q Q, Chen W C, Hao F. Cutaneous tuberculosis: A great imitator[J]. Clin Dermatol, 2019, 37(3): 192-199.

[2] Zhang J, Fan Y K, Wang P, et al. Cutaneous tuberculosis in China-A multicentre retrospective study of cases diagnosed between 1957 and 2013[J]. J Eur Acad Dermatol Venereol, 2018, 32(4): 632-638.

7

Burkitt 淋巴瘤化疗后发热伴肝脾多发病灶，肝活检证实为肝脾念珠菌病

题记

肝脾念珠菌病多见于异基因造血干细胞移植、血液系统恶性肿瘤化疗后粒细胞缺乏症（简称粒缺）恢复期的患者，其确诊有赖于肝组织病理以及组织真菌培养的结果。既往，我们曾报道一例血液系统恶性肿瘤患者，粒缺期血培养念珠菌阳性，粒缺恢复期肝脾的MRI及CT增强影像上出现典型的牛眼征，外周血G试验异常升高，临床诊断肝脾念珠菌病。随着mNGS检测技术在临床的广泛应用，其检测的高灵敏度为肝脾念珠菌病的诊断增添了一项重要的评估手段。本例Burkitt淋巴瘤患者化疗后出现粒缺伴发热，多次血培养及mNGS未提示念珠菌感染，抗真菌治疗效果不佳，在粒缺恢复后出现肝脾多发病灶，最终通过腹腔镜下切除部分肝组织，虽组织真菌培养阴性，但病理以及mNGS证实念珠菌感染，最终诊断为肝脾念珠菌病。

病史摘要

入院病史

患者，女性，26岁，安徽人，2021-04-29收入我科。

主诉

确诊Burkitt淋巴瘤半年，发热1个月。

现病史

患者2020-10发现左侧颈部肿大包块，大小约2.5 cm × 2.5 cm，无发热、咳嗽、咳痰等不适症状，外院就诊行颈部淋巴结切除术，手术病理提示：（左颈部淋巴结）Burkitt淋巴瘤，免疫组化：肿瘤细胞CD20（弥漫+）、BCL-6（+）、CD10（弥漫+）、C-myc（+，近90%）、PAX-5（弥漫+）、mum-1（+）、Ki76（+，近100%），原位杂交：EBER（−）。完善骨髓涂片、骨髓流式、骨髓染色体以及骨髓活检等检查评估后，诊断Burkitt淋巴瘤（II期A组，IPI评分0分）。

患者于2020-10-23开始第1循环A方案：利妥昔单抗+HperCVAD方案化疗。2020-11-17行第1循环B方案：MA方案化疗，化疗后患者出现严重骨髓抑制、粒缺伴发热、肺部真菌感染、肝周感染、感染性休克等并发症，先后予亚胺培南联合阿米卡星、亚胺培南联合万古霉素、头孢哌酮/舒巴坦等抗细菌，氟康唑抗真菌治疗，以及升压、扩容等支持治疗，患者血象恢复，感染控制后好转出院。2020-10 ～ 2021-03患者共接受3个循环上述方案的化疗，第3循环化疗时间为2021-03-14，化疗后结束后患者再次进入骨髓抑制期，出现粒缺伴发热，予美罗培南抗感染、刺激造血等治疗，体温高峰未下降。03-21万古霉素联合美罗培南治疗5天，03-26调整药物为替加环素联合头孢哌酮/舒巴坦10天，后调整为头孢哌酮/舒巴坦联合伏立康唑抗感染治疗。病程中多次血培养阴性，04-08血mNGS提示鲍曼不动杆菌、人巨细胞病毒、人疱疹病毒6B。结合mNGS结果调整抗感染方案为替加环素+磷霉素+阿米卡星，并给予更昔洛韦抗病毒治疗、伏立康唑抗真菌治疗，患者仍持续高热。04-13停用上述药物，调整为蒿甲醚及米诺环素，患者出现高热的频率较前明显增加，加用头孢他啶/阿维巴坦+氨曲南+卡泊芬净抗感染治疗，患者仍持续高热，为求进一步治疗来我院，门诊以发热待查收住我科。

既往史及个人史

既往史无特殊，否认高血压、糖尿病、心脏病等慢性基础疾病史。否认传染病史，否认药物过敏史。淋巴瘤病史见现病史。

婚育史/家族史

已婚，未生育。

入院查体

体温36.6℃，心率88次/分，呼吸18次/分，血压110/70 mmHg。神清，发育正常，消瘦，查体合作。贫血貌，全身皮肤黏膜未见皮疹、瘀点、瘀斑，浅表淋巴结未触及肿大，皮肤、巩膜无黄染，咽不红，扁桃体无肿大。双肺呼吸音清，未闻及干湿啰音，心律齐，未闻及病理性杂音，腹部膨隆，腹软，无压痛、反跳痛，肝脾触诊不满意，墨菲征阴性，移动性浊音（−），麦氏点无压痛，输尿管点无压痛，肝肾区无叩击痛，肠鸣音不亢，关节无畸形，双下肢不肿。颈软无抵抗，病理反射未引出。患者入院后体温情况见图7-1。

入院后实验室检查和辅助检查

- 血常规：白细胞7.82×10^9/L，中性粒细胞79.9%（↑），淋巴细胞11.9%（↓），单核细胞7.8%，红细胞1.93（↓）$\times 10^{12}$/L，血红蛋白58 g/L（↓），血小板155×10^9/L。
- 肝功能：丙氨酸氨基转移酶9 U/L，天冬氨酸氨基转移酶13 U/L，碱性磷酸酶58 U/L，γ-谷氨酰转移酶108 U/L（↑），白蛋白37.7 g/L（↓），球蛋白21.1 g/L。
- C-反应蛋白136 mg/L（↑）；血沉120 mm/h（↑）；降钙素原（PCT）0.51 ng/mL（↑）；铁蛋白2 263.4 μg/L（↑）；CD64感染指数20.54（↑）。
- T.B.NK：$CD19^+$（B细胞）0.00%（↓），$CD4^+/CD8^+$比值0.23（↓），$CD3^+$（T细胞）93.35%（↑），$CD16^+CD56^+$（NK细胞）5.82%，$CD8^+$（抑制性T细胞）68.22%（↑），$CD4^+$（辅助性T

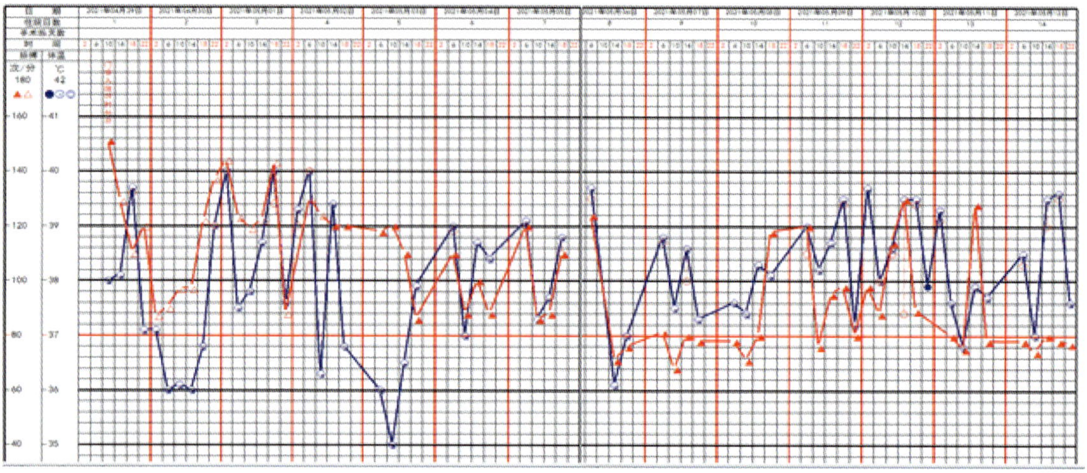

图7-1　患者入院后体温情况。

细胞）15.94%（↓）。

- 免疫球蛋白IgG 7.50 g/L（↓），免疫球蛋白IgA 0.84 g/L，免疫球蛋白IgM 0.41 g/L（↓）。
- HBV DNA（－），HIV（－），RPR/TPPA（－），EBV DNA（－），CMV DNA 2.03×10^4 copies/mL。
- G试验<10 pg/mL，隐球菌荚膜抗原检测（－）。
- T-SPOT.*TB*（－）。
- 血培养（需氧、厌氧）均阴性，血真菌培养阴性；（外院）血mNGS阴性。
- 心脏超声：未见心脏瓣膜赘生物。
- B超：肝、脾内多发实质性占位，结合病史，考虑淋巴瘤可能。脾肿大。
- 肝脏MRI增强（图7-2）：肝脏及脾脏多发异常信号，考虑血流播散性感染，请结合临床相关检查。后腹膜多发淋巴结，部分融合。
- PET-CT（图7-3）：淋巴瘤化疗后，肝脾肿大伴多发低密度影，FDG代谢不同程度异常增高，结合病史，建议排除感染基础上考虑淋巴瘤浸润可能性大。所见骨髓FDG代谢弥漫性增高，首先考虑反应性增生可能性大，建议结合临床随诊除外肿瘤浸润。双肾饱满，双肾皮质FDG代谢不均匀，建议肾功能及增强CT随诊，余全身未见FDG代谢明显异常增高灶。双肺小结节，未见FDG代谢增高，考虑良性。肠炎；右肾结石。
- 血液系统检查

骨髓涂片：骨髓象增生较活跃，粒系比例增高且轻度右移，部分伴退行性变。红系轻度增高，部分有血红蛋白充盈不足。片上单核组织巨噬细胞易见，可见噬血现象。

骨髓活检：造血组织占70%，骨髓三系正常，粒红比例正常，巨核细胞4～5个/HPF，少量浆细胞和淋巴细胞散在，见有组织细胞和单核细胞散在，骨髓呈轻度增生骨髓象。

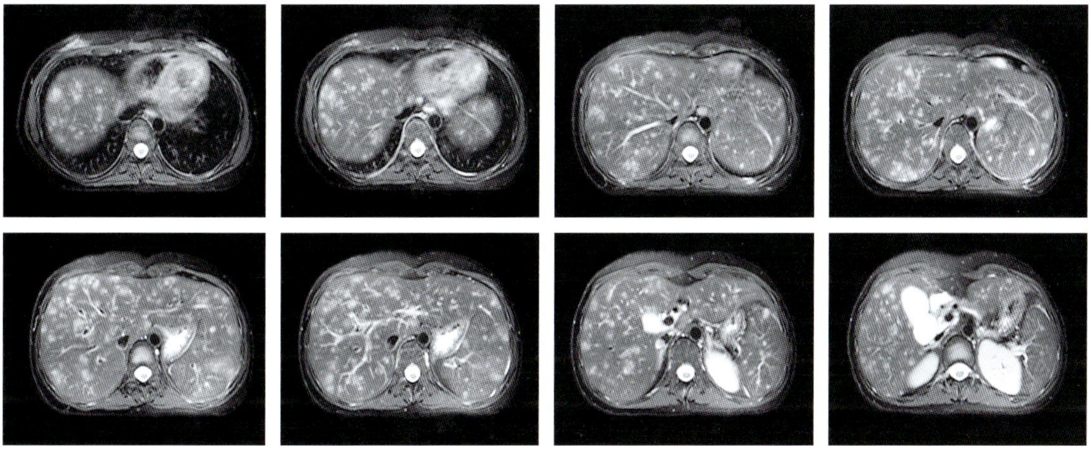

图7-2 肝脏MRI增强。

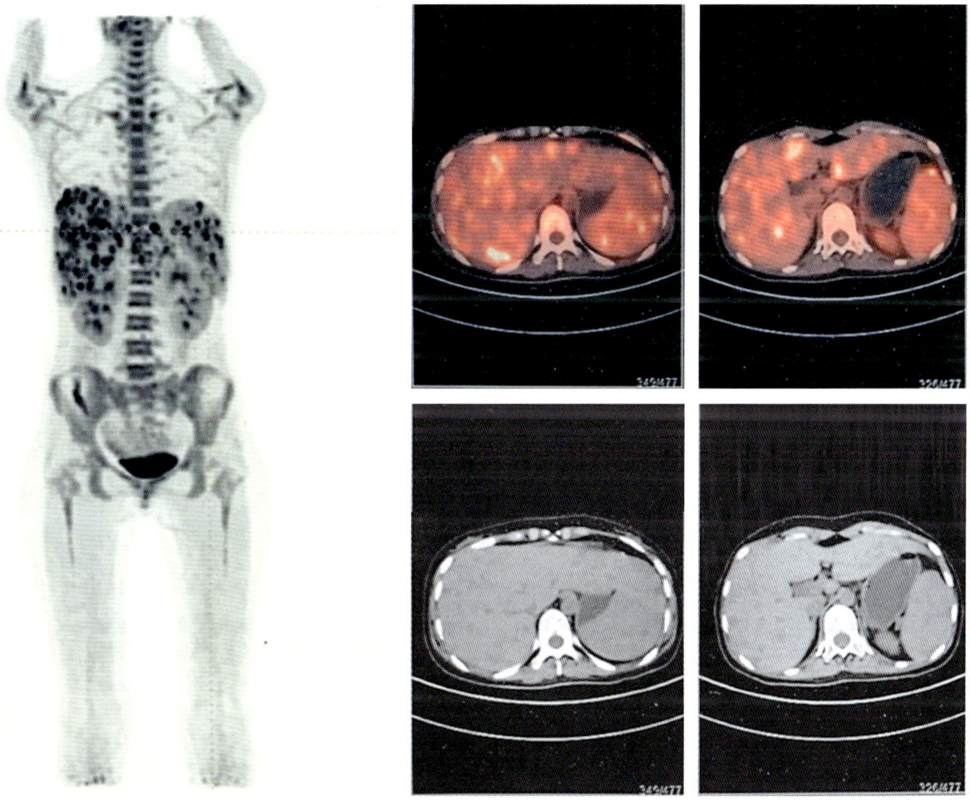

图7-3 PET-CT血液系统检查见肝脾肿大伴多发低密度影，FDG代谢不同程度异常增高。

骨髓流式：骨髓未见明显异常造血淋巴细胞群。

- 眼科会诊，查见：视力0.8，双眼角瞳（-），眼底网膜平，眼B超（-），眼底照相（-）。Roth斑（-）。

临床关键问题及处理

关键问题1　该患者确诊Burkitt淋巴瘤，多次化疗后粒缺、发热伴肝脾多发病灶，如何鉴别肝脾多发病灶是感染还是肿瘤？

患者本次起病前因Burkitt淋巴瘤接受4次化疗，入院后肝脏MRI：肝脾多发异常信号，考虑血流播散性感染；PET-CT：肝脾肿大伴多发低密度影，建议排除感染基础上考虑淋巴瘤浸润可能性大。但患者发热症状出现在淋巴瘤化疗后的粒缺恢复期，原发淋巴瘤的病灶并无活动性改变，而出现肝脾多发高代谢病灶，仍用淋巴瘤来解释稍显牵强。考虑到外院虽经积极抗感染治疗，但患者仍高热，热退后一般情况尚可，不排除肝脾念珠菌病可能。但患者外院多次行血培养检查结果阴性，血mNGS检测未提示念珠菌感染证据，抗真菌感染后患者仍有发热，因此该诊断仍需进一步证据支持。2021-06-10和家属充分沟通后，开始经验性予氟康唑400 mg qd联合卡泊芬净50 mg qd ivgtt抗真菌治疗，但治疗后患者仍有反复高热。

关键问题2　患者经验性抗真菌治疗后仍有反复高热，是否进一步肝组织穿刺检查明确病灶性质？

患者肝组织的病原学以及病理检查结果至关重要，因此下一步拟行肝穿刺活检，但患者入院后随访血小板进行性下降，最低仅40×10^9/L，同时伴肝脏多发病灶，肝穿刺风险非常大，充分与普外科医生及家属沟通后，选择更为安全的腹腔镜下肝活检术。因此，术前输注血小板后于2021-05-14全麻下行腹腔镜下特殊肝段切除术，手术切除肝组织见图7-4。术

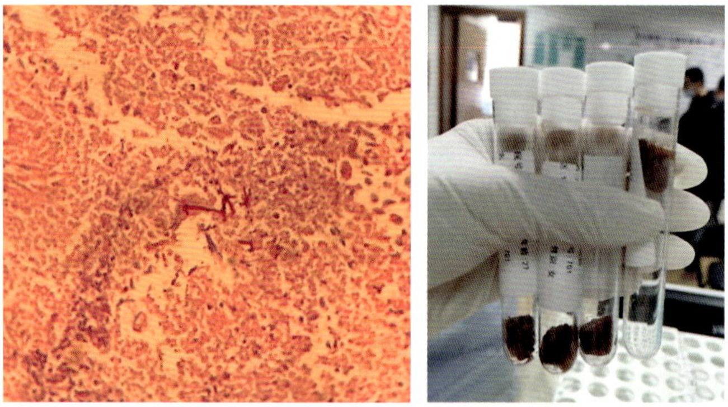

2、检出真菌列表

属			种		
中文名	拉丁文名	检出序列数[b]	中文名	拉丁文名	检出序列数[b]
念珠菌属	*Candida*	71	白念珠菌	*Candida albicans*	64

图7-4　左上：肝组织病理见PAS(+)的酵母相及丝状真菌；右上：手术切除的肝组织；下方：肝组织mNGS结果显示白念珠菌感染。

后肝组织病理：(肝)化脓性肉芽肿，特染示坏死物见PAS(+)的酵母相及丝状真菌，形态提示念珠菌感染。肝组织mNGS检查结果提示白念珠菌(序列数64)。肝组织真菌荧光染色涂片查见真菌菌体，肝组织真菌培养无真菌生长。因此，患者最终明确诊断，为Burkitt淋巴瘤化疗后，肝脾念珠菌病。

关键问题3　患者肝脾念珠菌病诊断明确，接下来如何治疗？

予患者以下方案治疗：

2021-05-10 ～ 2021-06-21 氟康唑400 mg qd ivgtt+卡泊芬净 50 mg qd ivgtt。

2021-06-22 ～ 2021-12 氟康唑400 mg qd po+氟胞嘧啶 1.0 g qid po。

2021-12 ～ 2022-03 氟康唑400 mg qd po。

治疗疗程近11个月，治疗后患者体温正常，肝脾影像学检查示病灶已缓解，并继续原发病治疗。

治疗随访

见图7-5。

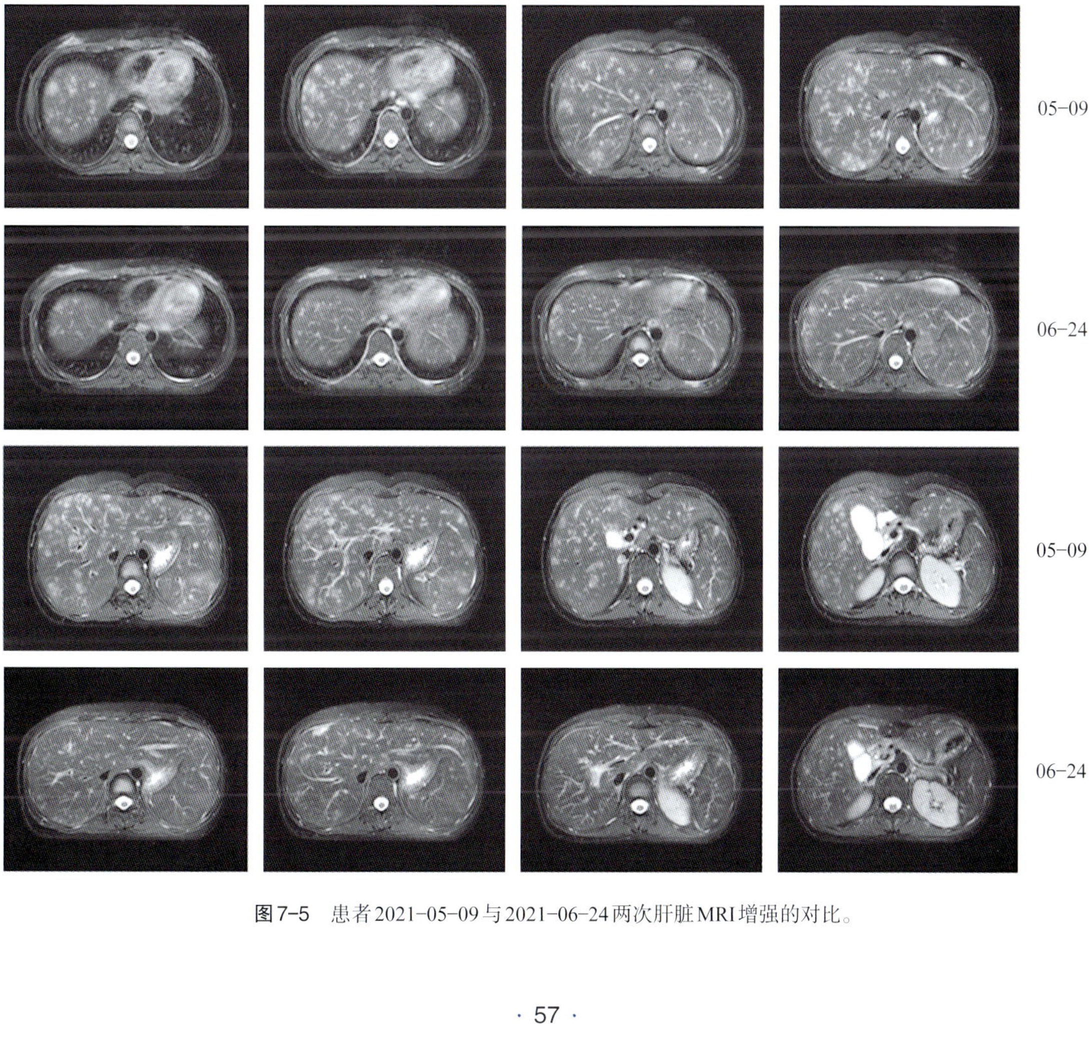

图7-5　患者2021-05-09与2021-06-24两次肝脏MRI增强的对比。

背景知识介绍

我国一项前瞻性、多中心流行病学CAESAR（China assessment of antifungal therapy in hematological disease study）研究的数据显示，接受化疗的血液恶性肿瘤患者中，确诊和临床诊断侵袭性真菌病（invasive fungal disease，IFD）总发生率为2.1%，IFD的病原菌以念珠菌为主，在1 401例造血干细胞移植病例中确诊和临床诊断IFD且明确病原学的51例患者中，念珠菌占5%。2020年血液病/恶性肿瘤患者侵袭性真菌病的诊断标准与治疗原则中推荐，对于具有IFD高危因素患者，如异基因造血干细胞移植、急性白血病初次诱导或挽救化疗、预计中性粒细胞减少持续>10天、伴有严重中性粒细胞缺乏或接受抗胸腺细胞球蛋白（anti-thymocyte globulin，ATG）治疗或造血干细胞移植的重症再生障碍性贫血等，应接受抗真菌初级预防。其中，中性粒细胞缺乏患者，初级预防推荐采用泊沙康唑、氟康唑、伊曲康唑或伏立康唑预防真菌感染。然而，在接受长春花生物碱化疗的急性淋巴细胞白血病的患者，因为与唑类药物存在药物相互作用，无法接受唑类药物预防性抗真菌治疗，故仍然存在肝脾念珠菌病的风险，特别是接受延长疗程糖皮质激素治疗的患者。

播散性念珠菌病（chronic disseminated candidiasis，CDC）是指念珠菌侵入血循环，并在血液中生长增殖后，进一步播散至2个或2个以上不相邻器官，引起相应器官感染，其分为急性播散性念珠菌病和慢性播散性念珠菌病。其中，慢性播散性念珠菌病主要累及肝脏和脾脏，偶可累及肾脏等其他器官，又称肝脾念珠菌病（hepatosplenic candidiasis，HSC）。HSC好发于急性白血病或干细胞移植患者粒细胞缺乏恢复期，当患者中性粒细胞缺乏恢复，却仍持续发热时应当考虑该病。HSC发生的危险因素包括：① 急性白血病；② 长期中性粒细胞减少（<500个/μL，且持续>10天），尤其在未接收抗真菌预防性治疗的患者中；③ 使用广谱抗生素；④ 黏膜屏障破坏；⑤ 置留有血管内导管；⑥ 给予全场外营养。

欧洲癌症治疗研究组织（European Organization for Research on Treatment of Cancer，EORTC）和真菌研究组（Mycology Study Group，MSG）继2002年在癌症患者以及造血干细胞移植患者中对侵袭性真菌感染（invasive fungal infection，IFI）的确诊（proven）、临床诊断（probable）、拟诊（possible）进行了统一定义，并在2020年更新该共识（见表7-1）。其中，念珠菌病的确诊需有组织标本直接真菌镜检阳性，查见卵圆形芽孢或孢子、假菌丝或菌丝提示念珠菌病。病灶组织病理在急性期表现为脓肿，病变中心是坏死物，周围有中性粒细胞浸润，过碘酸希夫（PAS）、六胺银以及HE染色显示在坏死中心可见念珠菌芽孢和假菌丝或真菌丝。慢性期表现为肉芽肿，病变逐步被栅栏状的组织细胞代替，被纤维性包裹，病变中仅有少量念珠菌芽孢和假菌丝或真菌丝。病灶组织穿刺活检以及新鲜组织标本真菌培养有助于确诊。此外，2020年更新的共识中增加了有关对病灶组织进行PCR扩展以及DNA测序诊断IFI的部分内容，穿刺活检组织或新鲜组织标本（福尔马林固定的组织样本亦可，但阳性率减低）进行核酸抽提、PCR扩增以及DNA测序（可包含mNGS）可证实组织真菌感染。

表7-1 欧洲癌症治疗研究组织（EORTC）和真菌研究组（MSG）在癌症患者以及造血干细胞移植患者中对确诊侵袭性真菌感染的定义

真菌分类	显微镜分析：无菌标本	培养：无菌标本	血	血清学	组织核酸诊断
霉菌[a]	由针吸或活检所获标本组织病理学，细胞病理学或直接镜检[b]，可见菌丝或黑色酵母样形态，且伴有相关组织损伤的证据	将以无菌操作从正常无菌部位所获标本（不包括支气管肺泡灌洗液、鼻旁窦或乳突腔标本和尿液）进行培养，可见透明或有色霉，临床或影像学异常表现与感染过程相一致	血培养可培养出霉[c]（如镰刀霉），且与感染的过程相匹配	不适用	甲醛固定石蜡包埋的组织中可见霉时，通过PCR扩增真菌DNA结合DNA测序辅助诊断
酵母菌[a]	正常无菌部位（黏膜除外）由针吸或活检所获标本组织病理学，细胞病理学或直接镜检，可见酵母。如隐球菌可见包裹性的出芽酵母，念珠菌可见假菌丝或真菌丝[d]	将以无菌操作从正常无菌部位（包括放置<24小时引流管处）所获标本进行培养，可见酵母，临床或及影像学异常表现与感染过程相一致	血培养可培养出酵母（如隐球菌或念珠菌）或类酵母真菌（如毛孢子菌）	脑脊液或血液中隐球菌抗原阳性可确诊为隐球菌病	当甲醛固定石蜡包埋的组织中可见真菌时，通过PCR扩增真菌DNA结合DNA测序辅助诊断
肺孢子菌	使用常规或免疫荧光染色方法，在镜下从组织、支气管肺泡灌洗液，痰液中检出相关病原体	不适用	不适用	不适用	不适用
地方性真菌	从患处所获标本通过组织病理学或直接镜检可见真菌特有的形态	从患处所获标本培养出真菌	血培养可培养出真菌	不适用	不适用

a 如果可以进行培养，鉴定至属或种。
b 用于组织病理学或细胞病理学研究的组织和细胞应使用Grocott-Gomori甲亚胺二甲胺银染色或高碘酸Schiff染色进行染色，以方便获知真菌结构。只要有可能，应使用荧光染料对与侵袭性真菌病相关病灶的湿标本进行染色。
c 若血培养出曲霉，通常为污染，很少提示有血管内病变。
d 毛孢子菌及类酵母地霉和黑曲霉也可能在镜检时见假菌丝或真菌丝。

因此，肝脾念珠菌病的确诊，有赖于获取肝脏穿刺活检组织或手术切除的肝组织，并进一步行组织病理、组织培养、组织mNGS等检查以明确。作为辅助诊断，影像学检查可发现肝、脾，甚至双肾多发感染灶，肝脏增强MRI的敏感性最高，其次为增强CT和超声检查。近年来，PET-CT检查亦越来越多被用于辅助诊断。本例患者在疾病早期评估中，有淋巴瘤化疗粒缺病史，高热，血培养阴性，影像学检查提示肝脾多发病灶，存在危险因素、发热临床表现以及可符合的影像学表现，但经验性治疗初期，患者发热症状改善不明显。后行腹腔镜下特殊肝段切除术，病变组织的直接镜检以及组织mNGS均证实了白念珠菌感染，最终确诊了肝脾念珠菌病。

肝脾念珠菌病的初始治疗首选棘白菌素类药物或两性霉素B脂质体；或两性霉素B

0.5 ～ 0.7 mg/（kg·d）治疗。对于病情较轻且为氟康唑敏感菌株，可采用氟康唑（400 ～ 800 mg/d）治疗。维持治疗方案可在初始治疗数周病情稳定后，推荐长期口服氟康唑 400 ～ 800 mg/d [6 ～ 12 mg/（kg·d）] 治疗。疗程至少6个月以上。

点评

血液病患者中IFD的发生并不少见，CAESAR研究的数据显示，在IFD常见的病原体中，念珠菌占25%，而确诊IFD患者的病死率高达31.3%。血液病患者在接受IFD初级预防后可降低IFD总发生率，但即使接受抗真菌预防治疗，仍有部分患者可发生IFD。CDC患者的血真菌培养阳性率并不理想，因此获取肝活检组织或者手术切除的肝组织，进行组织培养、组织病理以及组织mNGS对疾病确诊尤为重要。本例患者病程中的血培养以及血mNGS结果持续阴性，且肝组织真菌培养也未有阳性结果，最终经由肝组织病理、肝组织mNGS确诊为肝脾念珠菌病，说明组织病理和mNGS在CDC诊断中均具有重要作用，mNGS有助于判断菌种，病理有助于确认感染病灶。肝脾念珠菌病抗真菌治疗后发热症状短期内仍会持续，并不能作为判断疗效的依据。糖皮质激素可缓解发热症状，但并不能缩短影像学改善时间，因此不建议常规应用。

（张咏梅　朱浩翔　杨飞飞）

参·考·文·献

[1] Sun Y, Huang H, Chen J, et al. Invasive fungal infection in patients receiving chemotherapy for hematological malignancy: a multicenter, prospective, observational study in China[J]. Tumour Biol, 2015, 36(2): 757-767.

[2] 中国医师协会血液科医师分会.血液病/恶性肿瘤患者侵袭性真菌病的诊断标准与治疗原则（第六次修订版）[J].中华内科杂志，2020，59（10）：754-763.

[3] Tacke D, Buchheidt D, Karthaus M, et al. Primary prophylaxis of invasive fungal infections in patients with haematologic malignancies. 2014 update of the recommendations of the Infectious Diseases Working Party of the German Society for Haematology and Oncology[J]. Ann Hematol, 2014, 93(9): 1449-1456.

[4] Kontoyiannis D P, Luna M A, Samuels B I, et al. Hepatosplenic candidiasis. A manifestation of chronic disseminated candidiasis[J]. Infect Dis Clin North Am, 2000, 14(3): 721-739.

[5] Ascioglu S, Rex J H, De Pauw B, et al. Defining opportunistic invasive fungal infections in immunocompromised patients with cancer and hematopoietic stem cell transplants: an international consensus[J]. Clin Infect Dis, 2002, 34(1): 7-14.

[6] Donnelly J P, Chen S C, Kauffman C A, et al. Revision and Update of the Consensus Definitions of Invasive Fungal Disease From the European Organization for Research and Treatment of Cancer and the Mycoses Study Group Education and Research Consortium[J]. Clin Infect Dis, 2020, 71(6): 1367-1376.

[7] 李培编译.欧洲癌症研究和治疗组织（EORTC）及真菌研究组教育与研究共同体（MSGERC）关于侵袭性真菌病定义共识的修订及更新[J]. 中国感染与化疗杂志，2021，21（4）：6.

[8] 中国成人念珠菌病诊断与治疗专家共识组.中国成人念珠菌病诊断与治疗专家共识[J]. 中华传染病杂志，2020，38（1）：29-43.

8

肝移植后合并克柔念珠菌血流感染

题记

移植相关感染一直是临床上比较难解决的问题。感染可来自供者、术中感染，也可以由于移植后免疫功能抑制而发生的院内感染。移植后发热，需要鉴别感染或非感染因素，区分致病菌与污染菌；既要避免治疗延迟，也要防止过度治疗。密切观察患者的病情，评估培养结果，随时调整治疗方案是可能获得最佳治疗效果的关键。

病史摘要

入院病史

患者，女性，36岁，2021-08-18从普外科转入我科。

主诉

进行性皮肤、巩膜黄染10余年，肝移植术后伴发热1个月。

现病史

患者于2009年因脾功能亢进及胆囊结石行脾脏切除+胆囊切除术。2018-07-18因肝功能异常于外院行肝穿刺，病理：小叶内肝细胞变性和坏死，提示肝细胞内胆汁淤积，肝内毛细胆管扩张伴胆栓形成。2021-02曾因发热至我院评估肝移植。肝功能：丙氨酸氨基转移酶36 U/L，天冬氨酸氨基转移酶50 U/L，总胆红素124.6 μmol/L，白蛋白35 g/L；凝血功能：国际标准化比值1.6；尿培养：肺炎克雷伯杆菌（CRE）；心脏超声（－）；肝脏CT增强：肝硬化并明显再生结节，大量腹水，静脉曲张，肝门后及腹膜后多发淋巴结可能，胆囊、脾脏切除术后。诊断为：肝硬化失代偿期，门静脉高压，腹腔积液，消化道出血。2021-07-16行肝移植术，术前无发热。术后病理：慢性肝炎、肝硬化背景上，见肝细胞内弥漫性胆汁淤积，毛细胆管扩张，胆栓形成，门管区小胆管内胆栓形成，肝细胞亚大块坏死及桥接样坏死，MASSON染色、网染显示肝硬化，亚大块及桥接样坏死区新鲜网状支架塌陷。诊断：胆汁淤积性肝硬化（活动性），慢加急性肝衰竭（ACLF），结合临床除外原发性胆汁性胆管炎（PBC）、原发性硬化性胆管炎（PSC），提示进行性家族性胆汁淤积（PFIC）。追问病史：患者父亲有不明原因肝硬化病史，已死亡。

患者术后1天因肝动脉栓塞行剖腹探查肝动脉取栓+重建。患者苏醒后，2021-07-18顺利拔除气管插管。07-19患者出现意识障碍，且反复发热，最高体温39℃。血常规（07-19）：白细胞 10.16×10^9/L，中性粒细胞91.5%，血小板 7×10^9/L。肝功能：丙氨酸氨基转移酶775 U/L，天冬氨酸氨基转移酶544 U/L，总胆红素216.7 μmol/L。C-反应蛋白16.74 mg/L。器官保存液细菌及真菌培养（−），组织细菌培养及真菌培养（−），腹水培养（−），血培养（−）。胸部CT（07-20）示两肺下叶炎症。头颅MR平扫示双侧大脑半球灰白质交界处、胼胝体多发异常信号，考虑急性肝性脑病可能。

因考虑患者为移植后感染，经验性予以联合美罗培南1.0 g q8h、利奈唑胺0.6 g q12h、替加环素50 mg q12h和卡泊芬净50 mg qd抗感染。同时将抗排异药物甲泼尼龙逐渐减量，辅以他克莫司治疗。患者连续不同部位多次培养，痰培养为多食伯克霍尔德（SMZ S；米诺环素S；头孢他啶S；美罗培南S）；血培养（07-19、07-22）阴性；胆汁培养为克柔念珠菌；腹水培养为克柔念珠菌；血mNGS（07-23）为阴性；胆汁mNGS（07-30）为克柔念珠菌。患者仍有发热，且总胆红素逐渐升高（07-24总胆红素369 μmol/L）（图8-1）。

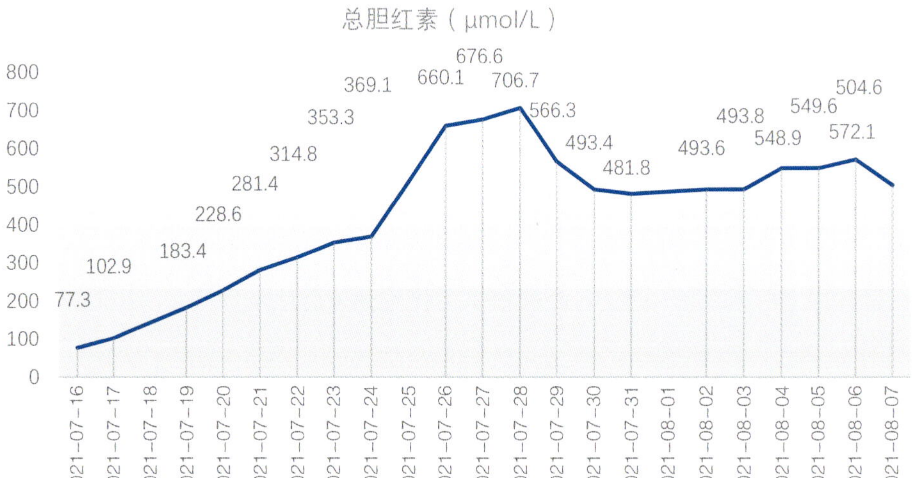

图8-1 总胆红素变化。

予以调整抗感染药物为：美罗培南（1.0 g q8h，07-24 ～ 07-25；1.0 g q12h，07-25 ～ 07-28），头孢他啶（2 g q8h，07-28 ～ 08-04），利奈唑胺（0.6 g q12h，07-16 ～ 07-25），达托霉素（500 mg，07-19 ～ 07-22），替加环素（50 mg q12h，07-16 ～ 07-19，07-25 ～ 07-31），卡泊芬净（50 mg，07-16 ～ 07-19），米卡芬净（50 mg，07-19 ～ 07-21；100 mg，

07-21 ～ 08-06），泊沙康唑（5 mL tid，07-29 ～ 08-06）。因意识障碍，07-29起将抗排异药物他克莫司改为环孢素。激素的用量为：地塞米松（5 mg，07-22），甲泼尼龙（200 mg，07-26 ～ 07-27；150 mg 07-30；100 mg，07-31；40 mg，08-02，08-04 ～ 08-06，08-08）。治疗后总胆红素逐渐下降，07-28后逐渐下降至504.6 μmol/L，国际标准化比值下降至1.26。07-26 ～ 08-07血小板从15×10^9/L逐渐增至148×10^9/L。07-31起体温平稳。然而病原学检查持续为阳性，胆汁培养（07-22、07-27、07-28、07-29、07-30、08-01、08-02、08-03、08-04、08-13）：克柔念珠菌；胆汁培养（08-06）：克柔念珠菌、非发酵菌（多西环素S，米诺环素S，SMZ S，美罗培南R，头孢吡肟I）；胆汁培养（08-10）：假单胞菌（米诺环素S，余耐药）；胆汁培养（08-08、08-12、08-13、08-17）：法氏沃特菌；胆汁培养（08-17）：铜绿假单胞菌（全敏感）。腹水培养（07-25、07-27、07-28、07-29、07-30、08-02、08-03、08-04、08-06、08-09）：克柔念珠菌；腹水培养（08-01）：克柔念珠菌、假单胞菌（CRE）；腹水培养（08-10）（血培养瓶）：克柔念珠菌，肺炎克雷伯菌（CRE，阿米卡星S，SMZ S，替加环素S）。血培养（07-28）：多食伯克霍尔德。痰培养（08-02）：医院不动杆菌；痰培养（08-04）：医院不动杆菌、多食伯克霍尔德。

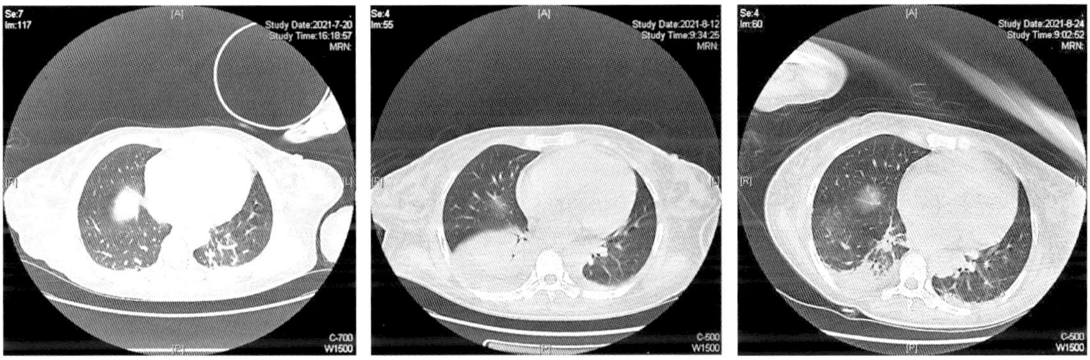

图8-2　胸部CT变化（从左至右为07-20、08-12、08-24）。

08-12起患者体温再次逐渐上升，最高体温>39℃，总胆红素逐渐上升（08-11 ～ 08-18，366→561 mmol/L），血小板逐渐下降（08-11 ～ 08-18 167×10^9/L→34×10^9/L），C-反应蛋白逐渐上升（0.5 mg/L→77.51 mg/L），胸部CT：两肺下叶炎症，右肺下叶不张伴双侧胸腔积液（图8-2）。抗感染方案调整为亚胺培南-西司他丁1.0 g q8h（08-16 ～ 08-18），阿米卡星0.6 g qd（08-17 ～ 08-18），利奈唑胺0.6 g q12h（08-09 ～ 08-16），替加环素50 mg q12h（08-13 ～ 08-18），米卡芬净100 mg qd（08-06 ～ 08-18），泊沙康唑混悬液10 mL q12h（08-06 ～ 08-12），环孢素75 mg q12h（浓度132 ng/mL）。患者仍有高热，伴呼吸急促，精神萎靡，为进一步诊治转入我科。

既往史

慢性疾病及手术史见现病史；否认高血压、糖尿病、冠心病等病史；无吸烟、饮酒史，无其他药物、毒物接触史；患者父亲有不明原因肝硬化病史，已死亡。

入院查体

患者入院时有发热，精神萎靡，呼吸较为急促。神志清楚，精神可，皮肤、巩膜黄染。睑结膜略苍白。双肺未闻及干湿啰音，双下肺呼吸音减弱。心率103次/分，律整，各瓣膜听诊区未闻及病理性杂音。腹部可见手术瘢痕，膨隆，软，无压痛，无肌紧张及反跳痛，肝脾肋下未触及，移动性浊音阳性，肠鸣音2～3次/分。

入院后实验室检查和辅助检查

- 血常规：白细胞9.47×10^9/L，血红蛋白90 g/L，血小板45×10^9/L。
- 生化检查：丙氨酸氨基转移酶37 U/L，天冬氨酸氨基转移酶54 U/L，总胆红素521.1 μmol/L，直接胆红素513.6 μmol/L，肌酐<18 mmol/L，降钙素原0.83 ng/mL，C–反应蛋白77.51 mg/L，血氨24 μmol/L。
- 凝血功能：国际标准化比值1.3，活化部分凝血活酶时间45.4秒。
- CMV-DNA（–），艰难梭菌毒素（–），G试验<10 pg/mL，GM试验0.229。
- 移植肝B超：肝移植术后，门静脉、肝动脉、下腔静脉、肝静脉内血流通畅，未见明显异常。肝内胆管及胆总管未见明显扩张。盆腔及双侧胸腔极少量积液。肝周未见明显积液。
- 腹部CT：肝移植术后改变，腹水，腹腔多发肿大淋巴结，脾脏未见显示。
- 近期病原学结果：供体组织培养（–），真菌培养（–），保存液培养（–）。
- 胆汁培养（08–06、08–13）：克柔念珠菌。
- 胆汁培养（08–09、08–10）：假单胞菌（米诺环素S，余耐药）。
- 腹水（血培养瓶）（08–08、08–09、08–10）：克柔念珠菌，肺炎克雷伯菌（CRKP，阿米卡星S，SMZ S，替加环素S）。
- 胆汁培养（08–08、08–12、08–13、08–17）：法氏沃特菌。
- 胆汁培养（08–17）：铜绿假单胞菌（全S）。
- 血培养（08–18）（–）。

临床关键问题及处理

关键问题1　患者发热原因考虑什么，怎么治疗？

患者有肝移植手术史，术后2天起出现反复发热，伴有黄疸。首先需要鉴别是感染性发热还是非感染性发热。由于肝移植患者一般有慢性肝病或肝衰竭病史，机体本身免疫功能较弱，术后再予以免疫抑制剂抗排斥治疗，因此容易发生感染。移植术后的感染通常按照手术时间来判断感染来源。移植后第1个月，感染源主要来自供体或者受体既往感染和手术相关感染；移植后第1～6个月，感染源主要来源于潜伏感染的激活，残余感染的激活及机会性感染；移植后6个月后，主要感染源重新变为社区获得性感染。非感染因素则主要有排异、药物热、肿瘤热等。

患者术后很快就出现发热，并有黄疸上升，需要考虑胆道来源感染。由于供体培养均为阴性,还是需要考虑术后出现的继发感染,并鉴别胆道排异。患者行肝穿刺并未发现明显排异证据,而胆汁培养及腹水培养多次为阳性,主要是真菌(非白念珠菌)和胆肠来源可能的革兰阴性杆菌。因此,可以考虑抗感染药物覆盖这两大类病原体。

治疗经过

予以头孢他啶/阿维巴坦2.5 g q8h+甲硝唑0.5 g q12h+米卡芬净150 mg qd+泊沙康唑10 mL bid治疗。患者肝功能较前好转,总胆红素(08-19 ～ 08-22)561 μmol/L→481.9 μmol/L;血小板上升(08-20 ～ 08-22)28×10^9/L→114×10^9/L,但仍有高热。8月22日晚因高热出现谵妄,呼吸急促,氧饱和度下降,需予以面罩吸氧,为改善患者状态,08-22、08-23分别输血前地塞米松5 mg。08-23血培养报危机值(08-20)酵母菌生长,08-24血培养鉴定为:克柔念珠菌。

关键问题2 念珠菌血流感染的治疗方案

确定念珠菌血流感染后需要评估有无局部感染部位,包括眼内炎、心内膜炎、泌尿系统感染、骨关节病变等。所有念珠菌血症患者,无论是否存在眼部症状,均应接受眼科医生的眼科检查,以评估是否有眼内炎。中性粒细胞减少的患者应在中性粒细胞恢复后1周内进行眼科检查,因中性粒细胞减少,脉络膜和玻璃体感染的表现可能会很轻微。对于血培养结果持续阳性的患者,无论有无感染性心内膜炎的典型表现,均应进行超声心动图检查。在少数情况下,肝脓肿和脾脓肿可为念珠菌菌血症的并发症,需要评估有无肝脾病灶。

念珠菌菌血症需给予抗真菌治疗,并对放置了中心静脉导管患者个体化决定是否移除导管。开始抗真菌治疗和移除导管后,应每日或隔日进行血培养,以明确真菌清除情况。如果在开始抗真菌治疗和移除导管后数日血培养结果仍为阳性,需寻找转移灶。初始治疗可以选择棘白菌素类、唑类和两性霉素B制剂。推荐进行唑类和棘白菌素类药物的药敏试验。一般采用单药治疗,尚不明确联合治疗的益处。该患者血培养为克柔念珠菌,对于氟康唑天然耐药,因此继续选择棘白菌素类药物是合理的。但是患者抗真菌治疗效果不佳可能有以下的可能原因:① 使用抗排异药物抑制了免疫功能,导致感染不容易控制;② 有深静脉置管定植感染未清除;③ 有迁徙或原发病灶未清除;④ 药物敏感性不佳。

治疗经过

患者血流感染诊断明确,遂停用环孢素,并拔除了PICC置管。送血培养平板行真菌药敏。眼科会诊未见明显异常。心超:轻度二尖瓣反流,轻度主动脉瓣反流。08-24真菌药敏实验:克柔念珠菌(氟康唑R,两性霉素BS,伊曲康唑R,伏立康唑S,氟胞嘧啶I)。08-25抗真菌药物最小抑菌浓度测定:氟康唑R,两性霉素B S,伊曲康唑R,伏立康唑S,卡泊芬净R。遂调整治疗方案予以头孢他啶/阿维巴坦2.5 g q8h+甲硝唑0.5 g q12h+米卡芬净150 mg qd+两性霉素B 20 mg qd。经上述治疗调整后,患者体温基本平稳,肝功能好转,血小板改善,C-反应蛋白下降,胸部CT较前部分吸收。随访08-21、08-23血培养(−)。体温平稳后,08-28加用环孢素抗排异治疗,并根据环孢素浓度调整用药剂量。

背景知识介绍

器官移植后感染

器官移植是各种终末期器官衰竭唯一有效的治疗手段。近年来，随着全世界范围内的器官移植事业蓬勃发展，免疫抑制剂使用逐渐增加。但免疫抑制治疗是一柄双刃剑，在降低排斥反应，从而保护移植器官功能的同时，增加了移植后感染的发生率。由于免疫抑制强度、移植器官、供者来源等因素，不同研究对于移植后感染发生率的报道差异较大，感染已成为移植术后的首位死亡原因。在美国匹兹堡的一项从1982 ～ 1997年的长期研究中，跟踪321例移植患者，64%死于感染。如今，移植后感染预防的模式也已较前有所不同，推广了对卡氏肺孢子菌和巨细胞病毒的常规预防性治疗。另外，对于一些新发的临床综合征（如BK肾病）和耐药病原体感染等也越来越得到重视。总之，早期诊断及治疗移植后感染，才能保护移植器官功能，延长移植受者的生存率。

一般来说，移植后感染可分为以下三个时期：术后1个月、术后1 ～ 6个月及术后6个月以上。每个时期常见的病原体分布不同，见图8-3。

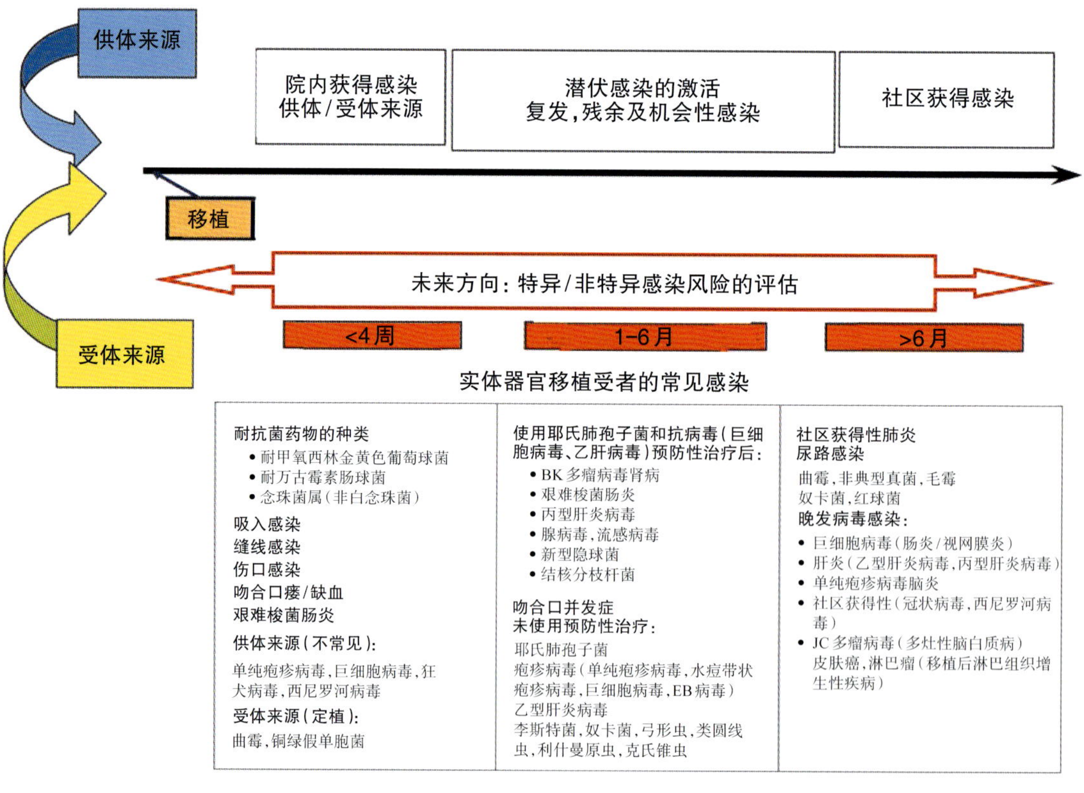

图8-3　移植后感染病原体分布随手术后时间不同而变化。[图片来源：Clin Microbiol Infect, 2014, 20(7): 4–9]

早期感染指1个月内的感染，常与受者基础疾病或外科手术并发症有关，移植后30天内最常见的病原体是细菌和真菌，50%以上的移植后细菌感染发生于移植后30天内，最常见的感染部位是表面或深部的外科手术部位感染，最重要的危险因素是吻合口狭窄，吻合口瘘或其他并发症，供者来源的细菌或真菌感染常发生于这一时期。

中期感染指的是1～6个月的感染，可以是供者来源器官及血制品传播的潜伏病原体的再激活，也可以是经典的"机会性感染"。若没有预防性治疗，CMV感染和EBV相关的淋巴增殖疾病会在中期达到顶峰，肺移植患者中期致死原因最多的病原体依次是腺病毒、曲霉、CMV和EBV。

晚期感染指的是6个月后的感染，由于晚期免疫抑制强度及器官功能失调程度减弱，移植受者对感染的耐受性普遍较好。儿童晚期的感染率和严重程度与健康儿童相同，而成人由于基础疾病的存在（如糖尿病和肿瘤），晚期感染的风险仍较高，肺移植的慢性排斥反应会导致闭塞性细支气管炎综合征，使晚期感染发生率增加，常见假单胞菌、窄食单胞菌和曲霉。

点评

随着器官移植水平的提高和数量的增加，感染科医生开始更多地参与移植后患者的管理。移植后感染的处理难点包括：① 诊断更困难。免疫抑制会掩盖感染的典型症状和体征，难以与移植排斥反应区分，部分病原体通过常规培养难以明确。② 治疗更复杂。由于抗排异药物和早期广谱抗生素的应用，病原学获取难，更易有耐药菌和机会感染发生；病程进展很快，感染会造成移植器官失去功能；合并用药多，抗排异药物与抗感染药物间存在相互作用。因此，必须仔细从患者移植前开始评估，随访移植后免疫状态、病原学变化、抗生素及其他药物调整情况，才能对于每个患者进行个体化治疗，获得最佳预后。

（虞胜镭　徐　斌　卢　清）

参·考·文·献

[1] American Society of Transplantation. The American Society of Transplantation Infectious Diseases Guidelines 3rd Edition[J]. Am J Transplantation, 2013, 13 Suppl 4: 1-371.

[2] Pappas P G, Kauffman C A, Andes D R, et al. Clinical Practice Guideline for the Management of Candidiasis: 2016 Update by the Infectious Diseases Society of America[J]. Clin Infect Dis, 2016, 62(4): 409-417.

[3] AST Infectious Disease Community of Practice. Candida infections in solid organ transplantation: Guidelines from the American Society of Practice[J]. Clin Transplant, 2019, 33(9): e13623.

[4] Fishman J A. From the Classic concepts to modern practice[J]. Clin Microbiol Infect, 2014, 20(7): 7-9.

9

累及中枢神经系统的曲霉恶性外耳道炎

题记

恶性外耳道炎也称为坏死性外耳道炎，是外耳道和颅底的侵袭性感染，通常发生于老年糖尿病患者。绝大多数恶性外耳道炎由铜绿假单胞菌引起，偶有包括真菌在内的其他微生物引起该病的病例报道。本病例为一例较为少见的曲霉感染引起的真菌性恶性外耳道炎，且感染累及颅底、颅内，有脑神经受累表现，诊断过程曲折，病情一度危重。所幸在明确病原学诊断之后通过及时有效的抗真菌治疗，患者的病情得到了明显缓解。通过对本病例的学习，希望临床医生在判断耳道感染和中枢神经系统感染病因时，注意警惕真菌性病原体，能够做到早期诊断、早期治疗，从而改善此类疾病的预后。

病史摘要

入院病史

患者，男性，53岁，山东人，教师，2020-04-15收入我科。

主诉

反复右耳疼痛伴流脓1年，右眼疼痛伴突出3个月。

现病史

患者2019-04出现右耳疼痛伴流脓，伴右颞枕部疼痛及张口受限，无发热，至当地医院就诊，间断输液抗感染治疗（具体不详），未见明显好转。2019-08-05至省级医院五官科就诊，行颞骨CT示右侧外耳道、中耳乳突慢性炎症，右侧颞颌关节炎症；予抗感染治疗好转后出院。2019-11患者淋雨后再次出现右耳疼痛及闷胀感，听力下降，无明显耳鸣，未予特殊处理。2020-01出现右额部、右眼部疼痛，自觉右侧眼球突出，右眼视物模糊及视物成双，口角向左侧歪斜，右侧鼻唇沟变浅，右眼闭目不全，右侧额纹消失，声音嘶哑及饮水呛咳，并逐渐出现口齿含糊不清，随后出现左耳听力下降及耳鸣，伴头晕、头痛与自身旋转感，无发热，无恶心、呕吐，无肢体活动障碍及麻木抽搐，右耳听力进行性下降至完全丧失。2020-03-09再次至省级医院神经内科就诊，腰椎穿刺（腰穿）示：脑脊液压力115 mmH_2O，细胞数15 × 10^6/L（单核细胞80%），蛋白质0.84 g/L，糖5.22 mmol/L（同步血糖未见），结核杆菌DNA定量阴性，细菌+真菌培养阴性，予甘露醇、更昔洛韦、抗菌药物等治疗（具体药物不详），于03-24出院，症状改善不明显，患者右耳听力逐渐丧失，面瘫无明显改善，头痛、头晕较前减轻。04-12患者晨起发现右眼视力丧失，无光感，患者为进一步诊治，来我院就诊。患病以来患者精神差，纳差，患者近3个月夜间大量出汗伴烦渴。大小便正常，近1年体重下降约20 kg。

既往史和个人史

右耳慢性中耳炎病史30年。糖尿病病史15年，平素服药及注射胰岛素治疗。

入院查体

神志清楚，发育正常，营养较差，对答口齿不清，双侧瞳孔不等大，右侧瞳孔4 mm，对光反射消失，左侧瞳孔3 mm，对光反射尚可。右侧上睑下垂，右眼上下视受限，双侧眼球外展受限，右侧周围性面瘫，伸舌费力，右侧舌肌萎缩，右耳听力丧失，左耳听力下降，右眼失明。耳郭无畸形，外耳道无异常分泌物，无乳突压痛。颈抵抗，颈静脉无怒张，气管居中，甲状腺无肿大。胸廓对称无畸形，胸骨无压痛；双肺呼吸音清晰，未闻及干、湿性啰音。心率74次/分，律齐；腹平坦，腹壁软，腹部无压痛，无肌紧张及反跳痛，肝、脾肋下未触及，肝、肾区无叩击痛，肠鸣音2次/分。肛门及外生殖器未见异常，脊柱、四肢无畸形，关节无红肿，无杵状指（趾），双下肢无水肿。抬头肌力2级，四肢肌力正常，肌张力正常，双上肢生理反射正常，双下肢腱反射减弱，病理反射未引出。脑膜刺激征阳性。

入院后实验室检查和辅助检查

- 常规检查（2020-04-15）：白细胞8.69 × 10^9/L，中性粒细胞6.16 × 10^9/L，中性粒细胞71.0%，淋巴细胞20.8%，单核细胞7.6%，血红蛋白106 g/L（↓），血小板340 × 10^9/L；肝肾功能、电解质、凝血功能等未见明显异常；空腹血糖：7.9 mmol/L，糖化血红蛋白8.5%，血酮体阴性。

- 炎症指标（2020-04-15）：全血C-反应蛋白52.73 mg/L（↑），血沉120 mm/h（↑），降钙素原0.40 ng/mL（↑）。

- 病原学筛查（2020-04-15）：血GM试验2.508（↑）；血真菌G试验（血浆1-3-β-D葡聚糖）106.37 pg/mL（↑）；血结核感染T细胞检测、血隐球菌荚膜多糖抗原检测均阴性。

- 其他筛查（2020-04-15）：自身免疫性抗体谱、肿瘤标志物、淋巴细胞亚群等未见明显异常；IgG4 7.07 g/L（↑）；血清AQP-4抗体全套：AQP-4 IgG、IgG1、IgG3正常，IgG2 6.75 g/L（↑），IgG4 5.45 g/L（↑）。

- 腰穿检查（2020-04-16）：脑脊液压力130 mmH_2O，脑脊液常规：颜色为无色，透明度清，白细胞9 × 10^6/L（↑），红细胞26 × 10^6/L，潘氏试验+；脑脊液糖3.9 mmol/L（同步血糖：10.6 mmol/L），脑脊液氯110 mmol/L（↓），脑脊液蛋白1164 mg/L（↑）；脑脊液隐球菌荚膜

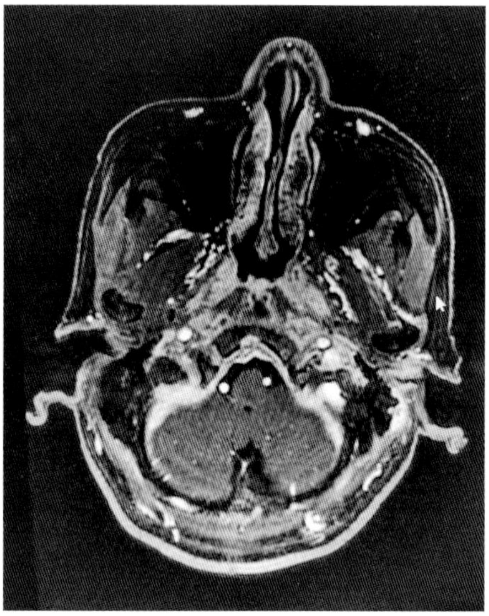

图9-1 患者2020-04-16入院时颅底MRI增强表现（T1WI+C）。

抗原检测结果阴性；脑脊液病原学检查：革兰染色涂片及普通培养、真菌涂片及培养、抗酸染色涂片及结核培养均阴性；脑脊液mNGS结果阴性。

- 颅底MRI增强（2020-04-16，图9-1）：前、中、后颅底可见硬膜广泛增厚，异常强化。考虑为炎性病灶；建议除外真菌感染。两侧额顶叶多发缺血灶；轻度脑萎缩；双侧乳突、筛窦、上颌窦、蝶窦炎症。

- 全身PET-CT（2020-04-26，图9-2）：前、中、后颅底弥漫性放射性摄取增高（累及双侧框下裂、颞骨岩部周围），沿间隙分布，颈椎周围软组织及椎管内组织放射性摄取增高（C2 ～ C4锥体水平），SUV最大值为10.0。左侧外耳道、左侧颞颌关节周围软组织增厚肿胀，沿着皮下间隙向后上颞颈部延伸，PET示局部条状放射性摄取增高，SUV最大值9.0。鼻咽顶壁近颅底软组织增厚，放射性摄取片状增高，SUV最大值为8.8。双侧颈部淋巴结显示大者直径约0.8 cm，其放射性摄取轻度增高，SUV最大值为3.8。诊断结论：前、中、后颅底（累及双侧眶下裂、颞骨岩部）弥漫性FDG代谢增高，鼻咽顶壁近颅底软组织增厚，左侧外耳道、左侧颞颌关节周围软组织增厚肿胀（延伸至左颞顶皮下）、颈椎周围软组织及椎管内FDG代谢增高，结合病史，考虑炎性可能大，建议治疗后随访除外不典型肿瘤。余体部PET显像未见FDG代谢异常增高灶。双侧颈部淋巴炎。鼻旁窦炎。

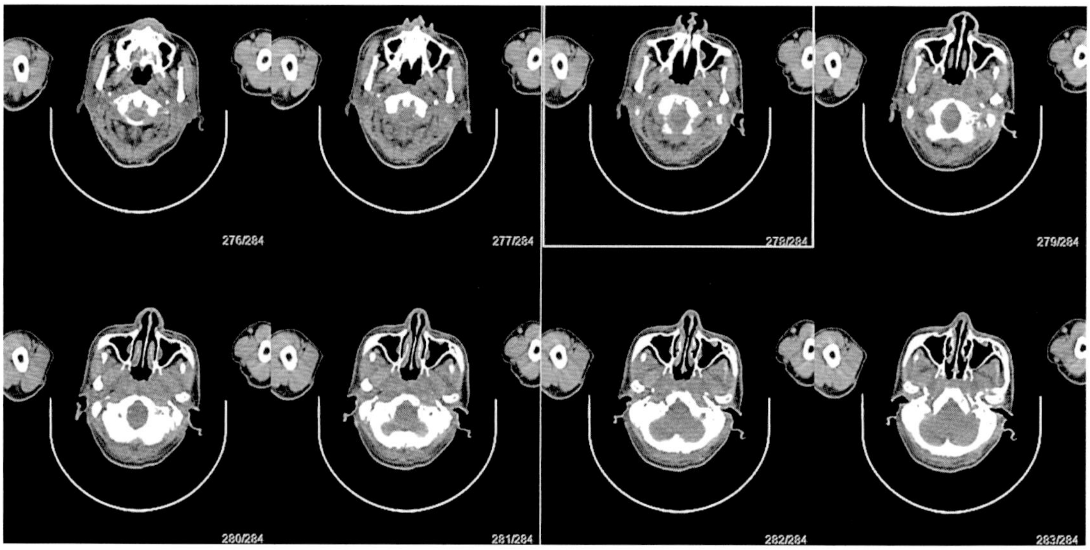

图9-2 患者2020-04-26入院后颅底PET-CT表现。

2020-04-16请五官科会诊，检查示：双侧外耳道畅，左鼓膜完整内陷，标志清楚，右侧鼓膜穿孔，鼓室见肉芽。听力粗侧下降。纯音侧听示：言语频率平均值左侧AC：85dB，BC测不出，右耳全聋。

2020-04-16请眼科会诊，检查示：VOD无光感，VOS 0.6，右眼轻度上睑下垂，双眼球活动各方向均不同程度受限（检查欠配合），双眼角膜明，前房清、深，晶体明，眼底网膜平，双眼视乳头水肿。

2020-04-18再次请五官科会诊，取左耳分泌物送检细菌及真菌培养、病原学mNGS，其中细菌及真菌培养结果均阴性，病原学mNGS结果回报：放线菌属，序列数18；葡萄球菌属，序列数15（山羊葡萄球菌，序列数5；佩腾科夫葡萄球菌，序列数3）；曲霉属，序列数4（黄曲霉，序列数1）。

入院后诊疗经过

患者为中年男性，既往有右耳慢性中耳炎病史30余年，糖尿病病史15年，血糖控制欠佳。此次慢性病程（1年左右），以右耳疼痛伴流脓起病，逐渐进展为右耳听力丧失，右侧周围性面瘫，右侧眼球活动受限，左眼外展受限，右侧舌肌萎缩，右眼视力下降至完全失明，结合影像学表现，临床考虑中耳炎侵犯颅底、颅内，伴多脑神经损害（累及视神经、动眼神经、展神经、舌下神经、面神经）。脑脊液检查提示细胞数正常，蛋白质升高，但脑脊液病原学培养及mNGS结果均阴性，故中耳炎及中枢神经系统感染病原学诊断始终未能明确。入我院后再次请五官科医师取左耳分泌物送检细菌及真菌培养、病原学mNGS，虽培养仍阴性，但分泌物mNGS结果提示曲霉序列数4，故考虑诊断曲霉恶性外耳道炎，累及颅底、颅内，伴多脑神经损害。因侵袭性曲霉病病情进展迅速，患者意识障碍有加重趋势，故收入我科后立即予以伏立康唑注射液200 mg q12h ivgtt抗真菌治疗（首日400 mg q12h ivgtt），同时积极控制血糖、营养神经治疗。经有效抗真菌治疗2个月后，患者一般情况明显好转，意识转清，对答逐渐清晰，左耳听力、左眼视力均较前缓慢恢复，定期入院复查脑脊液指标（表9-1）及影像学检查（图9-3）均较前好转，评估抗真菌治疗有效，病情趋于稳定。末次复查为治疗后13个月，脑脊液常规、生化检查结果基本正常，脑脊液GM试验、血GM试验均正常，复查头颅MRI增强提示原广泛增厚强化的脑膜消失。目前继续伏立康唑片200 mg q12h po维持抗真菌治疗中。

表9-1 患者抗真菌治疗后脑脊液观察表

日　期	压力（mmH_2O）	糖/同步血糖（mmol/L）	氯（mmol/L）	蛋白质（mg/L）	白细胞数（$\times 10^6$/L）	脑脊液GM试验	血清GM试验
2020-04-16	130	3.9/10.6	110	1 164	9	NA	2.508
2020-04-23	150	3.0/NA	115	936	8	2.597	2.594

续 表

日 期	压力（mmH_2O）	糖/同步血糖（mmol/L）	氯（mmol/L）	蛋白质（mg/L）	白细胞数（$\times 10^6$/L）	脑脊液GM试验	血清GM试验
2020-05-07	180	3.1/7.5	119	830	4	1.524	NA
2020-05-22	190	3.9/6.3	120	749	8	1.684	1.359
2020-06-09	150	4.4/10.2	120	548	1	0.898	NA
2020-08-10	160	4.6/8.2	123	725	1	0.928	NA
2020-11-11	190	6.0/12.4	123	669	1	0.368	0.586
2021-01-21	150	6.4/14.7	124	639	0	0.173	0.261
2021-05-24	220	7.0/15.5	122	591	0	0.131	0.168

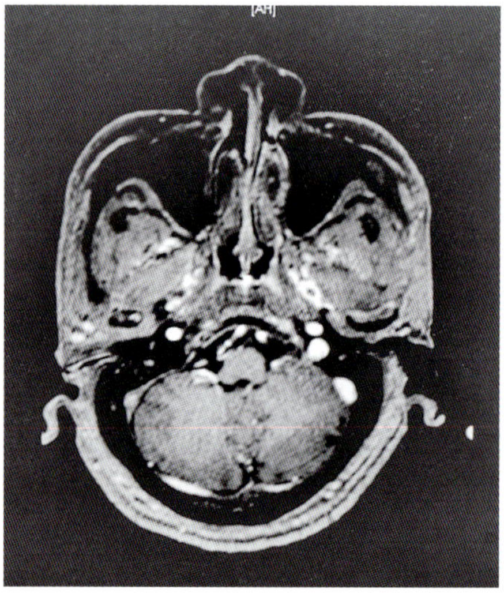

图9-3 患者治疗13个月后，2021-05-26复查，颅底MRI增强表现（T1WI+C）提示颅底硬脑膜前次所见增厚强化本次基本消失。

临床关键问题及处理

关键问题1 如何考虑患者耳源性感染的病原学诊断？

患者为中老年男性，既往有右耳慢性中耳炎病史30余年，糖尿病病史15年，血糖控制欠佳。此次发病为慢性病程，以右耳疼痛伴流脓起病，逐渐进展。外院予常规抗感染治疗效果不佳，随着病情进行性加重，尽快明确耳源性感染的病原学诊断成为当务之急。耳道内正常情况下有多种需氧和厌氧细菌定植，90%以上为革兰阳性菌。葡萄球菌是外耳道最常见的定植菌（63%），其中最多见的是耳葡萄球菌（22%）与表皮葡萄球菌（15%）。外耳道炎最常见的致病微生物则为铜绿假单胞菌（38%）、表皮葡萄球菌（9%）和金黄色葡萄球菌（8%），其他一些革兰阳性与革兰阴性菌也可引起外耳道炎。另有4%～25%的患者可为厌氧菌感染（常见拟杆菌属与消化链球菌属）。值得注意的是，高达1/3的外耳道炎病例存在多种微生物混合感染。对于外耳道炎，单纯开始经验性抗感染治疗通常效果非常好，因此，轻度和中度外耳道炎患者在治疗前一般无需行外耳道病原体培养检查。当常规抗细菌治疗无效时，需警惕外耳道真菌感染的可能。真菌感染占外耳道炎病例的2%～10%，最常发生在细菌感染抗生素治疗之后，其中最常见的是黑曲霉和念珠菌，但不同地理位置的优势菌种有所差异。另外，念珠菌感染更常见于助听器使用者。真菌微生物在外耳道中具有特征性外观表现，放大视野下尤其明显，可能见到细小的真菌菌丝和真菌孢子，例如曲霉感染时细而深色的覆盖层；念珠菌感染时的白色皮脂样物质。因此，当怀疑外耳道真菌感染时，由五官科专科医师进行耳镜检查显得尤为重要。重度外耳道炎、复发性外耳道炎、慢性外耳道炎、免疫抑制基础（如移植术后、HIV感染、放化疗、控制不佳的糖尿病）患者，耳部手术后感染的患者以及初始治疗无效的患者，均建议由五官科专科医师辅助进行外耳道分泌物标本的采集并及时送检病原体培养检查。本例患者正是在收住我科后反复请五官科医师协助取左耳分泌物送检培养及mNGS等病原学相关检查，最终由病原学mNGS结果，结合血清GM试验强阳性，明确诊断为外耳道曲霉感染。

关键问题2　如何评估患者侵袭性曲霉病累及范围?

侵袭性曲霉病最常累及肺部，也可播散至鼻-鼻窦、眼-眼眶、中枢神经系统、心内膜、肝、肾、胃肠道等其他部位。在血液系统恶性肿瘤、造血干细胞移植或实体器官移植相关的免疫抑制患者中，更易播散到肺外器官，预后更差。有报道，曲霉病是肝移植受者中枢神经系统感染的最常见病因，在一项相关病例研究中甚至引起了55%的脑脓肿发生。中枢神经系统曲霉病除可见于播散性感染情况下，还可能来源于鼻-鼻窦、眼-眼眶曲霉病等邻近器官感染的局部蔓延，一旦曲霉病侵及中枢神经系统，病情进展迅速，可能出现癫痫发作或神经系统定位体征，或侵犯颅内血管出现感染性动脉瘤，一旦破裂会导致出血性脑血管意外、蛛网膜下腔出血和/或积脓形成。故中枢神经系统曲霉病预后极差，过去此类疾病的病死率甚至接近100%。故对于有免疫抑制高危因素和/或鼻、眼、耳等头面部邻近器官累及的侵袭性曲霉病患者，需尽早评估是否存在中枢神经系统的累及，除腰椎穿刺及头颅影像学检查评估之外，可尝试送检脑脊液GM试验和脑脊液病原学mNGS等以辅助明确病原学诊断，同时应注意评估颈部及颅内血管侵犯情况。

对于真菌性外耳道炎，需警惕有无恶性外耳道炎的并发症。恶性外耳道炎也称为坏死性外耳道炎，是外耳道和颅底的侵袭性感染导致的潜在且致命的严重并发症，其发生于感染从皮肤播散至颅底骨及髓腔（也会累及颞区软组织和软骨），最常见于糖尿病老年患者或其他免疫功能低下的人。脑神经麻痹是预后不良的征象，MRI或CT检查显示有感染扩展至骨性结构的异常表现时，有助于恶性外耳道炎的诊断。恶性外耳道炎患者通常表现为剧烈耳痛和耳漏，检查可发现外耳道下部骨-软骨交界处有肉芽组织。随着感染进展，可出现颅底骨髓炎和颞下颌关节骨髓炎，骨髓炎进展可伴发脑神经麻痹。其他罕见但致命的中枢神经系统并发症包括脑膜炎、脑脓肿和硬脑膜窦血栓性静脉炎。本例患者在病程中先后出现了上述相关临床症状体征；五官科检查发现鼓室肉芽组织；头颅MRI增强提示前、中、后颅底可见硬膜广泛增厚伴异常强化，提示炎性病灶；入院腰穿亦提示脑膜炎特征（脑脊液糖降低、蛋白质升高），且脑脊液GM试验 > 1.5，故考虑患者曲霉外耳道炎加重进展为恶性外耳道炎，且累及中枢神经系统，病情危重。所幸在迅速明确病原学诊断之后，通过及时有效的抗真菌治疗，患者的病情得到了明显缓解，且治疗后监测血GM试验及脑脊液GM试验，结果进行性下降至转阴性，提示治疗有效。

背景知识介绍

中枢神经系统曲霉病可见于播散性感染情况下，还可能来源于鼻-鼻窦、眼-眼眶曲霉病等邻近器官感染的局部蔓延。一项研究发现中枢神经系统曲霉病相关的头颅CT和/或MRI表现有3种模式：① 与脑脓肿一致的环形增强病灶；② 大脑皮质和皮质下梗死，伴或不伴并发的血肿；③ 鼻旁窦黏膜增厚伴继发性颅内硬脑膜强化，与病变从鼻旁窦直接蔓延的表现一致。需注意的是，毛霉病也可引起鼻-鼻窦炎并侵及中枢神经系统，进而侵犯颈部、颅内血管，与侵袭性中枢神经系统曲霉病的临床及影像学表现类似。但鼻-眼-脑曲霉病通常见于中性粒细胞减少的血液系统恶性肿瘤患者，而毛霉病较多见于糖尿病酮症酸中毒患者，两者的最终鉴别仍需依靠组织病理或病原培养结果，对及早制订有效的抗真菌治疗方案十分关键。

侵袭性曲霉病的诊断需在评估宿主因素基础上，依靠真菌培养及组织病理学检查确诊。血清、肺泡灌洗液、脑脊液GM（半乳甘露聚糖）试验可作为侵袭性曲霉病的特异性抗原标志物辅助诊断。GM试验的灵敏度和特异度较高，在侵袭性曲霉病早期诊断和评估疗效方面具有双重价值，但使用时需结合宿主人群、样本类型对诊断阈值作出谨慎判断，较为推荐同时送检血清GM试验及病灶部位体液标本GM试验，或动态随访GM试验结果。近年来mNGS、多重PCR等病原学分子诊断技术在临床应用日益广泛，临床医生需结合患者具体情况及其他检查结果进行综合判断。伏立康唑是广谱抗真菌药物，对曲霉感染有良好的治疗效果，且脑脊液通透性好，因此推荐使用伏立康唑作为治疗中枢神经系统曲霉病的首选用药，也可选择使用两性霉素B脂质体治疗中枢神经系统曲霉病。

恶性外耳道炎也称为坏死性外耳道炎，是外耳道和颅底的侵袭性感染，通常发生于老年糖尿病患者，近期耳部手术和助听器刺激可能是恶性外耳道炎的危险因素。恶性外耳道炎也见于HIV感染者，提示免疫系统受损是此病的易感因素。超过95%的恶性外耳道炎是由铜绿假单胞菌引起的。当发现不止一种微生物时，与铜绿假单胞菌共存的分离菌株往往是正常皮肤菌群。偶有病例报道由其他微生物引起，包括曲霉、金黄色葡萄球菌、奇异变形杆菌、产酸克雷伯菌、洋葱伯克霍尔德菌和近平滑念珠菌。这些微生物感染通常发生于免疫功能受损宿主，如艾滋病患者或肿瘤患者。铜绿假单胞菌是普遍存在的革兰阴性细菌，在蒸馏水中也能生长，但此菌不属于正常的耳道定植菌群，即使糖尿病患者亦如此，所以一旦外耳道分泌物中发现铜绿假单胞菌就意味着存在感染。虽然大多数真菌性恶性外耳道炎是由曲霉引起的，但也有其他真菌（包括尖端赛多孢子菌等）病例报道。

由于缺乏诊断标准，恶性外耳道炎的诊断是基于临床表现、实验室检查和影像学结果的综合分析，往往就诊时有“严重”疾病（表现为脑神经麻痹、真菌培养阳性、疾病复发，以及影像学检查显示有侵袭性病变）的患者治疗结局较差。临床如考虑恶性外耳道炎，应注意对外耳道分泌物或肉芽组织进行病原学检查，除送检革兰染色和细菌培养之外，还应行真菌染色和培养。CT扫描是评估骨侵蚀的首选影像学检查。在一项前瞻性研究中发现CT提示颞下区存在骨侵蚀和/或软组织异常，有助于区分恶性外耳道炎与外耳道炎。MRI可显示骨髓的脂肪含量变化，因此在显示内侧颅底疾病方面略有优势，更适用于明确疾病范围和监测治疗效果，病变向不止一个方向（如向前、内侧、中线、颅内和颅外）延伸时，则预后较差。MRI还可用于区分继发于恶性外耳道炎的颅底骨髓炎与鼻咽癌。铜绿假单胞菌所致恶性外耳道炎也与曲霉甚至其他病原体所致恶性外耳道炎表现相似。治疗方面，局部用抗生素对恶性外耳道炎无效，滴注抗假单胞菌局部用药物可能增加分离耳道微生物的难度。对于免疫功能正常的单纯性恶性外耳道炎患者，通常建议使用环丙沙星进行经验性全身性抗感染治疗。环丙沙星联合一种抗假单胞菌β-内酰胺类药物作为初始经验性治疗，适用于晚期感染或严重免疫功能低下患者，获得临床改善后可改用环丙沙星单药治疗。若出现骨髓炎迹象，抗生素治疗疗程至少为6～8周。考虑到氟喹诺酮类药物耐药性，抗铜绿假单胞菌感染治疗失败的患者应接受病灶部位活检，进行活检组织细菌及真菌培养、药敏试验、组织病理等以明确是否存在耐药菌、真菌感染或合并肿瘤。明确致病微生物为曲霉时，可首选长疗程（＞12周）的伏立康唑治疗，也可选择两性霉素B脂质体抗真菌治疗。艾沙康唑作为新型三唑类抗真菌药物，在治疗侵袭性曲霉病方面不劣于伏立康唑，可能是治疗曲霉恶性外耳道炎的另一种选择，但尚无这类病例报道；也有采用短疗程两性霉素B和长期口服伊曲康唑成功治疗的个案报道。在此病目前的治疗中，手术切除无效，目前需进行的外科操作只有清创术和/或活检以排除癌症。

点评

侵袭性曲霉病临床常见肺部和鼻-鼻窦-眼-眼眶的累及，在有免疫抑制高危因素的患者中，更易播散到肺外器官，预后不良。其中，中枢神经系统曲霉病除播散所致外，还可能来源于邻近器官感染的局部蔓延，病情进展迅速，预后极差，病死率高。本病例为较少见的曲霉感染引起真菌性恶性外耳道炎合并糖尿病的老年患者，由于未能明确病原学，感染逐步进展侵及颅底、颅内，有脑神经受累表现，诊断过程较为曲折，患者一度病情危重。感染科医生在迅速明确病原学诊断之后，及时给予有效的抗真菌治疗，方才抓住了一线生机。通过对本病例的学习，希望临床医生在考虑耳道感染和中枢神经系统感染病因时，需注意排查真菌性病原体；对于有免疫抑制高危因素和/或鼻、眼、耳等头面部邻近器官累及的侵袭性曲霉病患者，亦需尽早评估是否存在中枢神经系统的累及，从而尽力做到早期诊断、早期治疗，改善此类疾病的预后，降低病死率。

（刘其会　张　舒　朱利平）

参·考·文·献

[1] Roland P S, Stroman D W. Microbiology of acute otitis externa[J]. Laryngoscope, 2002, 112: 1166.

[2] Munguia R, Daniel S J. Ototopical antifungals and otomycosis: a review[J]. Int J Pediatr Otorhinolaryngol, 2008, 72: 453.

[3] Bonham C A, Dominguez E A, Fukui M B, et al. Central nervous system lesions in liver transplant recipients: prospective assessment of indications for biopsy and implications for management[J]. Transplantation, 1998, 66: 1596.

[4] Ashdown B C, Tien R D, Felsberg G J. Aspergillosis of the brain and paranasal sinuses in immunocompromised patients: CT and MR imaging findings[J]. AJR Am J Roentgenol, 1994, 162: 155.

[5] Rubin J, Curtin H D, Yu V L, et al. Malignant external otitis: utility of CT in diagnosis and follow-up[J]. Radiology, 1990, 174: 391.

[6] Walton J, Coulson C. Fungal malignant otitis externa with facial nerve palsy: tissue biopsy AIDS diagnosis[J]. Case Rep Otolaryngol, 2014, 2014: 192318.

[7] Mion M, Bovo R, Marchese-Ragona R, et al. Outcome predictors of treatment effectiveness for fungal malignant external otitis: a systematic review[J]. Acta Otorhinolaryngol Ital, 2015, 35: 307.

[8] Finer G, Greenberg D, Leibovitz E, et al. Conservative treatment of malignant(invasive) external otitis caused by Aspergillus flavus with oral itraconazole solution in a neutropenic patient[J]. Scand J Infect Dis, 2002, 34: 227.

10

反复眼部红肿疼痛伴分泌物增多，最终确诊为鼻窦-眼眶-泪囊毛霉病

题记

一位健康年轻男性患者，无明显诱因下出现右眼反复红肿、疼痛、分泌物增多。曾考虑眶内恶性肿瘤进行手术，术后病理提示炎症性肉芽肿，并发现真菌菌丝，最终确诊为鼻窦–眼眶–泪囊毛霉病。经过两性霉素B脂质体静脉用药、序贯泊沙康唑混悬液口服治疗后明显好转。

病史摘要

入院病史

患者，男性，39岁，江苏如皋人，2021-10-15收入我科。

主诉

反复右眼红肿、疼痛、分泌物增多11个月。

现病史

患者自2020-09开始无明显诱因下出现右眼反复红肿、流泪，曾多次在当地医院就诊，考虑"泪管炎伴堵塞"，多次给予"鼻泪管冲洗+扩张"术，术后间断给予加替沙星滴眼液、左氧氟沙星滴眼液等药物滴眼治疗，但症状反复。2021-05-28至上海市某医院就诊，眼眶MRI增强（图10-1）：右眶筛不规则占位性病变（2.41 cm × 2.31 cm × 3.22 cm），T1WI低信号，T2WI压脂略高信号，DWI高信号，增强后明显不均匀强化，局部筛板破坏。右眼球受压外移。考虑恶性可能。2021-06-11诊断为"右眼眶肿物、右泪道堵塞"，行全麻下右眼眶肿物切除术，术中冰冻提示炎性肉芽肿性病变，术后病理诊断：(右眼泪囊）炎性肉芽肿病变，PAS染色及真菌检查见真菌菌丝。术后右眼仍红肿，给予左氧氟沙星滴眼液滴眼1个月，效果欠佳，换用妥布霉素地塞米松滴眼液滴眼2周，仍无明显效果。2021-08开始出现右眼红肿加重，局部皮肤瘙痒，伴触痛，黄色脓性分泌物渗出；同时鼻腔黏膜

肿胀充血、鼻甲肿胀。2021-08-31眼眶MRI增强：右眶筛占位性病变（2.5 cm × 3.9 cm × 4 cm，较术前增大），T1WI低信号，T2WI压脂略高信号，DWI高信号，增强后明显不均匀强化，局部筛板破坏。右侧鼻泪管、鼻腔鼻甲可见受累，眼球受压外移。附见：鼻旁窦炎症。2021-09-03到复旦大学附属华山医院进一步诊治，眼分泌物真菌直接免疫荧光阳性，真菌培养（2021-09-18）14天未见真菌生长。2021-10-08借外院眼眶肿物病理切片，我院病理科会诊后确诊为毛霉。入院前1周患者外购"氟康唑滴眼液"滴眼后自觉眼部分泌物减少，疼痛减轻，红肿仍无消退。今为进一步诊治再来我院，门诊拟以"真菌感染（眼眶）"收入我科。

病程中，患者否认有复视、视物模糊、发热、头痛、咳嗽、咳痰等症状，精神食纳睡眠好，大小便正常。

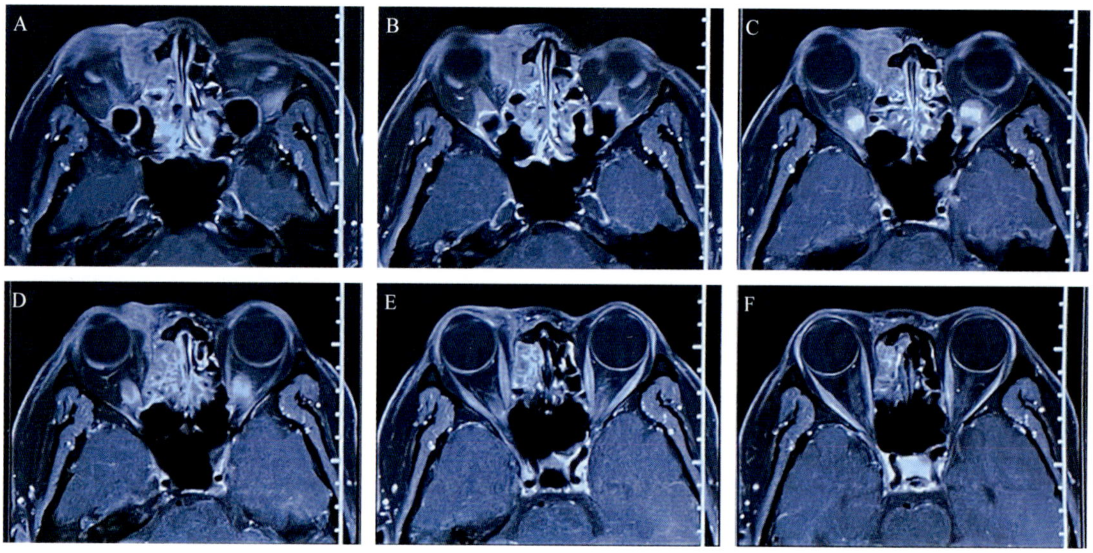

图10-1　患者手术前2021-05-28眼眶MR增强。A ～ C.T1WI增强；D ～ F.T2WI。

既往史及个人史

患者既往体健。否认肝炎史、结核史。有"甲癣"病史10余年，未系统诊治，2021-09-20甲屑真菌镜检提示"红色毛藓菌"感染。8年前因"痔疮并出血"行手术治疗（具体诊治经过不详）。2021-06-11外院以"右眼眶肿物、右泪道堵塞"行全麻下右眼眶肿物切除术，详见现病史。

婚育史/家族史

已婚已育，否认家族遗传性疾病史。

入院查体

体温36.9℃，心率88次/分，呼吸18次/分，血压129/90 mmHg，身高168 cm，体重70 kg。神志清楚，发育正常，营养好，回答切题。全身皮肤黏膜未见异常，全身浅表淋巴结未见明显肿大。右眼下睑内侧明显红肿，隆起（图10-2），质硬，伴局部触痛；内眦部可触及质硬、不活动包块状物，见少量淡黄色脓性分泌物渗出。双侧巩膜无黄染，双侧瞳孔等大等圆。外鼻无畸形，鼻通气良好，鼻中隔无偏曲，两侧鼻旁窦区无压痛。颈软，双肺呼吸音清晰，未闻及干、湿性啰音。心率88次/分，律齐；腹软、无压痛，无肌紧张及反跳痛，肝脾肋下未触及，肝肾脏无叩击痛，肠鸣音5次/分。双下肢无水肿。肌力正常，肌张力正常，克氏征阴性。生理反射正常，病理反射未引出。双侧趾甲变黄增厚。

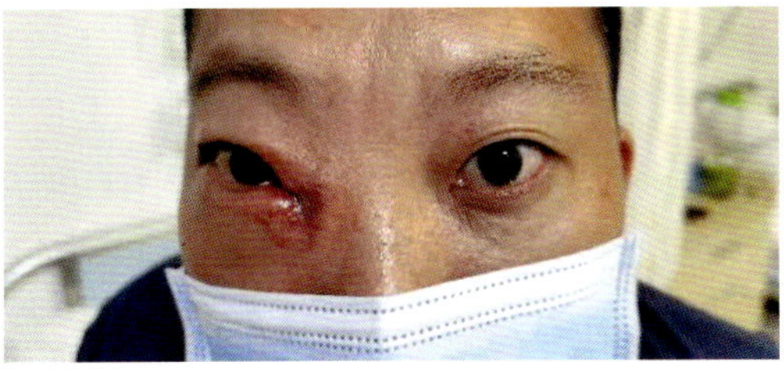

图10-2 患者入院时的右眼体征。

入院后实验室检查和辅助检查

- 血常规（2021-10-15）：白细胞5.90 × 10^9/L，中性粒细胞3.27 × 10^9/L，中性粒细胞55.4%，淋巴细胞31.4%，单核细胞8.5%，红细胞4.78 × 10^{12}/L，血红蛋白142 g/L，血小板147 × 10^9/L，嗜伊红细胞220 × 10^6/L。
- 肝肾功能（2021-10-15）：丙氨酸氨基转移酶：23 U/L，天冬氨酸氨基转移酶20 U/L，碱性磷酸酶135 U/L（↑），γ-谷氨酰转移酶38 U/L，总胆红素15.4 μmol/L，白蛋白45 g/L，球蛋白31 g/L；肌酐53 μmol/L（↓），尿酸0.307 mmol/L，肌酸激酶42 U/L（↓），尿素4.0 mmol/L。
- 凝血功能（2021-10-15）：凝血酶时间14.6秒，纤维蛋白原降解产物<2.5 μg/mL，部分凝血活酶时间34.1秒（↑），国际标准化比值1.19（↑），D-二聚体<0.19 FEU mg/L，纤维蛋白原定量3.8 g/L（↑），凝血酶原时间13.4秒（↑）。
- 血沉（2021-10-15）28 mm/h（↑）；全血C-反应蛋白3.96 mg/L。
- 降钙素原（2021-10-16）0.04 ng/mL。
- G试验（2021-10-18）<10.00 pg/mL。
- 曲霉半乳甘露聚糖（GM）检测（2021-10-18）0.128（阴性）。
- 隐球菌荚膜多糖抗原检测（2021-10-18）阴性。
- 变应性支气管肺曲霉病初筛试验（2021-10-18）：烟曲霉m3 sIgE 1.26KUA/L（↑），总IgE 4143KUA/L（↑），霉菌混合mx2 9.00KUA/L（↑）。
- 糖化血红蛋白（2021-10-15）5.3%。
- 肿瘤标志物（2021-10-16）阴性。
- HIV抗体、RPR、TPPA、乙肝标志物、丙肝抗体（2021-10-18）均阴性。
- 免疫球蛋白（2021-10-16）：血免疫球蛋白M 0.92 g/L，血免疫球蛋白G 15.00 g/L，血免疫球蛋白A 2.89 g/L，血免疫球蛋白E>2 712.00（↑）。
- 淋巴细胞亚群绝对计数（2021-10-15）：T淋巴细胞绝对值1 543 cells/μL，Th淋巴细胞绝对值974 cells/μL，Tc淋巴细胞绝对值477 cells/μL，B淋巴细胞绝对值265 cells/μL，NK自然杀伤细胞绝对值180 cells/μL。

临床关键问题及处理

关键问题1　该患者的初步诊断考虑毛霉感染，该如何进一步明确诊断，并进行评估？

患者慢性病程，主要表现为右眼症状，反复右眼红肿、疼痛、分泌物增多。曾行右眼眶肿物切除术，术后病理诊断：右眼泪囊炎性肉芽肿病变，PAS染色及真菌光检查见真菌丝（借阅病理切片，经我院病理科会诊确诊为毛霉感染）。患者术后未抗真菌治疗，出现术后局部症状呈进行性加重，伴有脓性分泌物。入院后考虑到真菌感染的侵袭性特征，当务之急是再次完善病原学检查，并且评估患者目前感染累及部位。

患者入院当天行眼科检查，提示右眼角形态欠佳，瘢痕，双眼角膜明，晶体明，眼底网膜平，视盘界清，色可。双眼屈光不正，VOD 0.8，VOS 1.0，OCT未见明显异常，视野未见明显异常。考虑符合真菌感染，建议全身抗真菌治疗。肺部CT检查（2021-10-19）提示：左肺下叶前内基底段实性结节及索条，结合病史考虑真菌感染可能，建议治疗后复查；左肺下叶背段胸膜下小片状模糊影，炎性病变可能，随诊。头颅MR增强提示：右侧额窦、上颌窦及双侧筛窦炎症；右侧眼眶异常强化，考虑炎症侵犯所致，请结合临床；右侧乳突炎。眼眶CT增强提示：右侧眼眶内上部皮肤软组织炎性病变，双侧筛窦、上颌窦、右侧乳突炎。进一步完善PET-CT提示：右侧眼眶内侧壁及下壁混杂软组织密度影（内侧壁骨质轻度吸收改变累及右侧筛窦），FDG代谢不均匀增高，结合病史，考虑感染性病变可能大，建议结合病理；左下肺实性结节FDG代谢不均匀增高，感染性疾病首先考虑，建议正规抗炎治疗后随诊；余全身（包括脑）PET显像未见FDG代谢异常增高灶；双侧颈部淋巴结炎，鼻旁窦炎；轻度胃炎，脂肪肝，轻度肠炎，椎体退行性变。

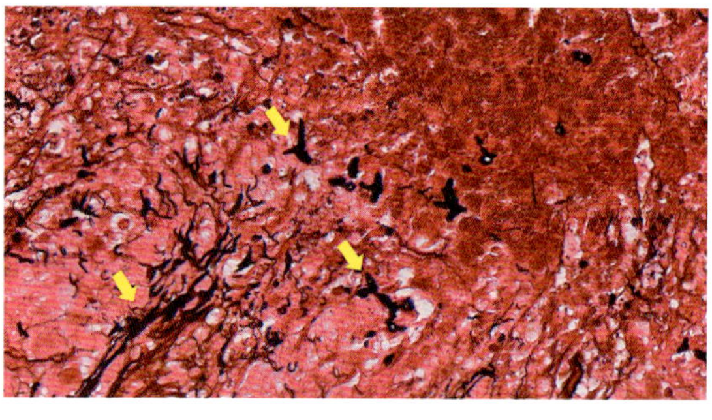

图10-3　患者右眼泪囊病理（GMS，×400）。可见菌丝侵袭人体组织，毛霉菌丝呈宽带样，缺乏规则的分隔，具有不规则的角度分支。

借阅患者外院右眼眶肿物术后病理切片，请我院病理科读片确诊为毛霉感染（图10-3）。通常，毛霉病患者的组织病理上，通过HE、PAS或GMS染色可见毛霉菌丝侵袭人体组织。毛霉菌丝壁薄，宽度通常为6～16 μm，但也可达25 μm，无隔或少隔，分支呈90°直角。菌丝较宽和不规则（带状）的性质是鉴定毛霉的特征性改变。

结合患者临床表现以及外院眼眶肿物病理读片结果，考虑播散性毛霉病（累及鼻窦、眼眶、泪囊、肺）。

关键问题2　患者诊断为毛霉感染，该如何进行下一步治疗，疗程如何确定？

2021-10-16患者入院第二天即开始给予两性霉素B胆固醇硫酸酯复合物（安复立克）（第一天50 mg/d，第二天100 mg/d，第三天起150 mg/d维持）静滴抗真菌治疗；并给予地塞米松磷酸钠注射液1 mg iv qd（根据患者耐受性，逐渐调整为1 mg qod）预防两性霉素B胆固醇硫酸酯复合物不良反应，常规补钙、补钾、保护胃黏膜。治疗期间未发现明显两性霉素B胆固醇硫酸酯复合物药物不良反应。经治疗后患者右眼眶红肿、疼痛症状明显好转，右眼眼眶皮肤仍稍感麻木，偶有针刺感，伴少许流泪，无脓性分泌物渗出，无发热、头痛、复视、视物模糊等不适。提示患者对两性霉素B胆固醇硫酸酯复合物有良好的治疗应答，共使用约6周，2021-12-01予停用并调整为泊沙康唑肠溶片300 mg qd（第一天300 mg q12h）（空腹）口服抗真菌治疗治疗1个月。请眼科会诊：双眼视力 VOD 0.6，VOS 1.0（裸眼），眼压及黄斑未见异常。考虑患者右眼手术部位在内眦，破坏下泪小管，故导致流泪不适。后改为泊沙康唑混悬液（10 mL bid，与高脂食物同服）2周与泊沙康唑肠溶片300 mg qd口服2周交替抗真菌治疗。

治疗2周和2个月后复查肺CT（图10-4），提示肺部病灶治疗后逐渐吸收，进一步证实毛霉感染。同步复查头颅MR增强对比治疗前病灶较前也有好转（图10-5）。

随访至2022-05，患者仍在使用泊沙康唑治疗中，症状持续好转。定期眼科随访，复查血常规、肝肾功能、电解质、血沉、C-反应蛋白、降钙素原、血G试验、GM试验、胸部CT及头颅MR增强等。

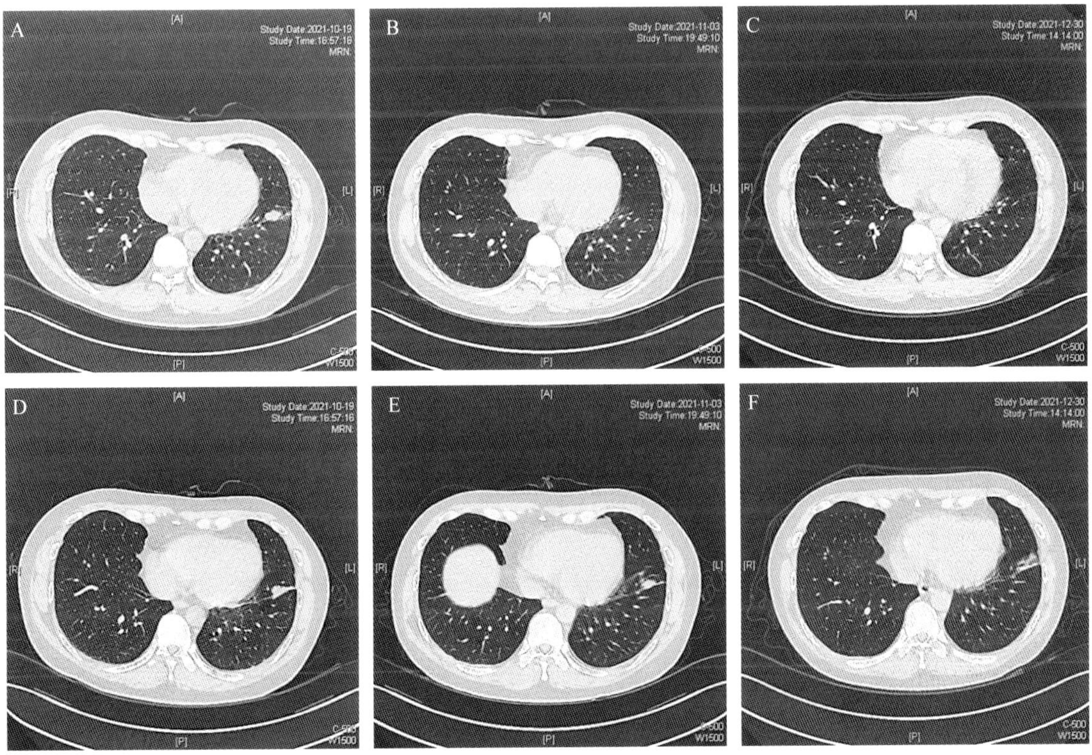

图10-4　肺部CT提示左肺下叶前内基底段实性结节及索条，随着治疗逐渐吸收（A、D. 2021-10-19；B、E. 2021-11-03；C、F. 2021-12-30）。

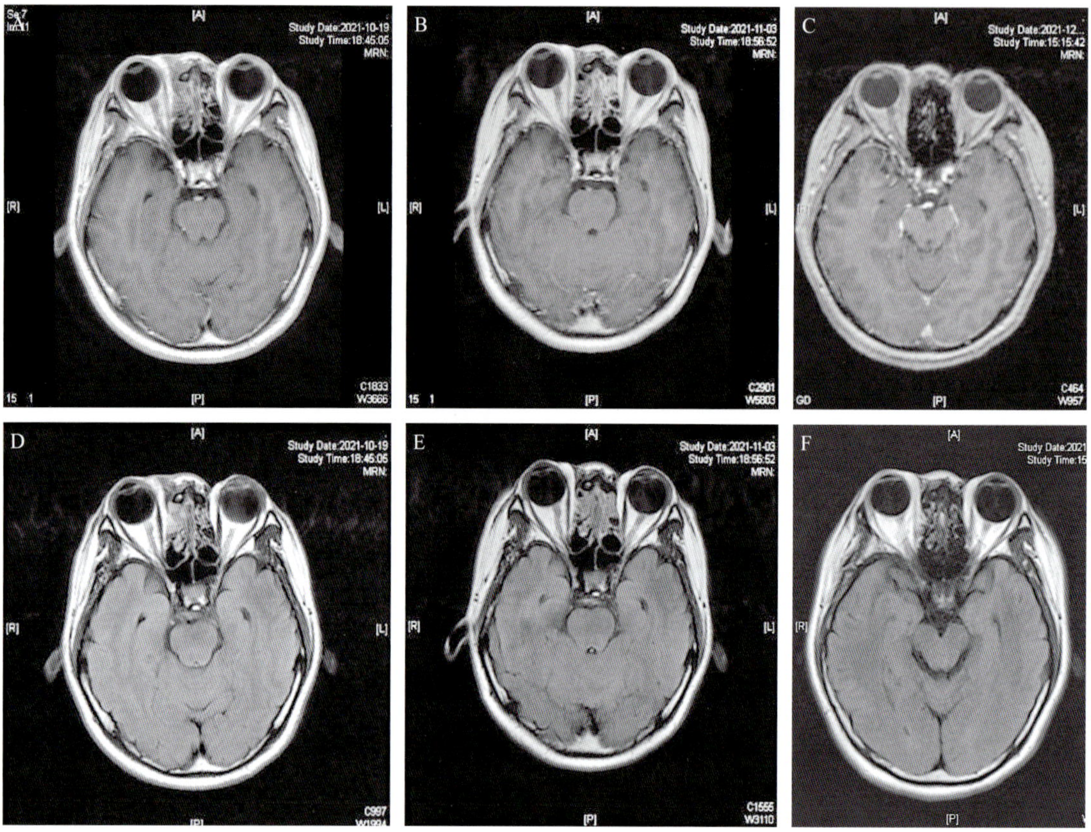

图10-5　头颅MR增强：右侧额窦、上颌窦及双侧筛窦炎症；右侧眼眶异常强化，治疗过程中（2021-10-19，2021-11-03，2021-12-30）随访头颅MR增强提示病灶逐渐吸收（A ～ C. T1序列增强；D ～ F. T2序列）。

背景知识介绍

毛霉普遍存在于自然界，可见于腐烂植被和土壤中。毛霉病的特征是菌丝侵犯血管导致宿主组织梗死和坏死。好发于免疫功能受损患者，包括血糖控制不佳的糖尿病患者、血液系统恶性肿瘤高强度化疗患者、骨髓移植或实体器官移植患者、使用免疫抑制剂患者等，但也有报道约18%感染者无明显免疫缺陷的基础疾病。

鼻-眶-脑感染是毛霉病最常见临床表现之一，推测感染始于宿主将真菌孢子吸入鼻旁窦内。而肺毛霉病则是一种进展迅速的感染，发生于细支气管及肺泡吸入孢子后，可导致肺炎伴梗死及坏死，感染蔓延至相邻组织或通过血行播散至其他器官。毛霉病也可以导致胃肠道、皮肤、肾脏疾病及播散性疾病。播散性毛霉病定义为累及两个或两个以上不连续部位的感染。毛霉病的诊断依赖于通过组织病理学识别出具有毛霉目典型结构的微生物，但是由于没有定量描述毛霉的结构特征的数据，因此强烈建议通过培养、分子或原位鉴定技术的应用来确认组织中毛霉病的诊断。对于分子诊断，新鲜材料优于石蜡包埋的组织。

毛霉病的治疗包括受累组织的外科清创联合抗真菌治疗，一般怀疑鼻-眶-脑毛霉病，应对受累组织进行积极的外科清创，去除患者的易感因素也至关重要，如纠正高血糖、改善粒细胞减少、调整免疫抑制药物使用等。

毛霉病的初始治疗首选药物是两性霉素B脂质体。对于两性霉素B脂质体治疗有反应的患者，泊沙康唑或艾沙康唑可用作口服降阶梯治疗。两性霉素B脂质体治疗一般持续数周，直至患者临床征象明显改善。序贯治疗泊沙康唑肠溶片优于泊沙康唑口服悬液，前者第1天，300 mg/次，每12小时1次，后每日1次，空腹服用；后者每日2次，每次10 mL，需要与高脂食物同服，但口服悬液的生物利用度个体差异较大。艾沙康唑负荷剂量200 mg/次，每8小时1次，共6剂，末次负荷剂量后12～24小时改为口服200 mg/次，每日1次。对于两性霉素B脂质体无反应或者不耐受的患者，可以使用静脉泊沙康唑或艾沙康唑作为补救性治疗；中重度肾功能不全者应该避免使用泊沙康唑。疗程因患者而异，个体化制订。指南推荐治疗直到免疫抑制因素解除，并且影像学显示病灶明显吸收。

鼻-眶-脑毛霉病总体病死率为25%～62%，感染局限于鼻窦的患者预后稍好；免疫功能严重低下患者及有脑、海绵窦或颈动脉受累者预后极差。严重免疫功能低下患者并发肺毛霉病的病死率可高达87%。早期诊断和治疗对降低病死率至关重要。

点评

毛霉感染随着免疫功能低下患者的增多而有明显增多趋势，但以泪囊炎为表现实属罕见，进一步发现该患者有双侧鼻窦炎、眼眶肿块及眼眶骨质破坏，故而推测系鼻窦-眼眶毛霉病术后未经抗真菌治疗而累及泪囊所致。比较庆幸，该患者病灶没有累及中枢神经系统，可能与其无明显免疫功能低下基础疾病有关，所以药物治疗效果也较为理想。

（阮巧玲　刘　璐　张昊澄　陈忠清　秦艳丽　朱利平）

参·考·文·献

[1] Jeong W, Keighley C, Wolfe R. et al. The epidemiology and clinical manifestations of mucormycosis: a systematic review and meta-analysis of case reports[J]. Clinical Microbiology and Infection, 2018, 25(1): 2634.

[2] Cornely O A, Alastruey-Izquierdo A, Arenz D, et al. Global guideline for the diagnosis and management of mucormycosis: an initiative of the European Confederation of Medical Mycology in cooperation with the Mycoses Study Group Education and Research Consortium[J]. Lancet Infect Dis, 2019, 19(12): e405–e421.

[3] Steinbrink J M, Miceli M H. Mucormycosis[J]. Infectious Disease Clinics of North America, 2021, 35(2), 435–452.

11

脑脊液 GM 试验辅助诊断中枢神经系统曲霉感染

题记

慢性中枢神经系统感染因临床表现无特异性，常规培养阳性率低，其病原学诊断和治疗一直是临床难以解决的难题。虽然mNGS等新技术的诞生帮助诊断了部分患者，但有一定比例的患者经过多种检查手段仍难以明确病原菌。本例老年患者以发热伴头晕、恶心、嗜睡起病，入院后反复多次脑脊液检查提示颅内感染，但多次脑脊液培养和mNGS均回报阴性，最初诊断性抗结核治疗似有疗效后又出现恶化，同时发现脑脊液GM试验异常升高，提示中枢神经系统曲霉感染可能。而后因脑脊液mNGS检测及痰培养发现烟曲霉，并且抗真菌治疗有效，最终得以确诊。

病史摘要

入院病史

患者，女性，84岁，2021-08-10收入我科。

主诉

发热伴头晕、恶心20余天，嗜睡3天。

现病史

患者2021-07-10起无明显诱因下出现头痛、眼眶痛，伴恶心、呕吐，呕吐物为胃内容物，当时患者无发热，无咳嗽、咳痰，无尿频、尿急、尿痛。至外院就诊，入院后完善相关检查。血常规：白细胞8.38×10^9/L，中性粒细胞6.13×10^9/L，红细胞3.73×10^{12}/L，血红蛋白116 g/L，血小板218×10^9/L；全血C-反应蛋白5.35 mg/L；降钙素原0.5 ng/mL。予以促进脑循环（银杏内酯注射液、注射用尤瑞克林）、抗氧化、护胃、调脂稳斑、改善血管、抗血小板聚集等治疗。患者于2021-07-16开始出现发热，体温最高达39.6℃，伴心慌、胸闷，心电图示非典型心房扑动，转入心内科拟行射频消融治疗，因患者反复发热，术前给予非甾体类抗炎药、地塞米松治疗，用药后患者体温可将至正常，数小时后又升高，先后给予莫西沙星、头孢曲松、美罗培南等抗感染治疗，患者仍反复发热。住院期间行胸部CT示两肺散在少许慢性炎症，局部胸膜增厚、粘连，右肺中下叶及左肺上叶散在结节；右肺上中叶及左肺下叶钙化灶；心脏起搏器术后，主动脉及部分冠脉硬化。头颅CT+脑灌注功能成像示左侧额叶条状脑灌注异常，建议MR检查。脑血管造影示双侧颈内动脉C4 ～ C6段钙化斑块，管腔轻度狭窄；右侧椎动脉V4段纤细。患者心动过速经治疗好转后出院，出院后仍有间断发热，精神、饮食极差，近3天出现嗜睡，每天饮食量极少。为求进一步治疗，收入我科。

患病以来患者精神不好，嗜睡，胃纳不可，睡眠一般，二便正常，体重称量困难。

既往史及个人史

患者否认有肝炎、结核等传染病史。2003年接受“心脏起搏器植入术”，术后恢复可。2020年行冠脉支架植入术。否认外伤史。否认输血史。对青霉素过敏。预防接种史不详。有高血压病史10年，血压最高达200/120 mmHg，平日服用盐酸贝尼地平降压，血压控制良好。患心脏病史10年，服用药物利伐沙班、阿托伐他汀。20年前有脑梗死病史，2019年因“颈动脉狭窄”行颈动脉支架植入术。

出生于原籍。否认疫区、疫情接触史。否认化学性物质、放射性物质、有毒物质接触史。否认吸毒史。否认吸烟史。否认饮酒史。否认冶游史。否认家族遗传病史，否认家族肿瘤史。

入院查体

体温36.5℃，心率79次/分，呼吸22次/分，血压133/69 mmHg。神志模糊（对疼痛有反应），营养较差，自动体位，查体合作。平车推入病房。全身皮肤黏膜未见异常，全身浅表淋巴结无肿大。未见皮下出血点，未见皮疹。头颅无畸形，眼睑正常，睑结膜未见异常，巩膜无黄染，双侧瞳孔等大等圆，对光反射灵敏。颈稍抵抗，甲状腺无肿大。双肺呼吸音清晰，未闻及干、湿啰音。心率79次/分，律齐；腹平坦，腹壁软，全腹无压痛，无肌紧张及反跳痛，肝脾肋下未触及，肝肾脏无叩击痛。双下肢无水肿。肌力正常，肌张力增高。生理反射正常，病理反射未引出。

入院后实验室检查和辅助检查

- 血常规：白细胞6.23×10^9/L，中性粒细胞85.5%（↑），单核细胞3.4%，血红蛋白135 g/L，血小板216×10^9/L。
- 尿常规：白细胞计数0.7/μL，红细胞计数0.7/μL，白细胞酯酶（−），蛋白质（−）。
- 炎症指标：C−反应蛋白12.85 mg/L（↑），降钙素原0.15 ng/mL，白介素（IL）−6 0.5 pg/mL，血沉18 mm/h，白介素−2受体288 U/mL，中性粒细胞CD64指数阴性，铁蛋白343.93 ng/mL（↑）。
- 肝肾功能：丙氨酸氨基转移酶5 U/L，天冬氨酸氨基转移酶14 U/L，总胆红素17.9 μmol/L，碱性磷酸酶88 U/L，γ−谷氨酰转移酶14 U/L，白蛋白40 g/L，球蛋白25 g/L，肌酐38 μmol/L，尿素9.1 mmol/L（↑）。

• 电解质：钾4.0 mmol/L，钠132 mmol/L，氯化物90 mmol/L（↓），钙2.58 mmol/L，磷1.07 mmol/L，镁1.03 mmol/L（↑）。

• 心脏指标：肌钙蛋白I<0.012 ng/mL，肌红蛋白37.8 ng/mL，CK-MB mass 0.36 ng/mL，NT-BNP 175 pg/mL。

• 凝血功能：国际标准化比值1.04，凝血酶原时间13.4秒，部分凝血活酶时间36.5秒，纤维蛋白原定量3.8 g/L，D-二聚体1.43 FEUmg/L（↑），纤维蛋白原降解产物4.1 μg/mL。

• 免疫球蛋白：IgG 11.1 g/L，IgA 3.64 g/L，IgM 1.6 g/L。

• 血、尿免疫固定电泳阴性。

• 自身抗体均阴性。

• 病原学相关指标：血隐球菌乳胶凝集定量试验（−），血半乳甘露聚糖（GM）试验0.338，血G试验<10 pg/mL，EBV DNA（全血和血浆）低于检测下限，CMV DNA低于检测下限，结核感染T细胞检测（−），痰Xpert MTB/RIF（−）。

• 脑脊液相关检测

常规：无色透明，白细胞98 × 10^6/L，红细胞3 × 10^6/L，多核细胞80%，单核细胞20%。

生化：糖1.4 mmol/L（↓），氯100 mmol/L（↓），蛋白质2 529 mg/L（↑），乳酸4.08 mmol/L（↑）。

• 细菌、真菌、结核培养均阴性。

• 脑脊液mNGS阴性。

• B超：左侧颈动脉硬化伴斑块形成。右侧颈动脉内支架置入术后。左侧颈内静脉内引流管置入术后。双侧椎动脉（显示段）、右侧颈内静脉未见明显异常。甲状腺未见明显异常。双侧颈部、锁骨上、腋下、腹股沟、后腹膜淋巴结未见明显异常肿大。上腹部胀气明显，内脏显示不清，所见肝脏、胆囊、脾脏、双肾未见明显异常。胰腺显示不清。膀胱内透声差。

• 头颅CT平扫：脑萎缩。

• 胸部CT平扫：双肺多发结节，双肺下叶少许纤维灶；附见胆囊结石。

因为患者装有心脏起搏器，型号不适用于行磁共振检查，无法对其进行头颅MR增强检查评估颅内影像学表现。

入院后诊疗经过

患者老年女性，以发热伴头痛起病，亚急性病程。血常规白细胞在正常范围内，炎症指标轻度升高，脑脊液常规见白细胞升高，以多核为主，脑脊液生化示糖降低，蛋白质水平升高，提示存在中枢神经系统感染，可惜的是脑脊液细菌和真菌培养均为阴性，脑脊液mNGS结果也为阴性，因此病因尚不明确。尽管患者血T-SPOT.*TB*检测阴性，综合临床表现后，仍考虑结核性脑膜脑炎的可能相对较大。8月11日起先后予以“利福平0.45 g qd+异烟肼0.3 g qd+阿米卡星0.6 g qd+吡嗪酰胺0.5 g bid+乙胺丁醇0.75 g qd”诊断性抗结核治疗。抗结核3周后复查脑脊液常规：微黄色微浑，白细胞60 × 10^6/L（↑）；脑脊液生化：糖1.6 mmol/L（↓），氯97 mmol/L（↓），蛋白质1 488 mg/L（↑），乳酸3.62 mmol/L（↑）；脑脊液细胞学未找到肿瘤细胞，脑脊液G试验293.06 pg/mL（↑），脑脊液GM试验0.611（↑）。患者体温逐渐正常，脑脊液常规生化有进一步好转。但9月9日起患者再次出现发热，体温维持在38℃左右，C-反应蛋白55.04 mg/L较前升高。

临床关键问题及处理

关键问题1　患者在诊断性抗结核过程中，体温一度好转，脑脊液常规、生化结果较入院时也有好转，方案未变的情况下，再次出现发热伴炎症指标升高，需要考虑哪些可能？

从图11-1和表11-1中可见，患者在治疗过程，体温峰值逐步下降至正常，脑脊液常规和生化指标似有好转但好转不明显。但在治疗未改变的情况下患者再次出现发热，我们考虑可能存在以下情况。

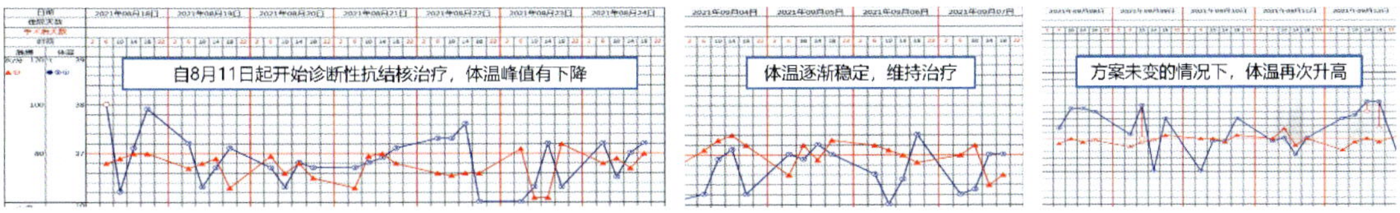

图11-1　患者体温变化。

表11-1　脑脊液治疗观察表

日　期	白细胞（$\times 10^6$/L）	多核细胞（%）	糖（mmol/L）	蛋白质（mg/L）	GM试验	G试验（pg/mL）
08-11	98	80	1.4	2 529		
08-19	130	93	1.4	1 951	0.611	293.06
09-09	42	80	1.6	1 591		
09-17	432	85	1.2	2 366		
09-22	201	90	1.7	1 504	3.500	293.06
09-24	45	83	2	1 309		
09-29	13	85	2.6	1 012	3.500	221.41
10-08	40	93	1.5	1 130	1.461	235.53
10-14	32	94	1.9	1 274	1.265	237.88
10-28	8	0	2.0	1 130	1.160	247.29
11-04	2	0	2.1	1 118	1.084	249.65
11-12	3	0	2.2	987		

（1）排查有无其他部位的感染：患者老年女性，长期卧床，因意识障碍存在吞咽、咳痰问题，需要考虑是否合并有肺部感染、尿路感染等情况。复查尿常规：白细胞5.9/μl，白细胞酯酶（−），红细胞5.3/μl；血、尿培养阴性。拔除深静脉导管，导管培养阴性。复查肺部CT（09-07）与2021-08-25相比（图11-2），双肺仍可见多发实性结节，较大者与前相仿，但未见混合磨玻璃结节，考虑炎性可能；双侧胸腔积液，较前范围稍大；较前左肺下叶少许间质性炎症改变基本吸收，现右肺下叶新发少许炎症。痰培养见白念珠菌。考虑存在坠积性肺炎可能，加用哌拉西林/他唑巴坦4.5 g q8h经验性抗感染治疗。

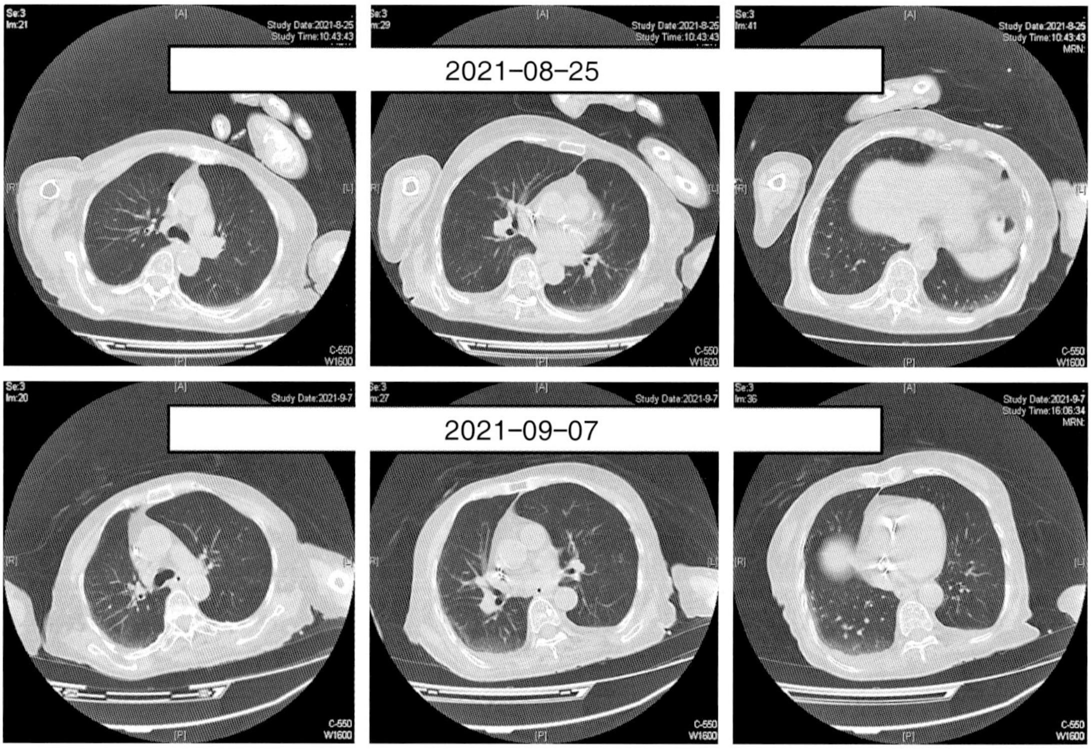

图11-2　患者肺部CT对比。

（2）药物热：患者在抗结核治疗过程中再次出现发热，考虑是否存在利福平药物热可能，停用利福平。

（3）其他病原体感染：经过上述诊疗后，患者体温有所回落，但09-12后又再次升高，同时患者嗜睡加重，肌张力进一步升高，左侧瞳孔对光反射减弱。再次复查脑脊液，脑脊液常规：微黄色微浑，白细胞432×10^{6}/L，红细胞1 440×10^{6}/L，多核细胞85%，单核细胞15%；脑脊液生化：糖1.2 mmol/L（↓）（同步血糖：7.7 mmol/L），氯107 mmol/L（↓），蛋白质2 366 mg/L（↑），乳酸4.44 mmol/L（↑）；常规和生化指标均较入院前加重。复查头颅CT提示脑室积水扩大（图11-3），考虑蛋白质升高，使脑脊液流通不畅所致，09-15起予以甘露醇125 mL q12h联合地塞米松2.5 mg q12h静滴治疗，减少脑室粘连，降低颅压，患者的意识障碍仍进行性加重。患者目前予以诊断性抗结核治疗，但脑脊液多次培养均阴性，脑脊液Xpert MTB、mNGS均阴性，血T-SPOT.*TB*检测阴性，虽然治疗过程中脑脊液常规、生化检查一度有好转，但后续又出现恶化，意识障碍进行性加重，需考虑是否存在其他病因可能。进一步筛查脑脊液自身免疫性脑炎抗体阴性，脑脊液细胞学未找到肿瘤细胞。

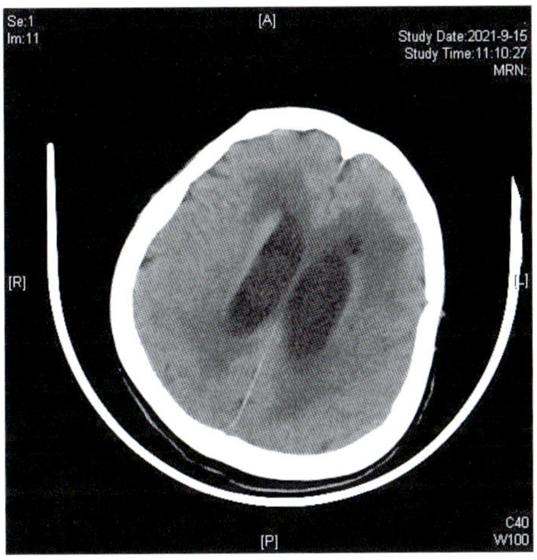

图11-3 患者头颅CT。

关键问题2 患者脑脊液G试验和GM试验多次升高，对诊断颅内曲霉感染是否有意义？

患者经甘露醇和地塞米松治疗后，意识障碍改善不明显，头颅CT提示脑积水明显，请神经外科会诊评估后，于09-17留置腰大池引流缓解脑积水。引流后患者意识逐渐转清，再次留取脑脊液送检相关检查，脑脊液常规：无色微浑，白细胞201×10^6/L，红细胞0×10^6/L，多核细胞90%，单核细胞10%；脑脊液生化：糖1.7 mmol/L（↓），氯111 mmol/L（↓），蛋白质1504 mg/L（↑），乳酸3.86 mmol/L（↑）；脑脊液G试验293.06 pg/mL（↑）；脑脊液GM试验3.5（↑）。再次复习病史，患者08-16曾查脑脊液G试验和GM试验均升高，本次检测两项指标仍阳性且有动态升高。虽然曲霉半乳甘露聚糖（GM）检测主要用于血清和BALF液，但在其他标本（包括脑脊液）中也可检测到GM。查阅相关文献及指南，脑脊液GM在中枢神经系统曲霉病的诊断中具有一定的指导价值。因此，我们考虑患者存在中枢神经系统曲霉感染可能，09-20起开始停用抗结核治疗，改为抗真菌治疗，方案：伏立康唑6 mg/kg q12h（第一天），4 mg/kg q12h（第二天起）静滴治疗，激素逐渐减量至停用。而此时第三次送检脑脊液mNGS结果回报：脑脊液中检测到烟曲霉（序列数：15），痰培养回报见曲霉，此时播散性曲霉感染诊断明确。临床诊断为中枢神经系统曲霉感染，肺曲霉病。

经治疗，患者脑脊液逐渐改善，脑脊液G试验和GM试验水平逐渐下降，患者体温偶有波动，但总体呈下降趋势并最终平稳。抗真菌治疗2个月后复查脑脊液，脑脊液白细胞3×10^6/L，脑脊液糖2.2 mmol/L，脑脊液蛋白987 mg/L，脑脊液GM试验0.614（↑）；同时再次送检脑脊液mNGS，未检出可疑病原体。患者意识、咳嗽反射、疼痛刺激等较前改善，肌张力较前有所恢复，可遵嘱做简单动作，考虑中枢神经系统曲霉感染控制，遂转至神经外科，于2021-11-16全麻下行腹腔镜脑室-腹腔分流术。术后患者恢复可，转入康复医院进行后续康复治疗。

背景知识介绍

曲霉是侵袭性真菌病的常见致病菌。中枢神经系统是侵袭性曲霉感染的常见累及部位，约占侵袭性曲霉感染病例的10%～20%。免疫缺陷人群中中枢侵袭性曲霉感染预后较差。中枢神经系统曲霉病的诊断存在难度，即使进行脑活检也不一定能明确诊断。脑脊液培养阳性率极低，脑脊液常规、生化检测和头颅影像学检查也无特异性表现。

曲霉半乳甘露聚糖（GM）是一种多糖，是曲霉细胞壁的主要成分，GM试验为常规侵袭性真菌病尤其是侵袭性曲霉病的筛选试验，适用于具有曲霉高危因素的成人或儿童患者（如血液恶性疾病化疗或接受造血干细胞移植）。GM试验可采用血清、肺泡灌洗液、脑脊液标本或其他体液/组织标本，其诊断效能与基础人群、是否接受预诊断试剂等因素相关。

烟曲霉、土曲霉和黄曲霉感染所致中枢神经系统曲霉病患者的脑脊液中可以检测到半乳甘露聚糖。脑脊液标本的GM检测阈值可能较血清标本低。有研究表明，中枢神经系统曲霉病患者的脑脊液GM中位水平为10.52，显著高于其他中枢神经系统疾病的脑脊液GM检测中位水平0.287。一项纳入了5例确诊中枢神经系统曲霉感染的血液系统肿瘤患者的系列病例报道显示，脑脊液GM检测的敏感度和特异度分别为80%和100%。

有研究表明，脑脊液GM检测有助于中枢神经系统曲霉病的早期诊断。有病例报道在一例患者的脑脊液培养结果报阳前45天即出现了脑脊液GM试验升高。病程中脑脊液GM检测的滴度水平还与临床治疗疗效相关，可以通过随访GM水平的变化评估患者的治疗疗效。

点评

中枢神经系统曲霉病的诊断存在难度，即使进行脑活检也不一定能明确诊断。脑脊液培养阳性率极低，脑脊液常规、生化检测和头颅影像学检查也无特异性表现。宏基因组学二代测序虽然显著提高了大部分病原体的检出率，但对于曲霉等真菌感染的检出依然有一定的局限。该病例提示，脑脊液GM检测或有助于中枢神经系统曲霉病的早期诊断，且对临床治疗疗效也有一定价值。在临床诊断的过程中，我们应该综合利用手中的各种检测手段，结合临床表现和病史、流行病学史以及体格检查等综合进行判断，不能过度依赖某种单一手段对感染性疾病诊断的帮助。

对于尚未明确病原体的患者，如果高度怀疑某类感染性疾病（如真菌或结核感染）的话，可以进行诊断性治疗，但同时更应该密切随访患者的病情变化，特别是当治疗效果不理想时，应该反复进行病原体送检，以求找到幕后的真正“凶手”。

（周嘉青　喻一奇　张馨赟　朱浩翔　王新宇）

参·考·文·献

[1] Klont R R, Mennink-Kersten M, Verweij P E. Utility of Aspergillus antigen detection in specimens other than serum specimens[J]. Clinical Infectious Diseases An Official Publication of the Infectious Diseases Society of America, 2004, 39(10): 1467–1474.

[2] Viscoli C, Machetti M, Gazzola P, et al. Aspergillus galactomannan antigen in the cerebrospinal fluid of bone marrow transplant recipients with probable cerebral aspergillosis[J]. J Clin Microbiol, 2002, 40: 1496–1499.

[3] Denning D W. Invasive aspergillosis[J]. Clin Infect Dis, 1998, 26: 781–803.

[4] Andrews C P, Weiner M H. Aspergillus antigen detection in bronchoalveolar lavage fluid from patients with invasive aspergillosis and aspergillomas[J]. Am J Med, 1982, 73: 372–380.

[5] Verweij P E, Brinkman K, Kremer H P, et al. Aspergillus meningitis: diagnosis by non-culture-based microbiological methods and management[J]. J Clin Microbiol, 1999, 37: 1186–1189.

[6] Moling O, Lass-Floerl C, Verweij P E, et al. Case reports: chronic and acute aspergillus meningitis[J]. Mycoses, 2002, 45: 504–511.

[7] Machetti M, Zotti M, Veroni L, et al. Antigen detection in the diagnosis and management of a patient with probable cerebral aspergillosis treated with voriconazole[J]. Transpl Infect Dis, 2000, 2: 140–144.

12

播散性曲霉病掩盖下的8号染色体三体伴白塞综合征

题记

患者因播散性烟曲霉感染(累及中枢神经系统、眼和肺)入院,在曲霉病基本控制的情况下却出现反复高热,伴白细胞和中性粒细胞异常升高、腹泻、头痛等。经过反复追问病史和不懈的探究,在感染科、血液科、风湿科、消化内科等合力协作下,最终揭开了曲霉感染背后的推手:8号染色体三体伴白塞综合征,骨髓增生异常综合征倾向。

病史摘要

入院病史

患者,男性,51岁,2021-07-06收入我科。

主诉

反复发热伴头痛、左眼失明2月余。

现病史

患者2021-04中旬无明显诱因下开始出现发热,最高体温达40℃,无明显时间规律,伴畏寒,有时伴头痛、咽痛、眼干,后突发左眼失明。04-19在当地某医院诊治,头颅MRI平扫+增强:双侧多发脑沟及大小半球及脑干多发异常信号,不排除中枢神经系统感染所致。04-25行腰椎穿刺术,颅压330 mmH_2O,脑脊液:白细胞升高(具体不详),蛋白质0.79 g/L,氯123 mmol/L,乳酸24 mmol/L。病原学mNGS检测:烟曲霉,序列数为26。自身免疫性脑炎抗体阴性。给予伏立康唑(04-29 ~ 06-01;200 mg ivgtt q12h,06-02改成口服)、两性霉素B脂质体(05-26 ~ 06-07,因发热、消化道出血、贫血停用,并予输血治疗)抗真菌治疗,予美罗培南(04-27 ~ 05-18)、头孢曲松(05-18 ~ 05-31)、利奈唑胺(05-10 ~ 05-25,06-08 ~ 06-18)抗细菌治疗。06-15加用泊沙康唑口服,06-18因出现白细胞、粒细胞减少,停用利奈唑胺、泊沙康唑。住院过程中患者出现癫痫发作3次,发作时意识丧失、双眼上翻，无肢体抽搐，有时伴二便失禁，每次持续数秒钟。06-20复查头颅MRI平扫+增强（图12-1）：左侧额颞叶异常信号，左侧颞叶较大病灶较前新发，其余病灶较前略有增大，考虑出血灶，建议结合SWI；右侧颞叶、大脑大静脉池偏右侧小结节，不排除结核；左侧侧脑室体部异常信号，感染可能，不排除外侧脑室脉络丛所致；左眼球异常信号，考虑视网膜剥离、出血；双侧乳突炎，双侧上颌窦黏膜囊肿。复查肺部CT：双肺多发慢性炎症，较前相仿；双肺局限性肺气肿，右肺下叶钙化灶；甲状腺左叶占位性病变；房间隔缺损修补术后改变，胸骨呈术后改变。经治疗，患者发热、头痛等症状缓解，于06-23好转出院。出院后继续口服伏立康唑治疗、左乙拉西坦抗癫痫治疗等。06-29日患者在家中再次出现“癫痫”发作一次，症状同前，后患者感右眼视力下降。现为进一步治疗，收入我科病房。

既往史及个人史

2008年曾接受“房间隔缺损修补术”，术后恢复良好。2019-04曾因“发热待查”诊断性抗结核治疗1个月，仍反复发热，停药。2019-08因反复发热伴口腔溃疡（2018-10开始），在当地某医院及北京某医院风湿免疫科诊断为“成人Still病、类风湿性关节炎”，曾予以泼尼松+甲氨蝶呤+环磷酰胺、托珠单抗等治疗，因为肝功能异常，后调整为泼尼松30 mg bid po+甲氨蝶呤15 mg qw po+环孢素100 mg bid po等药物维持治疗，根据病情逐渐减量。入院前根据风湿科专科建议醋酸泼尼松减量为5 mg bid po，已停用甲氨蝶呤和环孢素。

2020-01曾因“肺部渗出性病灶伴空洞”考虑肺部真菌感染，具体不详，予以伏立康唑口服治疗2～3个月，空洞愈合，好转后停药。

2021-03因发热、肺部阴影在山东省济宁某医院行肺穿刺活检，病理提示“肉芽肿性炎”，血T-SPOT.*TB*、PPD皮试、痰结核菌涂片及培养皆为阴性，临床诊断为肺结核，给予利福喷丁、异烟肼、乙胺丁醇、吡嗪酰胺诊断性抗结核治疗2天，病情好转予出院。出院后抗结核治疗约2周再次出现发热等症状，遂自行停抗结核药。

外伤史：否认外伤史。

过敏史：否认食物、药物过敏史。

入院查体

体温36.5 ℃，心率92次/分，呼吸18次/分，血压139/103 mmHg，身高170 cm，体重60 kg。神志清楚，发育正常，营养好，回答切题，查体合作，步入病房，全身皮肤、黏膜未见异常，全身浅表淋巴结无肿大。未见皮下出血点，未见皮疹。左眼无光感，晶状体混浊。右眼有光感，瞳孔直径3.0 mm，对光反射灵敏。颈软，无抵抗；双肺呼吸音清晰，未闻及干、湿性啰音。心率110次/分，律齐；腹平软，全腹无压痛，无肌紧张及反跳痛，肝脾肋下未触及，肠鸣音4次/分。脊柱、四肢无畸形，关节无红肿，无杵状指（趾），双下肢无水肿。

入院后实验室检查和辅助检查

- 血常规：白细胞1.32 × 10^9/L（↓），中性粒细胞细胞少，无法分类，淋巴细胞无法分类，红细胞2.19 × 10^{12}/L（↓），血红蛋白81 g/L（↓），红细胞压积25.7%（↓），平均红细胞体积117.1fl（↑），平均红细胞血红蛋白量36.9 pg（↑），平均红细胞血红蛋白浓度315 g/L（↓），

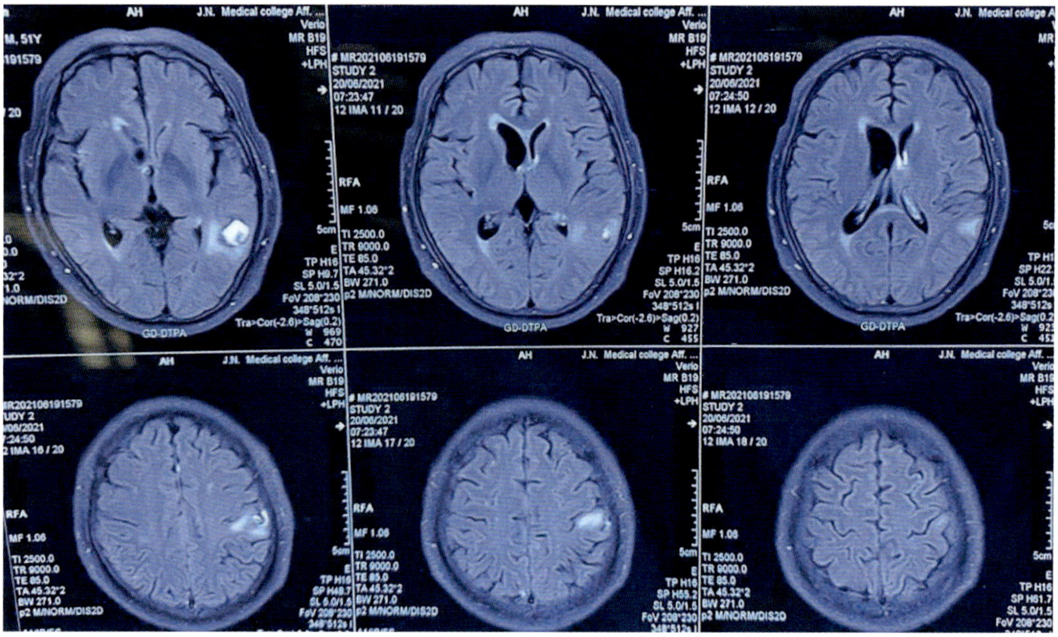

图12-1 2021-06-20外院头颅MRI平扫+增强：左侧额颞叶异常信号，左侧颞叶较大病灶较前新发，其余病灶较前略有增大：考虑出血灶，建议结合SWI；右侧颞叶、大脑大静脉池偏右侧小结节不排除结核；左侧侧脑室体部异常信号，感染可能，不排除外侧脑室脉络丛所致。

血小板220×10^9/L；网织红细胞0.050 2×10^{12}/L，网织红细胞2.19%。

- 肝功能：天冬氨酸氨基转移酶53 U/L（↑），丙氨酸氨基转移酶76 U/L（↑），总胆红素10.9 μmol/L，γ-谷氨酰转移酶1 246 U/L（↑），碱性磷酸酶210 U/L（↑），总蛋白64 g/L，白蛋白（干式法）36 g/L；血糖5.4 mmol/L。
- 肌红蛋白<21.00 ng/mL（↓），肌钙蛋白T 0.013 ng/mL，CK-MB mass 0.73 ng/mL，pro BNP 834.00 pg/mL（↑）。
- 血清淀粉样蛋白A 24.3 mg/L（↑）；C-反应蛋白31.47 mg/L（↑）；血沉63 mm/h（↑）；降钙素原1.04 ng/mL（↑）。
- 中性粒细胞CD64指数12.23阳性。
- 变应性支气管肺曲霉病抗体（ABPA相关抗体）：烟曲霉m3 sIgE 0.01KUA/L，总IgE 15.5KUA/L，霉菌混合mx2 0.02KUA/L。
- 结核感染T细胞检测阳性，抗原刺激孔16。
- 淋巴细胞分群：白细胞总数8 820个/μl，淋巴细胞群35.24%，淋巴细胞数3 036个/μL，$CD3^+$ 75.40%，$CD4^+$ 27.96%（↓），$CD8^+$ 44.66%（↑），CD4/CD8 0.63（↓），$CD19^+$ 2.17%（↓），$CD20^+$ 2.45%（↓），NK^+ 22.27%。
- 血免疫球蛋白M 1.33 g/L，血免疫球蛋白G 10.70 g/L，血免疫球蛋白A 1.94 g/L。
- 自身抗体：抗核抗体1 ∶ 100，ENA抗体谱、抗平滑肌抗体、抗双链DNA、抗中性粒细胞质抗体均为阴性；补体C3、C4正常。

- 免疫固定电泳：单克隆免疫球蛋白未发现。
- 心脏超声：房间隔缺损修补术后，左室稍增大，左室整体收缩活动减弱房间隔缺损术后，未见残余分流。功能诊断：左心收缩功能轻度减退，左心舒张功能轻度减退。

临床关键问题及处理

关键问题1　患者有明确的病原学诊断，如何进行抗感染治疗的评估？

患者外院确诊为烟曲霉感染（累及眼、中枢神经系统、肺？），入院后继续予伏立康唑200 mg q12h ivgtt抗真菌，泼尼松5 mg bid po，左乙拉西坦抗癫痫治疗等，同时评估患者的感染情况。

完善肺部CT提示两肺多发慢性炎症。腰穿：脑脊液压力210 mmH_2O，脑脊液无色，透明度清，白细胞5×10^6/L，红细胞1×10^6/L，潘氏试验+，脑脊液糖2.3 mmol/L（同步血糖4.3 mmol/L），脑脊液氯117 mmol/L（↓），脑脊液蛋白994 mg/L（↑）。脑脊液细胞学检查提示：淋巴细胞增生性反应，可见少量单核巨噬细胞，偶见含铁血黄素细胞，未见恶性肿瘤证据。脑脊液细菌、真菌涂片及培养阴性；Xpert MTB/RIF阴性。2021-07-07头颅MR增强（图12-2）：左侧颞叶出血灶，左侧脑室脉络丛强化可能，双侧额顶叶新近脑梗死；符合感染性改变；两侧额顶叶及侧脑室旁多发缺血腔隙灶；轻度脑萎缩；左侧上颌窦炎；左侧眼球信号改变，结合病史；请结合临床随访。

请眼科会诊，考虑眼内曲霉感染。2021-07-07行左眼玻璃体切割术，左眼白内障超声

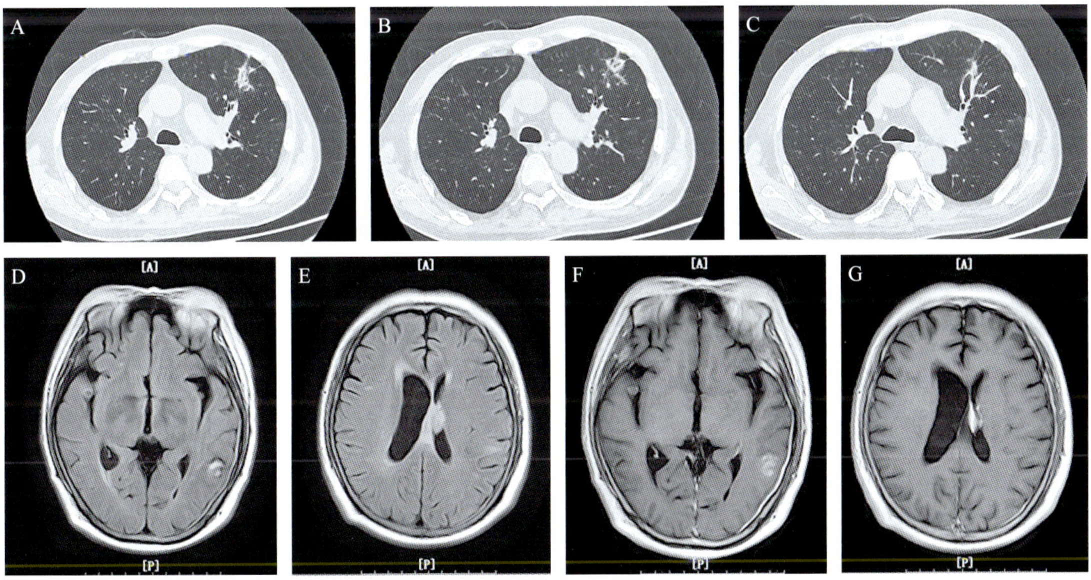

图12-2　入院时肺部CT（2021-07-09）和头颅MR增强（2021-07-07）（D、E. Flair序列；F、G. T1序列增强）。

乳化摘除术+人工晶体植入术，左眼玻璃体穿刺（注药）术。术后眼内容物病原学mNGS检测：烟曲霉，序列数19。考虑与中枢神经系统感染病原菌同源，继续伏立康唑抗烟曲霉治疗。2021-07-14再次行右眼玻璃体腔穿刺注药术，术中注入两性霉素B，术后予左氧氟沙星滴眼液滴右眼治疗3天，定期随访。

至此，患者播散性曲霉病的诊断已经明确，给予抗真菌治疗和局部对症处理。回溯病史，该患者2019年8月开始诊断“自身免疫性疾病”并长期服用免疫抑制剂，入院时白细胞仅1.32×10^9/L，可能存在“中性粒细胞缺乏症”，是侵袭性曲霉病的易感人群。且患者2020-01曾诊断“肺部真菌感染”，伏立康唑治疗2～3个月好转停用，但是停药后发热、肺部症状反复，未予抗真菌治疗。考虑患者当时免疫抑制因素未解除，存在曲霉病复发的可能。患者同时存在中枢神经系统、眼部、肺部感染，但是鼻-鼻窦未累及，考虑曲霉病复发并由肺部造成播散的可能性大。实际上，抗真菌治疗的时长取决于感染的部位、患者的基础疾病、是否需要进一步免疫抑制以及抗真菌治疗的疗效等。抗真菌治疗一般需要持续到感染症状和体征全部消退，而存在持续性免疫缺陷的患者需要治疗更长时间，最短的疗程为6～12周。但是对于免疫缺陷的患者，抗真菌治疗的时间可能更长。遗憾的是该患者第一次肺部感染抗真菌治疗有效，但没有明确病原学诊断，可能导致治疗不够充分，甚至在停用抗真菌治疗、症状反复后没有及时进行抗真菌治疗。

此外，患者伏立康唑治疗期间曾出现数次癫痫发作，并出现颅内新发出血病灶，原因尚不完全明确。

2021-07-20患者出现发热伴腹痛、腹泻，最高体温39.4℃，腹泻每天7～10次。腹部CT扫描未见明显异常，粪常规未见明显异常，白细胞（9.68×10^9/L）和中性粒细胞（7.49×10^9/L）、C-反应蛋白（217.63 mg/L）、降钙素原（0.31 ng/mL）、中性粒细胞CD64指数（19.76）均上升，考虑感染可能大，给予头孢哌酮/舒巴坦（舒普深）3.0 g ivgtt q12h抗感染治疗1周，热退，腹痛、腹泻症状好转。但之后患者再次出现发热，较前发作类似，继续头孢哌酮/舒巴坦3.0 g ivgtt q12h抗感染等治疗。07-26复查头颅MR增强与入院时相仿。07-30复查头颅CT示右侧脑室及左侧脑室后角脑积水伴周围间质水肿可能，左额顶叶低密度灶；右侧外侧裂池稍高密度结节，双侧上颌窦黏膜下囊肿；左眼球术后改变。07-31夜间患者出现高热，最高39.3℃，伴畏寒、寒颤、头痛加重、恶心、呕吐；08-01复查炎症指标升高，血常规：白细胞45.6×10^9/L，中性粒细胞42.82×10^9/L，血红蛋白94 g/L；降钙素原6.6 ng/mL；C-反应蛋白182.92 mg/L，中性粒细胞CD64指数6.11；改用予美罗培南2 g q8h联合万古霉素1.0 g q12h抗感染，继续伏立康唑抗真菌、泼尼松免疫抑制等治疗。次日患者体温正常、头痛好转。08-03复查腰穿，测压230 mmH_2O，脑脊液常规红细胞1×10^6/L，有核细胞4×10^6/L；脑脊液蛋白0.48 g/L，糖2.78 mmol/L（表12-1）；脑脊液培养、脑脊液mNGS均阴性。08-06停美罗培南，08-12停万古霉素。08-12患者再次出现发热，最高40.8℃，伴有腹泻7～10次/天，复查血常规：白细胞36.76×10^9/L（↑），中性粒细胞93.0%（↑），血红蛋白93 g/L（↓），血小板262×10^9/L；降钙素原0.71 ng/mL，白介素-6 251.5 pg/mL（↑）；C-反应蛋白242.38 mg/L

表12-1 诊治过程中脑脊液的压力及常规、生化的变化

日期	压力（mmH_2O）	红细胞（$10^6/L$）	有核细胞（$10^6/L$）	蛋白质（mg/L）	糖/同步血糖（mmol/L）	氯（mmol/L）	抗真菌方案
04-25	330	—	—	790	2.6	123	两性霉素B脂质体（2021-05-26～06-07）、伏立康唑（ivgtt 2021-04-29～06-01，06-02改成口服）
05-12	—	0	5	950	2.8	122	
05-25	—	—	—	1 060	2.6	124	
06-14	—	0	8	860	2.5	123	
07-08	210	1	5	994	2.3/4.3	117	伏立康唑200 mg ivgtt q12h
08-03	230	1	4	480	2.78	127	

（↑）；再次予退热、补液，给予亚胺培南1剂，发热好转。

关键问题2　患者进行了积极的曲霉感染治疗，病情平稳，但是过程中反复出现高热是为何？

复查头颅MR增强并请放射科专家协同阅片提示：双侧额叶及左侧侧脑室的肉芽肿病灶在缩小，左侧颞叶血肿及左侧颞部的硬膜下血肿在缩小，幕上脑积水没有进行性进展。结合患者的腰穿等检查结果，提示播散性曲霉病目前得到控制。复查肺部CT提示双肺炎症较前吸收。但是患者在病程中，反复出现发热，伴有腹痛、腹泻，或者头痛、呕吐等症状，伴有血常规白细胞异常增高或降低，同时伴有血沉、C-反应蛋白、铁蛋白、中性粒细胞CD64指数等升高，抗细菌治疗似乎有效，是否合并细菌性感染？患者既往曾诊断"成人Still病、类风湿关节炎"，根据患者本次入院相关发热情况及血常规白细胞的变化，结合既往治疗期间常伴有异常白细胞低下或升高，不符合成人Still病及类风湿关节炎的典型表现，目前泼尼松5 mg po bid治疗中，仍有发热，且经抗感染治疗体温恢复正常后，nCD64值仍较高，未见明显降低，根据我们针对nCD64的研究，若为感染导致nCD64升高，抗感染有效情况下nCD64应降低，因此，提示我们患者目前反复发热合并腹泻、血常规的改变，应为原发基础疾病导致，是存在其他风湿性疾病或血液系统相关疾病？需要我们进一步探究其原因。

患者入院后我们已经复查了患者的骨髓穿刺及活检。骨髓涂片示：骨髓象增生较活跃，粒系较增生明显左移，部分伴退行性变。红系增生较活跃，部分有大细胞样变，铁染色示内外铁均不低。造血细胞有轻度病态造血表现，建议染色体基因检测及随访，但患者拒绝。骨髓流式细胞检测未见明显异常造血淋巴细胞群。骨穿刺病理提示骨髓活检示6～7个髓腔，造血细胞约占40%，巨核细胞可见，各系造血细胞未见明显异常，请结合临床。网状染色（－），特染PAS，刚果红（－），（散在+）。请血液科会诊，建议完善骨髓液髓系疾病相关基因突变+融合基因+染色体检查，但患者拒绝。

追问病史：患者2019-03曾在中国医学科学院血液病医院住院治疗，2019-03-15骨髓细胞形态学示三系增生，粒系比例增高伴粒系形态异常骨髓象。流式细胞报告示患者红细

胞、成熟粒细胞、成熟单核细胞未检测到PNM克隆；髓系原始细胞CD117表达增强，粒系比例明显增高，CD13/CD16分化抗原表达异常，红系比例减低，CD71表达减弱；请结合形态及遗传学检查除外MDS和/或MPN类疾病。完善骨髓融合基因BCR/ABL非典型定性检测结果阴性。染色体检查示计数20个细胞，并分析20个分裂象，可见克隆性异常8号染色体三体（备注：8号染色体三体常见于MDS、MPN、ALL、AML等疾病）（图12-3）。FISH检查报告示*TP*53基因未见异常。基因突变筛查全套检测示*ZRSR*2基因发现p.H330L突变，*NOTCH1*基因发现p.R112H突变。临床基因扩增报告示（目的基因*WT1*/内参基因*ABL*）标本中该基因定量结果为2.21%（阳性）。白血病融合基因分型-BCR/ABL非典型为阴性。MDS诊断证据不足，当时未予特殊治疗。

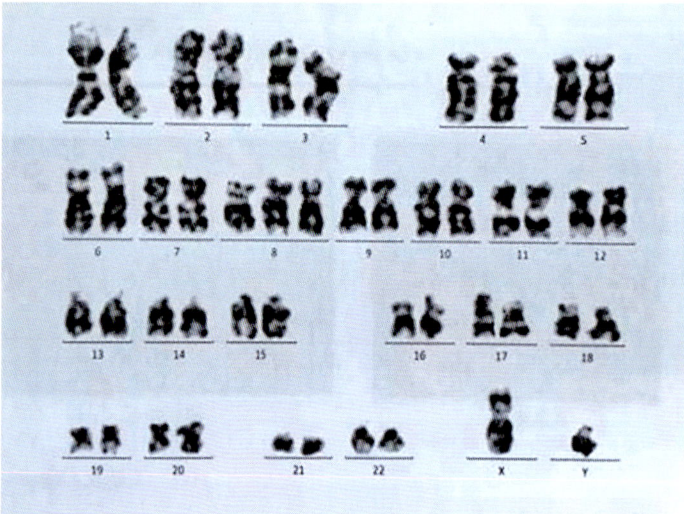

图12-3　2019-03-25染色体检查示计数20个细胞，并分析20个分裂象，可见克隆性异常8号染色体三体（备注：8号染色体三体常见于MDS、MPN、ALL、AML等疾病）。

针对患者存在自身免疫性疾病的背景，2021-08-12请风湿科会诊考虑：8号染色体三体伴自身免疫性疾病（白塞综合征）；予沙利度胺50 mg po qn。08-16患者再次出现发热、腹泻等症状，血常规示：白细胞9.84×10^9/L（↑），中性粒细胞84.4%（↑），血红蛋白78 g/L（↓），血小板140×10^9/L；血沉68 mm/h（↑），C-反应蛋白144.94 mg/L（↑）；铁蛋白668.00 ng/mL（↑）；白介素-2受体1 778 U/mL（↑）；中性粒细胞CD64指数28.38。08-17予地塞米松5 mg静推后症状缓解，08-19泼尼松加量至10 mg po bid。因粪便普通培养+鉴定示猪霍乱沙门菌，予头孢他啶（08-18 ～ 08-23）抗感染。08-20完善肠镜示结肠多发溃疡，提示结肠多发溃疡（见10余枚深浅不一溃疡，覆白苔，直径3 ～ 15 mm，黏膜周围充血）。病理结论:（横结肠）黏膜慢性炎症，表面糜烂。请消化科会诊，考虑肠道白塞综合征可能。08-23沙利度胺加量为25 mg po tid，复方谷氨酰胺2粒口服tid。经治疗患者无发热、腹泻等症状，一般情况尚可。

2021-08-17再次行骨穿刺涂片：骨髓穿刺全套示与M1比，骨髓象增生明显活跃，粒系增生明显左移，部分伴退行性变。NAP积分增高。红系比例减少，铁染色示内外铁均不低。巨核细胞血小板形成未见明显异常。骨髓流式示骨髓未发现明显异常造血淋巴细胞群。骨髓活检提示：骨髓活检示10余个髓腔，造血细胞约占50%，巨核细胞可见，各系造血细胞未见明显异常，请结合临床。网状染色（－），刚果红（－），PAS（散在+）。患者再次拒绝了骨髓穿刺取骨髓液行髓系疾病相关基因突变+融合基因+染色体检查。

2021-09-01经过MDT会诊，血液科教授认为患者目前考虑血液系统克隆性病变，但从骨髓涂片考虑疑似骨髓增生异常综合征；原发病导致的免疫缺陷以及长期使用免疫抑制剂是患者感染的高危因素。可先服用沙利度胺治疗，后续若复查骨穿刺建议送检基因染色体检查。风湿科教授建议目前免疫抑制方案，定期予以丙种球蛋白治疗。09-02予丙种球蛋白10 g调节免疫功能。患者病情继续好转。

患者出院前眼科随访，左眼无光感，右眼视力0.5，考虑“左眼眼内炎；左眼PPV术后，左眼白内障术后；左眼复发性视网膜脱离（？）；右眼视乳头水肿（与颅内压升高有关）视网膜脉络膜炎（感染性）”，眼科无进一步处理，予继续全身抗感染治疗。复查腰穿：测压195 mmH_2O；脑脊液白细胞2×10^6/L，脑脊液红细胞1×10^6/L，脑脊液糖2.7 mmol/L（同步血糖：6.3 mmol/L），脑脊液氯125 mmol/L，脑脊液蛋白616 mg/L（↑）。

出院后定期随访患者，于2021-09-18沙利度胺改为25 mg po bid，白芍总苷0.6 g po bid。醋酸泼尼松片减量为每天两次口服，早上八点10 mg，晚上八点7.5 mg；10-19早上八点7.5 mg，晚上八点7.5 mg；11-29醋酸泼尼松片逐渐减量至5 mg bid。同时继续伏立康唑200 mg po q12h抗真菌以及对症支持治疗，静注人免疫球蛋白10 g/次，每月1次调节免疫功能。患者无高热、腹泻、白细胞异常升高等情况，病情平稳。

2022-03-20复查肺部CT提示双肺多发慢性炎症；左侧胸膜局限性增厚。03-31头颅MR增强（图12-4）：两侧额顶枕叶、侧脑室旁及左侧脑室多发异常信号，考虑曲霉播散改变，其中左侧脑室粘连，中线左偏；双侧脑室积水；左侧眼球玻璃体信号异常，请结合临床。04-13复查示患者颅内病灶较前相仿，与患者进行沟通后，伏立康唑由口服调整为伏立康唑针剂0.2 g ivgtt q12h治疗4周，患者病情稳定，予出院，定期随访。

背景知识介绍

白塞综合征（Behçet’s disease，BD）是一种免疫系统疾病，是一种病因不明的全身炎症性疾病。BD有时伴随胃肠道、中枢神经系统和血管病变。3%～26%的BD患者有胃肠道累及，称为胃肠道BD，可能造成胃肠道穿孔、出血和瘘管形成，其发病率和病死率较高。虽然BD多为特发性，但已有报道BD与骨髓增生异常综合征（myelodysplastic syndromes，MDS）伴8号染色体三体相关。典型表现为起病晚、周期性发热、胃肠道受累。该患者

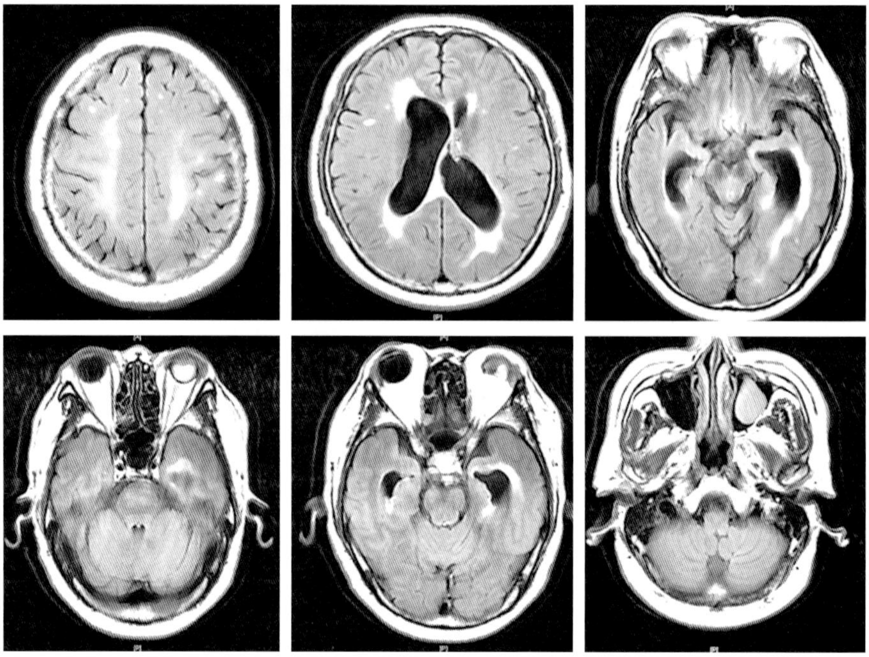

图12-4　头颅MR增强（2022-03-31）。

虽然尚不能诊断为MDS，但是已有倾向。MDS是一组异质性的克隆造血干细胞疾病。7%～9%的MDS患者存在8号染色体三体，但是存在8号染色体三体的MDS合并BD的情况罕见。一项基于中国上海的白塞综合征数据库的回顾性研究，分析了805例BD患者，其中16例（2%）合并MDS。8号染色体三体在BD-MDS患者中多见（81.3%）；胃肠道溃疡在BD-MDS患者中多见，占90%；也有研究认为8号染色体三体的BD-MDS患者眼部累及少见。既往认为BD和MDS是两组独立的疾病，两者之间的致病关系尚不明确。不过有研究认为合并8染色体三体异常的MDS患者存在炎症相关的细胞因子表达水平升高，BD作为慢性炎症性疾病同样有包括IL-1、IL-6、IL-8、IL-17、IL-18、TNF-α 和IFN-γ在多种细胞因子升高；而其中一些高表达细胞因子的调控基因就位于8号染色体上。因此，8染色体三体异常可能在BD-MDS和肠道病变中发挥重要的作用，但是机制尚不明确。临床上，对于同时合并有BD和造血功能异常的患者推荐进行8号染色体的筛查；同样，如果有MDS患者出现反复口腔溃疡，考虑合并BD尤其合并胃肠道BD，应该进行8号染色体的筛查。当然，BD合并8号染色体三体，但不合并MDS的情况也有报道。

BD-MDS目前尚无统一的治疗方法。通常情况下，只有30%的病例使用糖皮质激素完全缓解。如果患者因为MDS存在造血功能异常表现，可能限制其他免疫抑制剂的使用。新的治疗方法是TNF-α 拮抗剂，比如英夫利昔单抗和阿达木单抗，多用于治疗BD或MDS。因为TNF-α 是两者共同致病因子。TNF-α 是参与全身炎症反应的配体细胞因子，可抑制正常造血，诱导细胞程序性死亡，进而加速BD或MDS的疾病进展。但是TNF-α 拮抗剂治疗的效果不确定，价格昂贵，且增加患者的感染风险。沙利度胺通过抑制白细胞TNF-α 的分泌和抑制血管内皮生长因子（血管内皮生长因子）以减少新生血管的形成而有效。有研究认为，沙利度胺相比TNF-α 拮抗剂对于肠道BD的患者更安全、更有效。也有临床病例报道对于8号染色体三体的MDS合并胃肠道BD者，沙利度胺治疗有效。

点评

本例患者以发热、头痛和失明起病，结合头颅磁共振提示颅内多发病灶，脑脊液异常及脑脊液中深度测序发现曲霉序列，考虑播散性曲霉感染（中枢神经系统、眼、肺部），外院已经针对曲霉进行了治疗。诊断似乎是明确的。入院后发现该患者原来发现的病灶的确在好转中，但还有很多用真菌感染无法解释的临床表现，如治疗过程中出现过消化道出血、不明原因的白细胞异常（有时减低，有时异常升高，最高可达45×10^9/L）和感染控制程度不符的贫血，反复发作的发热、腹痛、腹泻，不能用药物不良反应来解释，和外院诊断的"成人斯蒂尔病、类风湿关节炎"的临床表现也不符合。主管医生及时进行了血液系统的检查，并进行多学科会诊和讨论，进行了肠镜等检查，最终明确该患者感染背后的基础疾病（8号染色体三体伴白塞综合征，骨髓增生异常综合征倾向），调整了治疗方案后最终控制了病情。该病例的基础疾病有免疫性疾病合并血液系统异常，在此基础上又合并播散性真菌感染，因此病情比较复杂。随着疾病谱改变和整体诊疗水平的提高，此类"复合型"病人会越来越多，提示我们在临床工作中需要仔细梳理患者的临床表现、疾病、治疗措施及疗效之间的逻辑关系，仔细观察和分析，并合理运用多学科合作，是解决这些复杂性感染的方法。

（阮巧玲　赵海红　高　岩　张　舒　谭桂江　金嘉琳）

参·考·文·献

[1] Wei Q L, Zhang X Y, Peng Y, et al. Successful treatment by thalidomide therapy of intestinal Behçet's disease associated with trisomy 8 myelodysplastic syndrome[J]. Rheumatology, 2021, 60: e200–e202.

[2] Shen Y, Ma H-F, Luo D, et al. High Incidence of Gastrointestinal Ulceration and Cytogenetic Aberration of Trisomy 8 as Typical Features of Behçet's Disease Associated with Myelodysplastic Syndrome: A Series of 16 Consecutive Chinese Patients from the Shanghai Behçet's Disease Database and Comparison with the Literature[J]. BioMed Research International, 2018, 1–8.

[3] Esatoglu S N, Hatemi G, Salihoglu A, et al. A reappraisal of the association between Behçet's disease, myelodysplastic syndrome and the presence of trisomy 8: a systematic literature review[J]. Clin Exp Rheumatol, 2015, 33(Suppl. 94): S145–S151.

[4] Adachi Y, Tsutsumi A, Murata H, et al. Behçet's disease accompanied by myelodysplastic syndrome with trisomy 8: two case reports and a review of 15 Japanese cases[J]. Mod Rheumatol, 2003, 13(1): 90–94.

[5] Hatemi I, Hatemi G, Pamuk O N, et al. TNF-alpha antagonists and thalidomide for the management of gastrointestinal Behçet's syndrome refractory to the conventional treatment modalities: a case series and review of the literature[J]. Clinical and experimental rheumatology, 2015, 33: S129.

13

全身播散性着色芽生菌病

题记

一例无明显免疫缺陷的男性患者，以左侧膝关节溃疡12年、发现颅脑占位1年起病，颅脑占位术后病理提示真菌感染，但未予治疗和随访。1年后逐步出现反复视物不清、鼻塞伴脓血涕、面部及膝部皮疹加重、行走不稳等症状，最终确诊为播散性着色芽生菌病。

病史摘要

入院病史

患者，男性，33岁。江苏人，2021-11-30收入我科。

主诉

反复视物不清20个月，鼻塞伴脓血涕3月余。

现病史

患者于2020-04开始无明显诱因下间断出现双眼视物不清，可自行缓解，但症状反复，多次就诊当地医院测血压、血糖均正常，未予处理。2020-09初患者出现间断头晕、右耳耳鸣，在当地医院行头颅MRI增强提示：双侧小脑半球、右侧枕叶多发占位，考虑新生物，梗阻性脑积水；当地医院予激素、脱水等对症治疗，5天后复查，病灶未见明显改善。2020-09-24行开颅脑病灶切除术，术后病理回报:(脑)肉芽肿性炎伴坏死，可见真菌菌丝及孢子，考虑真菌感染，请结合临床。术后愈合良好，无头晕、视物不清，未抗感染治疗，未随访。2021-08患者出现右侧鼻塞、流脓血涕，伴右眼红肿、视物不清、右面部黑色圆形皮疹，伴破溃，直径约2 cm，口角歪斜，右耳听力下降。2021-11-03就诊某专科医院门诊，鼻窦增强CT：右鼻前下部弥漫软组织增生灶伴鼻中隔穿孔，恶性淋巴瘤或肉芽肿改变？双侧筛窦、上颌窦炎症（右侧显著）；右侧泪管囊肿？门齿管囊肿；鼻咽淋巴组织增生可能；颅后窝术后改变，双侧小脑半球弥漫高度斑片影（钙化可能）及稍低密度灶，右侧显著，右侧枕叶后部少量高密度斑片影，脑室轻度扩大，故行鼻内镜手术右侧大量坏死组织。2021-11-09行全麻下双侧鼻腔肿物活检术，内镜下可见双鼻甲前段黏膜广泛糜烂坏死，伴新生物，右侧显著，前鼻中隔较大穿孔；右侧鼻前庭内侧及底部糜烂伴新生物，局部肿胀糜烂。2021-11-11病理报告：(右鼻腔)黏膜及肉芽组织重度炎，伴坏死，间质内见较多组织细胞、多核细胞反应，间见较多霉菌菌丝、菌孢，考虑侵袭性霉菌病，病变侵及骨组织。(左鼻腔)黏膜及肉芽组织重度炎，伴坏死，间质内见较多组织细胞、多核细胞反应，见较多霉菌菌丝、孢子，考虑侵袭性霉菌病，病变侵袭及软骨组织。IHC(PI21-1970)：Vimentin(+)，CD34(血管+)，S100(-)，NSE(-)，Syn(-)，Ki67(10%+)，CKpan(上皮+)，CD68(组织细胞+)，EBER(-)，CD163(组织细胞+)，SMA(-)，HHF35(-)，Cyclin D1(部分+)；特殊染色结果(P21-07983)：抗酸(-)，六胺银(+)，PAS(+)，病理结果支持侵袭性真菌感染，予泊沙康唑混悬液10 mL bid口服治疗4天。追问病史，患者于12年前出现左下肢膝关节溃疡，曾于南京某医院就诊，给予抗感染治疗2～3个月(具体不详)，未见好转，此后未行任何治疗，溃疡面逐渐加重。现患者为进一步求诊来我院就诊，门诊以“侵袭性真菌病”收住我科。

既往史及个人史

患者否认肝炎、结核病等传染病病史。2020-09-24曾行“颅脑病灶切除术”，术顺，术后愈合良好，详见现病史。否认外伤史。

婚育史及家族史

已婚已育，否认家族遗传病史。

入院查体

体温36.5℃，心率82次/分，呼吸20次/分，血压132/93 mmHg，身高167 cm，体重63 kg。患者神志清、精神欠佳，发育正常，查体合作。全身浅表淋巴结无肿大。头颅无畸形，右侧眼睑、右鼻及颜面轻度水肿。右眼睑下垂，右眼球结膜充血、可见白色翼状物，双侧瞳孔等大，左眼对光反射灵敏，右眼仅光感，对光反应欠灵敏。外鼻无畸形，鼻中隔无偏曲，鼻翼无扇动，右侧鼻通气不良，右侧鼻道有脓性、血性渗出，口角左侧歪斜、伸舌右偏，口齿欠清。两侧鼻旁窦区无压痛。右侧颜面部可见一约2 cm × 3 cm偏圆形黑色皮疹，无瘙痒、破溃和渗出。耳郭无畸形，外耳道无异常分泌物，无乳突压痛，右耳全聋。胸廓对称无畸形，胸骨无压痛；双肺呼吸音清晰，未闻及干、湿性啰音。心率82次/分，律齐；腹平坦，腹壁软，全腹无压痛，无肌紧张及反跳痛，肝脾肋下未触及，肝、肾脏无叩击痛，肠鸣音3次/分。左侧膝关节伸侧溃疡面约10 cm × 8 cm，边界略突起、形态不规则，溃疡面内白色渗出(图13-1)。双下肢无水肿。肌力正常，肌张力正常，行走时步态不稳，无法独立行走。

入院后实验室检查和辅助检查

- 血常规：血红蛋白138 g/L，白细胞7.93×10^9/L，中性粒细胞5.65×10^9/L，中性粒细胞71.3%，淋巴细胞21.7%，单核细胞5.9%，嗜酸性粒细胞1.0%，血小板349×10^9/L。
- 全血C-反应蛋白2.36 mg/L；血沉30 mm/h(↑)。
- 肝肾功能、电解质：丙氨酸氨基转移酶61 U/L(↑)，天冬氨酸氨基转移酶40 U/L，白

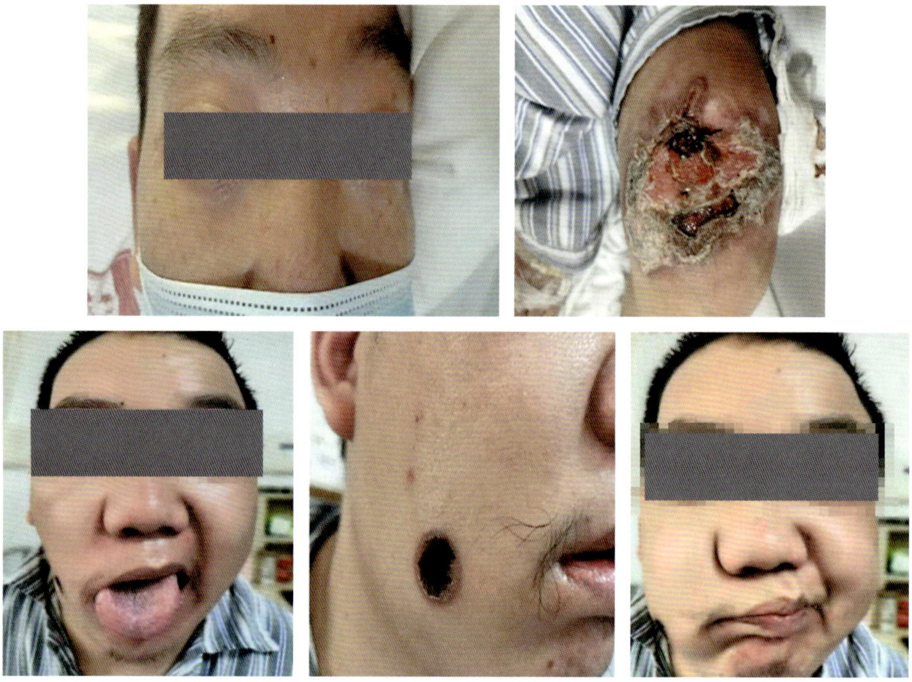

图13-1 患者入院查体时主要体征。

蛋白40 g/L，肌酐39 μmol/L（↓），尿素3.1 mmol/L，血钙2.16 mmol/L。

- 糖化血红蛋白6.3%；空腹血糖7.8 mmol/L。
- HIV抗体、PRP、TPPA抗体、乙肝表面抗原、丙肝抗体阴性。
- T-SPOT.*TB*阴性。
- 肿瘤标志物12项未见明显异常，血免疫固定蛋白电泳阴性。
- 自身免疫相关抗体阴性。
- 淋巴细胞亚群计数：T淋巴细胞绝对值1 084 cells/μl，Th淋巴细胞绝对值647 cells/μl，Tc淋巴细胞绝对值3 85 cells/μl，B淋巴细胞绝对值86 cells/μl（↓），NK自然杀伤细胞绝对值457 cells/μl，T淋巴细胞相对值66.42%，Th淋巴细胞相对值39.61%，Tc淋巴细胞相对值23.61%，$CD4^+/CD8^+$比值1.68，B淋巴细胞相对值5.27%，NK自然杀伤细胞相对值28.03%。
- 变应性支气管肺曲霉病初筛试验：烟曲霉m3sIgE 0.25KUA/L，总IgE 2 420 KUA/L（↑）（参考区间0～6），霉菌混合mx2 0.48KUA/L（↑）（参考区间<0.35）。
- 血培养（需氧、厌氧、分枝杆菌/真菌）均阴性。
- G试验（血浆）194.35 pg/mL（↑）。
- 血清GM试验0.104（阴性）。
- 左侧膝关节MR增强（2021-12-01）：左膝关节前上部皮肤异常信号，考虑感染所致，请结合临床及其他检查；左膝关节前交叉韧带损伤。

- 头颅MRI增强（2021-12-02）（图13-2）：双侧小脑半球及脑干多发异常强化、脑膜强化，符合霉菌病表现；两侧额顶叶、侧脑室旁少许小缺血灶；幕上脑积水；鼻旁窦炎。
- 鼻窦CT增强（2021-12-04）：右侧上颌窦真菌感染可能。枕骨术后改变，双侧小脑半球萎缩，颅后窝异常密度灶。
- 胸部CT：右肺上叶前段少许斑片模糊影，考虑炎症可能；两侧胸膜增厚；附见脂肪肝。

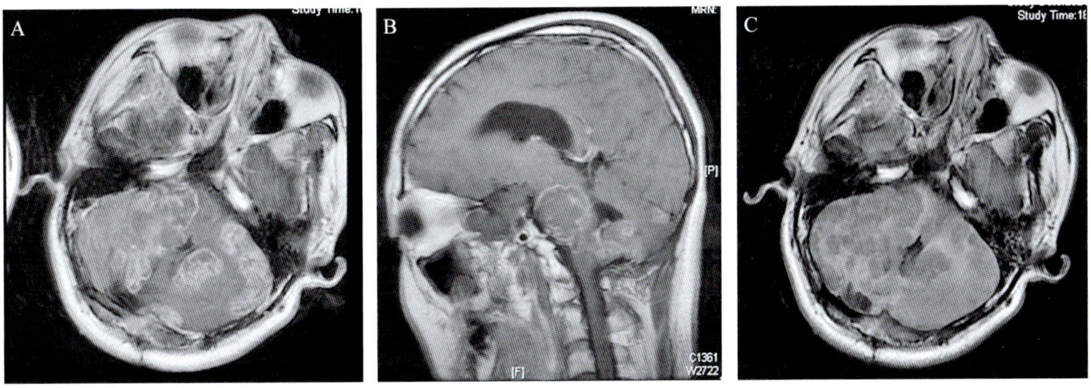

图13-2　患者入院（2021-12-02）头颅MR提示双侧小脑半球及脑干多发异常强化。A. T1增强示小脑病灶；B. T1增强矢状位示脑干病灶；C. T2 Flair示小脑病灶。

相关科室协诊

五官科会诊，右眼仅光感，右眼角膜穿孔，角膜葡萄肿已形成，目前眼内外不沟通，情况稳定，建议全身治疗，情况稳定后行右眼角膜移植术；予左氧氟沙星预防继发感染。左耳0.4纯音测听，右耳全聋，左耳AC：27dB、右耳BC：22dB。

临床关键问题及处理

关键问题1　该患者的诊断是什么，如何进一步明确？

患者起病较慢，病程较长，全身多发迁移性病灶，符合慢性、低毒力病原体感染的临床表现。患者2020年的中枢神经系统占位性病变术后病理提示（脑）肉芽肿性炎伴坏死，可见真菌菌丝及孢子，进一步提供了真菌感染的直接证据。患者术后症状明显好转，但是未进行任何抗感染治疗，此后症状逐渐加重。2021年的鼻腔肿物活检病理同样提示真菌感染。因此，从一元论的角度解释，考虑原发感染未控制的可能性大。综合患者真菌感染、头颅MR表现以及播散性感染的特点，后续治疗需以内科为主，且使用针对性抗真菌治疗。感染病原体的确认是重点。

入院前，患者鼻腔肿物活检病理提示真菌感染，G试验阳性，霉菌混合mx2（0.48 KUA/L）阳性，但GM试验阴性，给予伏立康唑200 mg q12h ivgtt抗真菌治疗。患者存在面神经、舌咽神经受损体征，考虑可能存在中枢神经系统感染；鼻内镜手术及鼻窦CT提示鼻-鼻窦感染；

右眼视力下降仅光感，右耳听力下降；左侧膝关节和右侧脸颊部位皮肤组织存在不同病原体感染可能，需要明确该患者不同部位的感染是否为同种病原体，是何病原体？

进一步完善腰穿检查：脑脊液压力280 mmH_2O，脑脊液白细胞23×10^6/L，蛋白质1 211 mg/L，脑脊液糖3.3（同步血糖5.3）mmol/L，氯化物115 mmol/L；脑脊液G试验阳性（640.94 pg/mL）；GM试验0.104（阴性）。脑脊液细菌、真菌涂片及培养均阴性，隐球菌乳胶凝集试验阴性。2021-12-02送检脑脊液mNGS检测结果回报：单梗着色霉（*Fonsecaea monophora*）（序列数1）。

患者行右下颌部皮疹刮片检查，mNGS检测结果回报（2021-12-02）：金黄色葡萄球菌（序列数1312）、单梗着色霉（序列数501）。左侧膝伸侧皮疹刮片mNGS检测结果回报（2021-12-02）：金黄色葡萄球菌（序列数1447）、单梗着色霉（序列数1）。2021-12-08左膝关节伸侧破损皮肤活检回报：溃疡，炎性坏死物内见极少量丝状真菌；特殊染色结果：特染PAS（少量+），银染（少量+），抗酸（-）。2021-12-10面部及左膝关节皮肤的皮损组织直接荧光染色（图13-3），荧光显微镜下见分支分隔真菌菌丝，菌丝长短不一、粗细较均匀，其细胞间隔间距近，呈矩形，菌丝似竹节状，细胞有不规则膨隆，可见散在孢子、孢子出芽，部分形成芽管，最后经MALD-TOF MS鉴定证实。刮片真菌培养提示：着色真菌。药敏结果：两性霉素B耐药，伊曲康唑敏感，氟康唑耐药，伏立康唑敏感。

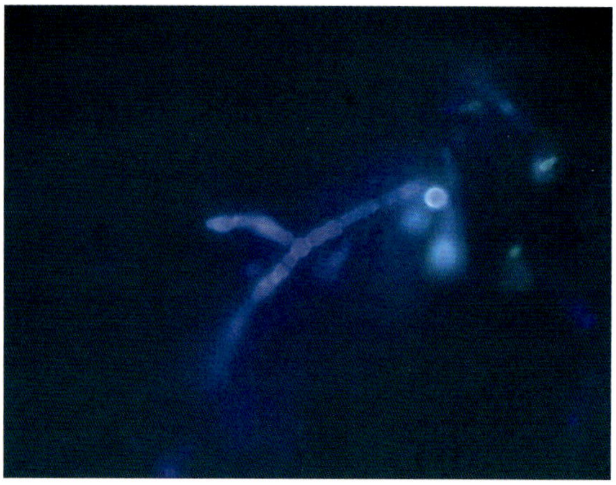

图13-3　皮损组织液荧光染色直接镜检所见（×40倍）。

综合患者病史，考虑全身播散性着色真菌病（中枢神经系统、眼、鼻-鼻窦、耳、皮肤）。

关键问题2　该患者该如何选择抗真菌药物，如何进行疗效评估？

明确真菌感染的病原体之后，根据既往研究报道和分离到的真菌药敏结果，考虑伏立康唑有效且CNS渗透能力强，因此继续伏立康唑注射液200 mg q12h（首日300 mg q12h）ivgtt抗真菌治疗，并给予甘露醇脱水降颅压治疗。

治疗1个月后患者左侧面瘫及构音较前改善，行走时步态不稳较前明显好转，面部皮损逐渐褪色消失，左膝关节处溃疡面逐步愈合（图13-4）。2021-12-20复查腰穿检查：压力220 mmH_2O，脑脊液白细胞45×10^6/L，蛋白质1 028 mg/L，脑脊液糖3.4 mmol/L（同步血糖5.0），氯化物121 mmol/L；较前改善。予出院，出院后调整为伏立康唑片（威凡）200 mg q12h po抗真菌治疗，用药期间注意避光防晒。治疗后1个月后（2022-01-06）和2个月后（2022-02-09）复查头颅MR增强（图13-5）：脑干及双侧小脑异常信号伴强化，脑室积水，室管膜强化较前（2021-12-21）减轻，考虑感染所致可能大，请结合临床，随诊；幕上脑积水；右侧上颌窦炎症，双侧乳突少许炎症。

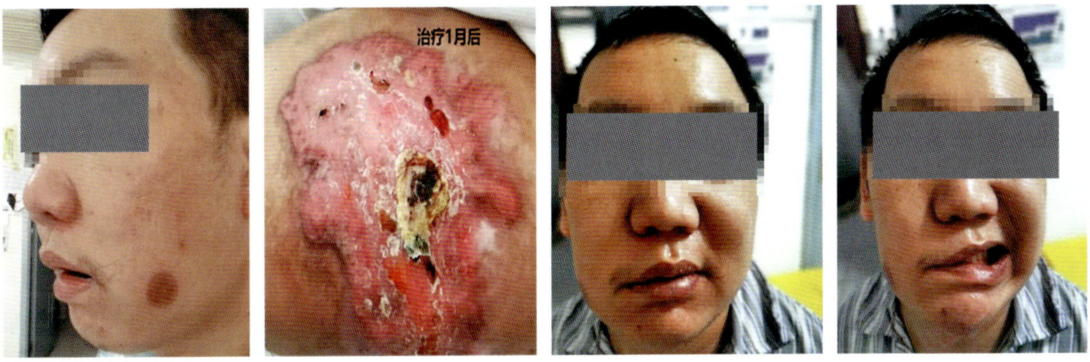

图13-4　患者接受抗真菌治疗2周的面部皮损改善，1个月后左侧膝盖皮损、右眼红肿及面瘫情况均明显好转。

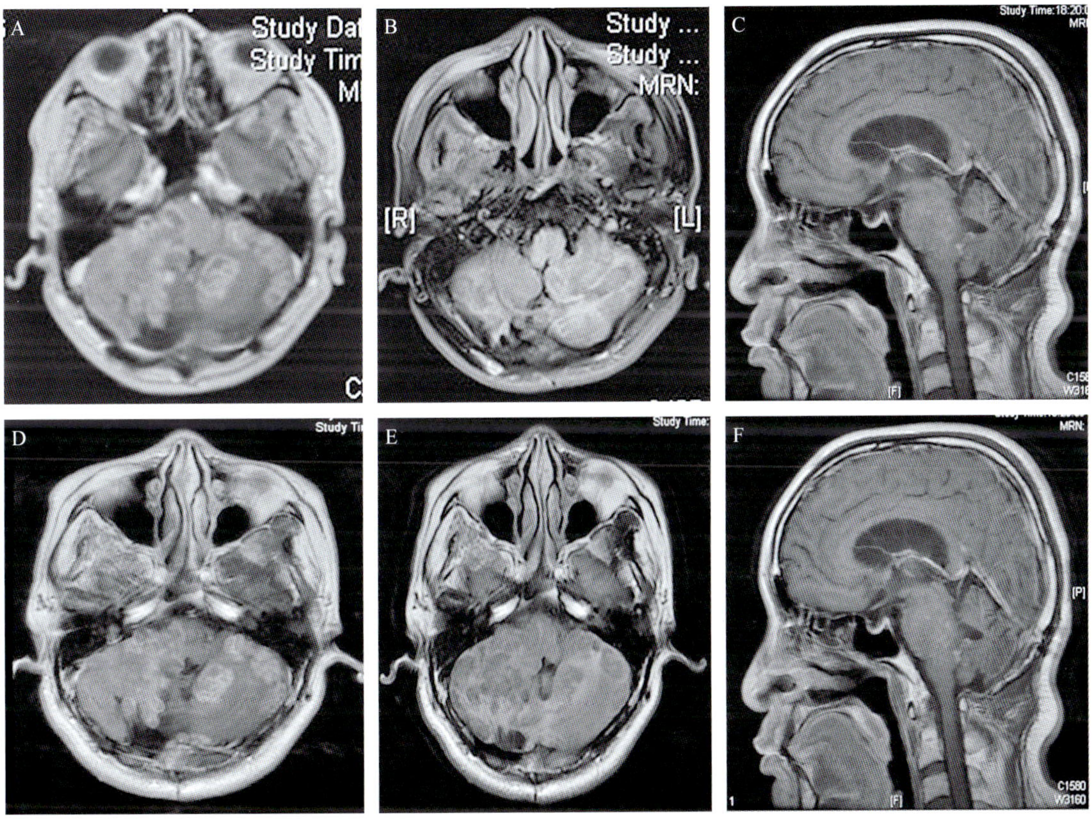

图13-5　患者治疗1个月后（2022-01-06）和2个月后（2022-02-09）随访头颅MR提示双侧小脑半球及脑干多发异常强化伴脑积水。A、D. T1增强示小脑病灶；B、E. T2 Flair示小脑病灶；C、F. T1增强矢状位示脑干病灶。

背景知识介绍

着色真菌广泛存在于世界各地的土壤和腐烂植物中，但似乎在热带及亚热带地区尤为常见。着色真菌的细胞壁含有黑色素样色素，这类真菌可在人体中引起多种感染，称为着色芽生菌病（chromoblastomycoisis，CBM），致病菌包括常见的卡氏枝孢瓶霉（*C. carrionii*），着色霉属（*F. pedrosoi*、*F. nubica*、*F. monophora*）和少见的疣状瓶霉及皮炎外瓶霉。CBM主要见于成人，多数为农民、体力劳动者、林业工人和农作物销售者，常因外伤后感染。在热带和亚热带地区多见，在北欧和美国罕见。CBM时常发生在健康个体，也可发生在免疫抑制患者。在我国，广东、山东和河北省是高发区，北方常见致病菌是卡氏枝孢瓶霉，南方则为*F. monophora*和*F. pedrosoi*。

CBM引起皮肤和皮下组织病变变多见。初发皮损常为一个小丘疹，伴或者不伴瘙痒，逐渐向周围扩展蔓延，并高起形成暗红色的疣状斑块，伴高度角化；也可以在皮损周围正常皮肤上出现新的损害，多是由于搔抓造成接种或淋巴结转移所致。这些损害可以互相融合，形成大片皮损。有的因为继发感染形成溃疡。病程呈慢性，可以长达几十年。组织病理呈肉芽肿改变，在真皮全层可见由巨细胞、上皮样细胞、淋巴细胞和浆细胞等组成的肉芽肿，也可见小脓肿，在巨细胞或者脓肿上常可找到棕黄色厚壁的真菌孢子。HE染色下典型的病理特征是可见裂殖体细胞。在皮损处直接取材，直接镜检也可见棕色裂殖体细胞。裂殖体细胞圆形，壁厚，棕色的细胞结构，单个或者双分隔，直接10 ～ 14 μm。如果进行皮损或者组织标本培养，一般10天后可以产生绒样菌落，开始为深绿色后变为黑色。直接镜检和分子诊断有助于鉴定菌种。

CBM极少数可能播散至远处皮肤或者内脏，极少数患者可以累及中枢神经系统，具体机制不明，可能为血行播散或邻近局灶（如鼻窦或者眼眶）直接蔓延。累及中枢神经系统的患者多表现为脑脓肿，额叶或顶叶中存在单个强化低密度病灶，也有多发病灶者，脑膜强化不常见；可伴局灶性神经功能障碍和/或全面性癫痫发作，发热和头痛不常见。通常抽吸脓肿液和/或切除组织进行镜检来诊断。在移植患者中，脑脊液G试验有助于诊断中枢神经系统*F. monophora*感染。

CBM的治疗困难，易复发。目前还没有标准化的治疗方法，但伏立康唑、泊沙康唑和伊曲康唑对这类真菌的体外活性最一致。考虑到广泛的临床经验，口服伊曲康唑被认为是首选药物。但伏立康唑可能更适合中枢神经系统感染，因为伏立康唑能在脑脊液中达到较高浓度。泊沙康唑是一种耐受性良好的替代药物，临床经验较少，但在其他抗真菌药物失败后，具有良好的挽救性治疗结果。累及中枢神经系统的CBM治疗需要脓肿切除和抗真菌治疗。完全的手术清除是最佳治疗方案，相比CT引导下的抽吸治疗成功率更高。然而，单纯手术切除脓肿而不给予抗真菌治疗的话，极有可能会导致治疗失败。正如该患者在术后症状显著缓解，但术后1年出现播散性表现。对于不能手术治疗的脑脓肿和免疫缺陷患者的播散性感染，推荐联合抗真菌治疗。

点评

这个病例给我们有很大的启示：① 过去一直认为极为罕见的侵袭性真菌病，近年来陆续不断被发现；② 临床上越来越多的侵袭性真菌病患者显现没有传统意义上免疫功能低下的基础疾病；③ 播散性真菌病可以表现为慢性播散方式，应引起重视；④ 早期诊断和及时治疗仍然是改善预后的关键。

（阮巧玲　宋　帅　张新玉　张雄乐　陈　露　曹国飞
韩佳佳　张昊澄　李　莉　秦艳丽　朱利平）

参·考·文·献

[1] 廖万清、吴绍熙主编.现代真菌病学[M].上海：复旦大学出版社，2017：277-288.

[2] Doymaz M, Seyithanoglu M, Hakyemez İ, et al. A case of cerebral phaeohyphomycosis caused by Fonsecaea monophora, a neurotropic dematiaceous fungus, and a review of the literature[J]. Mycoses, 2015, 58(3): 187-192.

[3] Pindycka-Piaszczyńska M, Krzyściak P, Piaszczyński M, et al. Chromoblastomycosis as an endemic disease in temperate Europe: first confirmed case and review of the literature[J]. European Journal of Clinical Microbiology & Infectious Diseases, 2013, 33(3), 391-398.

[4] Revankar SG, Sutton DA, Rinaldi MG. Primary central nervous system phaeohyphomycosis: a review of 101 cases[J]. Clin Infect Dis, 2004, 38: 206.

[5] Koo S, Klompas M, Marty F. *Fonsecaea monophora* cerebral phaeohyphomycosis: case report of successful surgical excision and voriconazole treatment and review[J]. Med Mycol, 2010, 48(5): 769-774.

14

新型冠状病毒感染合并再喂养综合征

题记

疫情期间，大量老年新型冠状病毒（简称新冠）肺炎患者存在各种基础性疾病，使得治疗过程复杂和困难。与此同时，极少数患者的特殊体质会更加显著地影响预后，再喂养综合征就是此种因素之一。与特殊年代因饥饿、营养不良等因素导致的不同，目前再喂养综合征更多见于神经性厌食症、精神障碍等特定人群，常规诊疗环境下非相关专科医生已较少遇到。早期的指标监测和预防干预对于患者的预后极其重要，故而临床医生对于再喂养综合征的早期识别和及时干预有系统性认识和学习的必要。本例为合并再喂养综合征的新冠肺炎老年患者，通过对其诊疗过程回顾，讨论相关的经验和教训。

病史摘要

入院病史

患者，女性，88岁，2022-05-21收入我院。

主诉

体重减轻3个月，新冠核酸筛查异常10天。

现病史

患者3个月前（2022-02）起因生活不能自理和喂养不当，出现体重下降，减轻至50斤，极度消瘦。05-10患者行新冠核酸筛查结果异常，入方舱后因高龄及基础情况差，为进一步诊治收入我院。

患病以来，患者精神欠佳，胃纳差，进食极少，睡眠欠佳，二便尚正常，3个月来体重下降至50斤。

既往史及个人史

患者有药物性耳聋40年，存在多种基础疾病，包括慢性阻塞性肺疾病、阿尔茨海默病。

长期未规律进食。

出生于原籍。否认化学性物质、放射性物质、有毒物质接触史。否认吸毒史。无吸烟史。否认饮酒史。否认冶游史。来院前2周均居住于上海本地。

入院查体

体温36.3 ℃，心率101次/分，呼吸25次/分，血压110/76 mmHg，身高150 cm，体重25 kg，BMI 11 kg/m^2。神志欠清，发育正常，营养差，无法对答，自动体位，查体欠合作，平车推入病房。全身皮肤、黏膜未见明显异常，无肝掌，全身浅表淋巴结无肿大。未见皮下出血点，未见皮疹。头颅无畸形，眼睑正常，睑结膜未见异常，巩膜无黄染。双侧瞳孔等大等圆，对光反射灵敏，耳郭无畸形，外耳道无异常分泌物。口唇无发绀。颈软，无抵抗，颈静脉轻度充盈。气管居中，甲状腺无肿大。胸廓对称无畸形，胸骨无压痛，无三凹征，肺部听诊因条件限制未实施。心率101次/分钟，律齐。腹平坦，呈舟状腹，腹壁软，全腹无压痛、反跳痛，肝脾肋下未及，肝肾区无叩痛。脊柱、四肢无畸形，关节无红肿，无杵状指（趾），双下肢轻度水肿。肌力正常，肌张力正常，生理反射正常，病理反射未引出。

入院后实验室检查和辅助检查

- 血常规：白细胞3.46 × 10^9/L（↓），中性粒细胞85.5%（↑），淋巴细胞7.8%（↓），血红蛋白77 g/L（↓），血小板184 × 10^9/L。
- 血气分析：pH 7.544（↑），pO_2 6.39 kPa（↓），pCO_2 4.87 kPa，氧饱和度 87.7%（↓），标准碳酸氢盐32.1 mmol/L（↑），实际碳酸氢盐31.5 mmol/L（↑），标准碱剩余9.0 mmol/L（↑），实际碱剩余8.4 mmol/L（↑），乳酸1.7 mmol/L（↑）。
- 心脏指标：肌钙蛋白T 0.055 ng/mL（↑），肌红蛋白78.6 ng/mL（↑），CKMB-MASS 0.54 ng/mL，NT-pro BNP 7919 pg/mL（↑）。
- 凝血功能：D-二聚体3.08 mg/L（↑），凝血酶原时间12.9秒，部分活化凝血酶原时间39.4秒，纤维蛋白原5.86 g/L（↑），纤维蛋白降解产物5.9 μg/mL（↑）。
- 肝肾功能：丙氨酸氨基转移酶<7 U/L（↓），天冬氨酸氨基转移酶11 U/L（↓），总胆红素13.9 μmol/L，白蛋白26 g/L（↓），球蛋白：27.1 g/L，碱性磷酸酶51 U/L，γ-谷氨酰转移酶7 U/L，乳酸脱氢酶190 U/L，肌酐89 μmol/L（↑）。
- 电解质：钾2.4 mmol/L（↓），钠139 mmol/L，氯99 mmol/L，钙1.98 mmol/L（↓），磷0.32 mmol/L（↓），镁0.73 mmol/L。
- 铁代谢：血清铁4.1 μmol/L（↓），总铁结合力17.2 μmol/L（↓），铁饱和度24%，转铁蛋白0.8 g/L（↓），铁蛋白471.2 μg/L（↑）。
- 叶酸6.11 nmol/L（↓），维生素B_{12} 736 pmol/L（↑）。
- 头、胸部CT平扫（2022-05-21）：双侧额顶叶、基底节区、侧脑室旁缺血腔隙灶，脑萎缩。双肺多发炎症，符合病毒性肺炎表现，冠脉走行区高密度影（图14-1）。

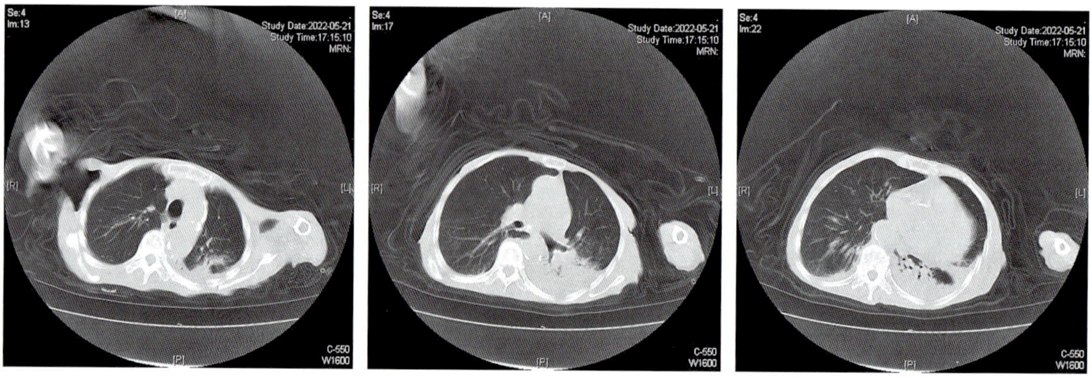

图14-1 患者入院时胸部CT。

临床关键问题及处理

关键问题1　该患者为老年女性，极度消瘦，实验室指标提示多项电解质指标异常，低蛋白血症，贫血。除新冠肺炎外，患者还合并有其他何种疾病？

患者入院后予以心电监护，面罩吸氧，静脉营养支持（白蛋白、氨基酸、脂肪乳等），留置胃管，予以鼻饲营养液等对症支持治疗，05-22夜间患者突发氧饱和度下降，急查血气分析：pH 7.458（↑），pO_2 7.82 kPa（↓），pCO_2 3.81 kPa（↓），氧饱和度92.4%（↓），标准碳酸氢盐21.6 mmol/L（↓），实际碳酸氢盐20.2 mmol/L（↓），标准碱剩余-3.6 mmol/L（↓），实际碱剩余-3.3 mmol/L（↓），乳酸7.2 mmol/L（↑）；电解质：钾2.7 mmol/L（↓），钠133 mmol/L（↓），氯92 mmol/L（↓），钙1.81 mmol/L（↓），磷<0.26 mmol/L（↓），镁0.61 mmol/L（↓）；心肌标志物：肌钙蛋白T 0.057 ng/mL（↑），肌红蛋白85.0 ng/mL（↑），CKMB-MASS 1.27 ng/mL，NT-pro BNP 6 943 pg/mL（↑）。予以高流量吸氧，氧流量50L/min，吸氧浓度50%，复查血气分析：pH 7.497（↑），pO_2 14.0 kPa，pCO_2 4.13 kPa（↓），氧饱和度99.2%，标准碳酸氢盐25.2 mmol/L，实际碳酸氢盐24.0 mmol/L，标准碱剩余0.7 mmol/L，实际碱剩余0.8 mmol/L，乳酸6.2 mmol/L（↑）；电解质：钾2.6 mmol/L（↓），钠136 mmol/L（↓），氯95 mmol/L（↓），钙2.01 mmol/L（↓），磷<0.26 mmol/L（↓），镁0.66 mmol/L。

该患者为老年女性，入院前3个月来进食量极少且不规律，入院时BMI=11 kg/m^2，极度消瘦。入院后实验室检查结果提示患者存在贫血、低蛋白血症、电解质紊乱等多种问题，经过静脉和肠内营养支持后，患者症状进一步加重，出现气喘、端坐呼吸、尿量减少、低氧血症等心功能不全表现，复查电解质各项指标均低于正常值下限，且较入院时进一步加重，尤其以低磷血症最为明显。综上所述，考虑患者合并有再喂养综合征。

关键问题2　患者诊断新冠肺炎合并再喂养综合征，下一步如何治疗？

患者老年女性，新冠核酸筛查异常，肺部CT提示存在病毒性肺炎，在积极治疗肺部感染的同时需要注意营养支持，但患者同时合并有再喂养综合征，应减少营养支持，避免过快增加每日热量摄入，因此该患者的治疗上存在诸多难点。

我们对患者进行了整体评估和分析，从以下角度分别给予治疗和监测。

（1）新冠感染治疗：患者存在多个进展至重症新冠肺炎的因素，包括高龄（>60岁）、慢性阻塞性肺疾病、极度消瘦。为了尽快减少病毒载量，降低该患者COVID-19相关死亡风险，结合患者体重偏低，入院后即予以奈玛特韦/利托那韦片（paxlovid）2片q12h口服。一个疗程后复查新冠核酸已转阴。

（2）肺部感染治疗

1）呼吸支持：患者入院后予以面罩吸氧5 L/min，血气分析提示低氧血症未得到有效纠正，调整为高流量吸氧，氧流量控制50 L/min，吸氧浓度50%。

2）抗感染治疗：患者肺部CT提示双肺炎症，左下肺伴实变。因患者长期卧床，进食差，神志差，吞咽功能存在一定受损，可能同时存在误吸或坠积性肺炎可能。入院后C-反应蛋白升高，抗病毒治疗同时，需考虑合并细菌感染的可能，故加用哌拉西林/他唑巴坦4.5 g q12h治疗。

3）气道护理：床头抬高30°，积极拍背排痰，留置胃管，预防误吸和呛咳。

经治疗，患者氧和逐渐改善，高流量吸氧浓度逐渐下调至30%，复查肺部CT（06-08）示双肺多发炎症，较前略吸收。

（3）再喂养综合征治疗：再喂养综合征是指营养不良的患者在积极营养康复期间因液体和电解质转移而引发的临床并发症。该患者入院后出现了低磷血症、低钾血症、充血性心力衰竭、外周性水肿等症状。

1）低磷血症：低磷血症是再喂养综合征的标志，也是其主要病因。患者入院后予以肠内营养液鼻饲饮食，进食后血磷进一步下降，低于检测下限。调整了热量摄入，按照10～20 kcal/（kg·d）（25 kg）的预设值，予以350 kcal/d（能全力250 mL/d，葡萄糖25 g/d）。积极纠正低磷血症，予以复合磷酸氢钾静脉微泵维持，密切监测电解质（电解质q4h），血磷逐渐恢复正常（图14-2）。

时间	05-22 20:19	05-23 1:02	05-23 5:17	05-23 9:10	05-23 13:02	05-23 20:01	05-24 18:05	05-24 23:39	05-25 5:24	05-25 17:36
磷（mmol/L）	<0.26	<0.26	1.68	<0.26	<0.26	0.64	0.38	0.78	1.08	1.63

血磷恢复，暂停补磷　　重新开始补磷，微泵维持

图14-2　患者血磷监测。

2）低钾血症：患者入院时即存在低钾血症，予以门冬氨酸钾镁、氯化钾静脉泵入，密切监测电解质水平，待血钾稳定后序贯为静脉滴注联合鼻饲给药（图14-3）。患者同时存在低钠血症、低镁血症等多种电解质紊乱，予以积极纠正后，复查电解质逐渐恢复正常（图14-4）。

时间	05-22 20:19	05-23 1:02	05-23 5:17	05-23 9:10	05-23 13:02	05-23 20:01	05-24 18:05	05-24 23:39	05-25 5:24	05-25 17:36
钾（mmol/L）	2.7	2.6	/	4.2	4.5	4.4	4.1	4.4	4.6	4.9

停用微泵，序贯氯化钾1.5g静滴

停用门冬氨酸钾镁

图14-3　患者血钾监测。

时间	05-22 20:19	05-23 1:02	05-23 5:17	05-23 9:10	05-23 13:02	05-23 20:01	05-24 18:05	05-24 23:39	05-25 5:24	05-25 17:36
钾（mmol/L）	2.7	2.6	/	4.2	4.5	4.4	4.1	4.4	4.6	4.9
磷（mmol/L）	<0.26	<0.26	1.68	<0.26	<0.26	0.64	0.38	0.78	1.08	1.63
镁（mmol/L）	0.61	0.66	0.85	0.72	0.77	0.74	0.61	0.62	0.63	0.65
钠（mmol/L）	133	136	135	136	135	134	134	137	138	142
钙（mmol/L）	1.81	2.01	1.92	1.97	1.98	1.87	1.79	1.75	1.75	1.65

图14-4　患者电解质监测。

（4）充血性心力衰竭治疗：患者入院后共发作心力衰竭3次。05-21入院当天夜间突发端坐呼吸，心电监护显示心动过速，血压偏高，氧饱和度下降，予以托拉塞米10 mg静注后患者症状缓解，心率维持90次/分钟，血压104/60 mmHg，高流量吸氧状态下氧饱和度98%。为进一步评估心脏功能，05-23心脏超声：① 左房增大，左室壁厚度属正常，静息状态下左室整体收缩活动尚可，LVEF约55%；② 轻度二尖瓣反流；③ 轻度主动脉瓣反流；④ 主动脉瓣钙化。功能诊断：左心收缩功能正常。05-23夜间患者再次出现端坐呼吸伴喘息，心电监护显示心率132次/分，血压132/90 mmHg，氧饱和度85%，呼吸频率40次/分。予以西地兰半支静注，托拉塞米10 mg静注后序贯20 mg微泵维持（5 mL/h），患者尿量增多，心率恢复至85次/分，氧饱和度99%。06-08于日间补充血制品（600 mL）后，患者夜间再次出现上述类似症状，予以相应处理后再次恢复，并于次日复查心超：静息状态下左室各节段收缩活动减弱。LVEF约42%；轻中度二尖瓣反流；主动脉瓣钙化伴轻中度反流；极少量心包积液。功能诊断：左心收缩功能轻度减退。

再喂养综合征引起的死亡大多是由于心脏并发症，包括心肌收缩力受损、每搏输出量减少、心力衰竭和心律失常，饥饿期间发生心脏萎缩使患者更容易出现液体过剩和心力衰竭，同时维生素B_1的缺乏也可促成心力衰竭，所以患者在治疗早期对于容量负荷更为敏感。患者出现心力衰竭表现后，予以监测中心静脉压、限制输液速度，同时予以呋塞米片20 mg bid联合螺内酯片10 mg bid利尿减轻容量负荷。

（5）外周性水肿：患者入院查体时双下肢有凹陷性水肿，白蛋白水平最低至24.5 g/L，予以白蛋白10 g bid治疗，患者白蛋白水平逐渐升高，稳定于35 ～ 40 g/L，双下肢水肿好转。

（6）营养支持：先暂停患者的营养摄入，在积极纠正电解质紊乱后（见上文），先予以能全力250 mL qd鼻饲，同时胃肠外补充葡萄糖，逐渐增强热量摄入，补充维生素（包括口服维生素B_1），严格计算液体量，在营养支持期间密切监测生命体征。

经过上述治疗，患者逐步恢复肠内营养进食，肺部感染较前好转，咳痰减少，夜间可平卧，生命体征平稳。

背景知识介绍

再喂养综合征（refeeding syndrome，RS）是指在长期饥饿后因提供喂养（包括经口进食、肠内、肠外营养）所引起的一组表现，包括严重的水电解质紊乱、葡萄糖耐受性下降、维生素缺乏等。

在正常能量摄入的情况下，代谢底物发生变化并循环利用。随着饥饿时间的延长，储存的能量、维生素和电解质都将被耗尽。当开始补充营养，摄入碳水化合物后，尤其是肠外途径供给大量碳水化合物，葡萄糖进入血液，引起胰岛素释放，导致磷、镁、钾等离子进入细胞内，造成低磷血症、低镁血症和低钾血症。

低磷血症是再喂养综合征的标志，也是其主要病因。磷酸是ATP的重要组成部分，磷酸盐消耗可导致组织缺氧，由此引起心肌功能障碍，并导致膈肌收缩功能障碍，引起呼吸衰竭、溶血、横纹肌溶解和癫痫发作。低镁血症可诱发心律失常，心肌及血管收缩能力降低，从而发生低血压或充血性心力衰竭。低钾血症可引发神经肌肉系统瘫痪、麻痹、呼吸抑制、肌无力症状，甚至心脏停搏。磷、镁、钾等电解质紊乱常伴有水及酸碱平衡失调，最常见的是代谢性酸中毒，并进一步造成各器官、系统功能障碍，细胞外液扩张，心脏、循环负担加重而导致急性心衰。

此外，营养不良的患者在进行再喂养之前可能就已经存在维生素B_1缺乏。再喂养之后，电解质的细胞内摄取会导致维生素B_1的利用增加，患者可能发生Wernicke脑病。维生素和微量元素缺乏是由饥饿造成的，对患者进行再喂养后，伴随而来的合成代谢过程一开始就会加重这些缺乏。再喂养患者早期阶段由于胰岛素分泌增加还会导致容量超负荷，最终增加了肾脏对钠的重吸收和保留，导致液体潴留。

有再喂养综合征潜在风险的人群包括：神经性厌食症者，精神障碍患者，滥用酒精和毒品者，减肥手术和肠道切除患者，大手术术后等导致营养吸收障碍的患者。此外，长期呕吐、腹泻、胃肠减压、肺部疾病等也是RS的高危因素。高危患者在再喂养启动的5天以内出现血清磷、钾、镁的减少，并出现器官功能障碍，或者因维生素B_1缺乏导致的症状即可诊断再喂养综合征。RS的临床特征包括 低磷血症、低钾血症、充血性心力衰竭、外周性水肿、横纹肌溶解、癫痫发作、溶血。

在再喂养的早期，采取以下措施可显著降低再喂养综合征的发生风险。

（1）能量应从小剂量开始缓慢增加：给予接近且高于静息能量消耗的初始热量来恢复体重，避免过快增加每日热量摄入，并密接监测患者的临床及生化指标。第一个24小时以100 ～ 150 g葡萄糖或10 ～ 20 kcal/kg开始，每1 ～ 2天增加目标热量的33%(包括肠内和肠外葡萄糖)。对于电解质水平低的中危和高危RS患者，应保持起始或延缓增加热量直到将电解质补充至正常。对于磷、钾、镁水平严重降低的患者，应延迟开始或增加热量的摄入，直至电解质得到纠正。如果患者连续摄取葡萄糖后没有症状且电解质水平稳定，则可以考虑大于上述建议的热量摄入。

（2）纠正电解质紊乱：对于RS高危人群，拟行营养支持时，应完善电解质检查，前3天每12小时监测一次。如果在开始营养时，电解质变得难以纠正或急剧下降，立即将葡萄糖剂量减少原有基础的50%，并根据临床表现，每1 ～ 2天将热量提高目标热量的33%左右。

（3）补充维生素和多种微量元素：对存在RS风险的患者，在喂食或开始注射含葡萄糖的静脉液体前补充维生素B_1 100 mg。对于严重饥饿、慢性酒精中毒，或其他存在维生素缺乏表现的高风险患者，每天补充维生素B_1 100 mg，维持5 ～ 7天或更长时间。每日在肠外营养中加入多种维生素。对于接受口服/肠内营养的患者，根据临床情况和治疗方式，每日一次加入完整的口服/肠内复合维生素，持续10天以上。

（4）积极监测，及时调整营养支持方案：有RS风险的患者在开始摄入热量后的24小时内需要密切监测生命体征。对于病情不稳定或有严重基础疾患的患者，每日监测出入液量和体重变化，关注患者的循环容量、液体平衡，直至患者被认为稳定。

点评

本例为高龄患者，存在阿尔兹海默病、神经性耳聋、COPD等基础疾病，本次因新型冠状病毒感染入院，经评估，对其预后影响最大的因素并非上述基础疾病，而是本就合并存在的极度消瘦体质。治疗伊始，患者即已出现再喂养综合征的典型表现，经治疗后患者状况得以稳定。治疗过程中热量摄入的精细把握，低磷血症、低钾血症、低镁血症、贫血、心力衰竭等各类并发症的密切监测和及时纠正，对于患者能否度过早期的危险阶段非常重要。更为重要的是，对于再喂养综合征病理生理变化和临床特征的充分认识，是正确治疗的基础。本例患者在早期诊治过程中，对于其心脏功能变化的认识仍有不足，病程中出现反复心力衰竭，复查心脏超声显示LVEF有下降趋势，提示此类患者、特别是老年高龄患者，心脏功能需长期随访。

（徐　斌　奚才华　喻一奇　叶相如　周　晛　王晶晶　林小凤　张　璨
吴　婷　张　烁　张　薇　周福生　张馨赟　李　倩　马晶晶　王科擎）

参·考·文·献

[1] Mehanna H M, Moledina J, Travis J. Refeeding syndrome: what it is, and how to prevent and treat it[J]. BMJ, 2008, 336(7659): 1495-1498.

[2] da Silva JSV, Seres D S, Sabino K, et al. ASPEN Consensus Recommendations for Refeeding Syndrome[J]. Nutrition in Clinical Practice, 2020, 35(2): 178-195.

15

新型冠状病毒感染相关脑炎

题记

新型冠状病毒(SARS-CoV-2)(简称新冠)感染主要引起呼吸系统症状,如患者同时存在神经系统症状,会造成诊断困难。本病例为一例年轻男性患者,新型冠状病毒感染后出现脑炎症状。本文描述了患者症状、异常脑炎检查结果及治疗方案,并复习了文献中新型冠状病毒感染相关脑炎有关知识,希望能对新型冠状病毒感染患者并发神经系统症状的诊治有所帮助。

病史摘要

入院病史

患者,男性,23岁,上海浦东人,2022-04-17收入我科。

主诉

新冠核酸筛查异常10天伴发热3天。

现病史

患者在小区排查中于2022-04-07行新冠核酸筛查异常,有咳嗽、咳痰不适。3天前患者出现发热,体温最高39℃,同时伴有神志改变、行走困难,对外界反应迟钝,为进一步诊治收入我院。目前患者仍有咳痰、发热等不适,对答可,认知欠佳,计算力下降,行走困难、大小便无自知能力,需家属提醒完成。患者14天内与新型冠状病毒感染者或疑似感染病例及其密切接触者有接触史,14天内有国内中高风险地区(实时关注)旅居史,28天内无境外旅居史或同住者28天内境外旅居史。患病以来,患者精神好,胃纳可,睡眠好,大小便量无异常,无体重明显下降。

既往史及个人史

既往史:否认慢性疾病史。儿时有惊厥史,当时诊断为脑膜炎,已治愈(具体不详),无长期服用抗癫痫药病史。

否认肝炎史。否认结核史。否认手术、外伤史、输血史。否认食物、药物过敏史。

新冠疫苗接种史：已接种，3剂。

婚育史/家族史

未婚未育。家人体健。

入院查体

体温37.6℃，心率82次/分呼吸19次/分，血压131/71 mmHg。患者神志清，可对答，定向力部分错误，计算力差；口唇无发绀，无呼吸浅快。颈软，无抵抗。颈静脉无怒张，气管居中；双肺呼吸音清，未及干湿啰音；心率82次/分，心律齐，各瓣膜区未及杂音。全腹平软，无肌紧张及反跳痛，双下肢无水肿。双上肢肌力Ⅴ级；双下肢肌力Ⅳ级，四肢肌张力升高。

入院后实验室检查和辅助检查

• 血常规（2022-04-17）：白细胞9.61×10^9/L，成熟中性粒细胞69.1%，成熟淋巴细胞18.8%，成熟单核细胞9.55%，嗜酸性粒细胞2.0%，嗜碱性粒细胞0.6%，红细胞4.70×10^{12}/L，血红蛋白140 g/L，血小板433×10^9/L。

• C-反应蛋白<5.00 mg/L；降钙素原0.04 ng/mL。

• 凝血功能：国际标准化比值1.01，凝血酶原时间11.6秒，部分凝血活酶时间21.7秒，纤维蛋白原定量2.9 g/L，D-二聚体1.88FEUmg/L，纤维蛋白原降解产物4.0 μg/mL，抗凝血酶Ⅲ 115.9%。

• 肝肾功能：丙氨酸氨基转移酶38 U/L，天冬氨酸氨基转移酶82 U/L，碱性磷酸酶74 U/L，γ-谷氨酰转移酶16 U/L，总胆红素7.4 μmol/L，总蛋白75.5 g/L，白蛋白44.8 g/L；尿素8.39 mmol/L，尿酸429.6 μmol/L，肌酐68 μmol/L，肌酸激酶5475 U/L，肌酸激酶同工酶MB 67 U/L，乳酸脱氢酶431 U/L。

• 心肌标志物：肌钙蛋白T（TNT）0.004 ng/mL，肌红蛋白（MYO）115.00 ng/mL，肌酸激酶同工酶MB（CKMB-MASS）14.10 ng/mL，脑利钠肽前体（NT-pro BNP）13.3 pg/mL。

• 乙肝、丙肝标志物均阴性；HIV抗体阴性、TPPA阴性。

• 脑脊液常规及生化检查：无色，澄清，潘氏试验阴性，有核细胞1×10^6/L，红细胞1×10^6/L。脑脊液压力230 mmH_2O，脑脊液总蛋白0.23 g/L，脑脊液葡萄糖4.36 mmol/L，脑脊液氯化物131 mmol/L；同步血糖5.1 mmol/L。

• 脑脊液新型冠状病毒核酸阴性：ORF1ab基因Ct值 > 40，N基因Ct值 > 40。

• 头颅CT（2022-04-17）：双侧额叶少许斑片状低密度影（图15-1）。

• 肺CT（2022-04-17）：双肺纹理增多（图15-2）。

• 头颅MR增强（2022-05-07）：颅内软脑膜强化明显，两侧额叶、侧脑室旁片状信号异常（图15-3）。

新冠核酸每天检测结果见表15-1。

入院后诊疗经过

患者入院后因吞咽口水困难，予以留置胃管、鼻饲营养支持治疗。因为临床诊断新

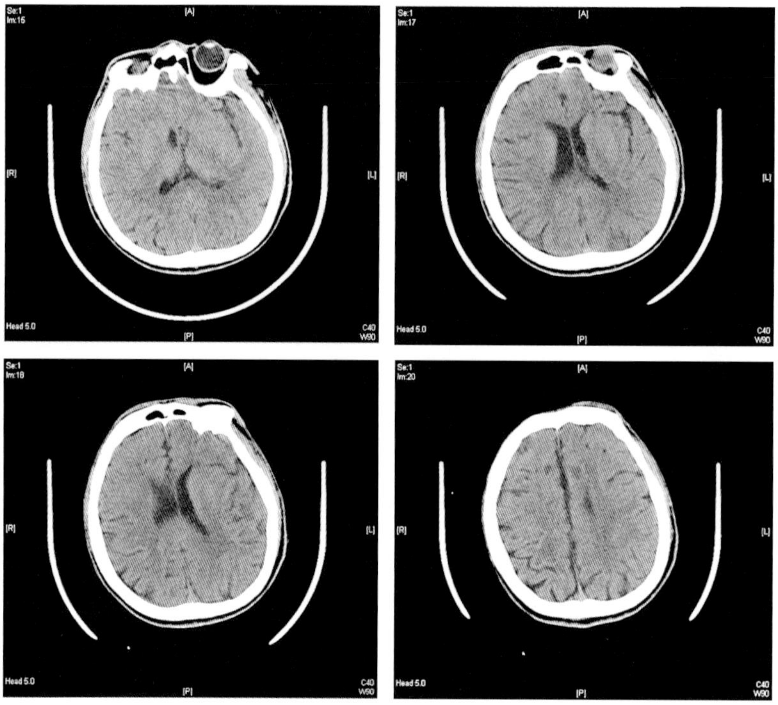

图15-1　2022-04-17头颅CT：双侧额叶少许斑片状低密度影。

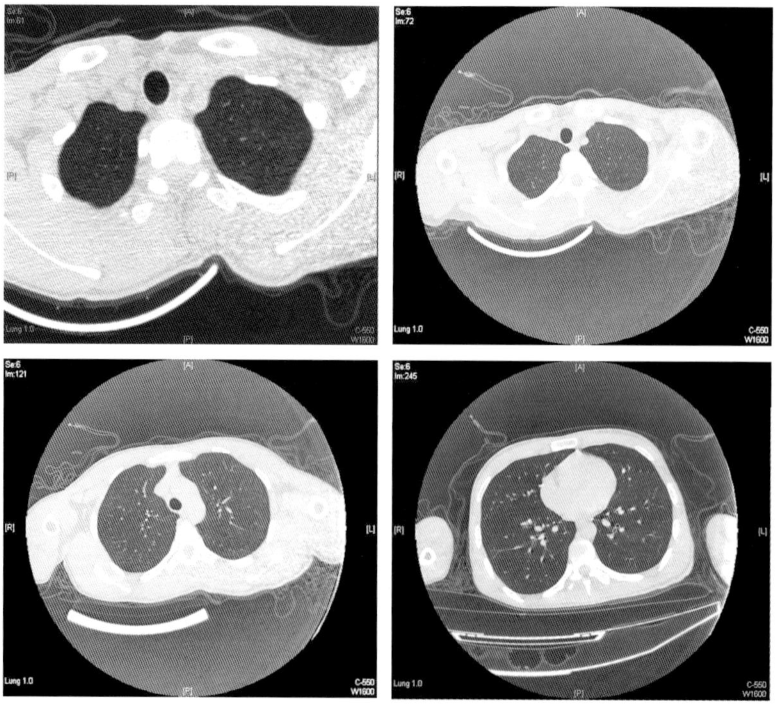

图15-2　肺CT：双肺纹理增多。

T2
T1
DWI
增强
增强

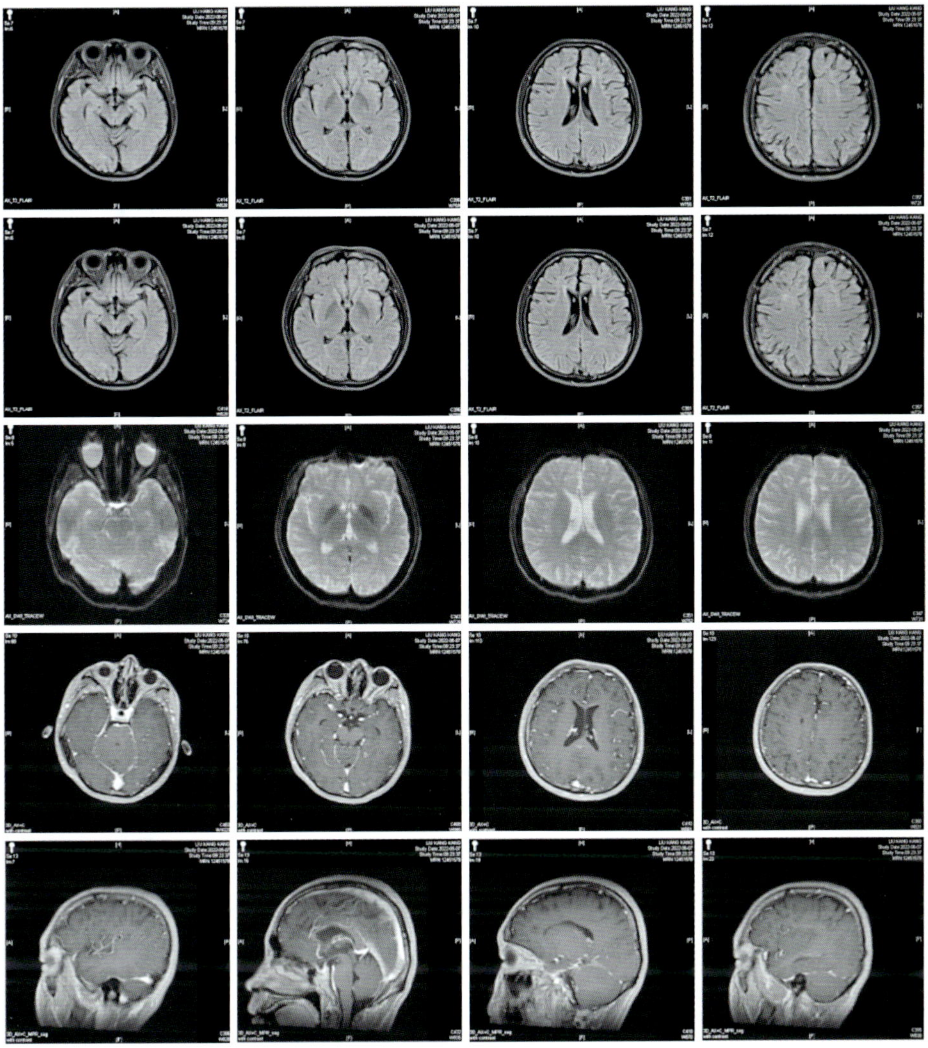

图 15-3　2022-05-07头颅MR增强：颅内软脑膜强化明显，两侧额叶、侧脑室旁片状信号异常。

表15-1　患者鼻咽拭子新型冠状病毒核酸结果

日　期	*ORF1ab* 基因 Ct 值	*N* 基因 Ct 值
04-18	> 40	> 40
04-19	35.76	33.17
04-21	> 40	36.91
04-23	32.46	29.8
04-24	> 40	> 40
04-25	> 40	39.15

续 表

日　期	*ORF1ab*基因Ct值	*N*基因Ct值
04-29	35	> 40
04-30	39	> 40
05-01	> 40	> 40
05-03	> 40	> 40
05-05	> 40	> 40
05-07	> 40	> 40
05-08	> 40	> 40

冠病毒相关脑炎，予以相对应治疗：抗炎静脉用甲泼尼龙40 mg q12h × 3d，减量为30 mg q12h × 5d，减为40 mg qd × 7d；静脉用免疫球蛋白0.4 g/kg × 5d；20%甘露醇250 mL q12h降颅压；强补钙、补钾、护胃等治疗。在治疗病程中患者出现四肢抽搐伴小便失禁一次，考虑继发性癫痫发作，予以丙戊酸钠0.5 mg bid、奥氮平等对症治疗。

经过上述治疗后，患者体温渐平，精神症状、计算力、反应能力较前明显好转，吞咽功能明显改善，予以拔除胃管，可自行进食，无呛咳。治疗过程中，甲泼尼龙逐步减量至20 mg qd口服，激素减量期间患者症状无反复，予以出院，口服药物治疗。患者出院后继续口服甲泼尼龙治疗，逐渐减量，至06-08完全停药。07-19电话随访，患者目前未服用药物，患者对答切题，目前自觉记忆力较前稍差，无癫痫发作，无吞咽或其他运动、感觉异常，无其他不适主诉。

临床关键问题及处理

关键问题　患者流行病学明确，有发热伴咳嗽，04-07新冠核酸阳性，故而新冠感染诊断明确，此后逐步出现意识减退，头颅磁共振有软脑膜的强化，脑脊液压力增加，但脑脊液细胞数及生化基本正常，脑脊液新冠核酸未检测到。所以该患者新冠相关脑炎诊断到底是否成立？

我们查找文献至2020-06-20前已报道的17例SARS-CoV-2感染相关的脑炎，仅有2例在脑脊液中检测到该病毒的RNA，也有2例脑脊液正常，研究认为，可能是脑炎的发生以炎症机制或自身免疫机制为主，病毒直接感染机制较少，也可能由于脑脊液中病毒载量太少所以难以检测到SARS-CoV-2。另有文献分析了13例脑炎患者的脑脊液变化发现：这类脑炎脑脊液蛋白质水平正常或轻度升高，脑脊液糖水平正常或轻度升高，白细胞数正常或轻度升高。因此，鉴于患者此前新冠感染诊断明确，此后1周出现发热、神志改变及认知障碍、癫痫发作等，脑脊液压力明显升高，头颅MR异常，未发现其他解释性病原体，且停止治疗后未再反复，因此可临床诊断为SARS-CoV-2感染相关脑炎。

对于SARS-CoV-2感染所致脑炎的治疗，文献也认为跟其他病毒性脑炎一样，糖皮质激素、静脉注射免疫球蛋白、血浆置换等免疫调节治疗可能有效。

背景知识介绍

自2019年以来，SARS-CoV-2在全世界范围造成了大量感染，主要影响呼吸系统，主要表现为发热、咳嗽、气促、呼吸困难，肺CT提示肺部炎症等。部分鼻咽拭子SARS-CoV-2核酸阳性患者，病程中出现神经系统疾病症状，包括中枢神经系统症状和周围神经系统症状等，如意识障碍、癫痫发作、格林-巴利综合征、脑血管疾病等。

脑炎是脑实质的炎症，通常由感染或机体免疫防御引起。有文献荟萃分析了（2020～2021年）138例诊断为SARS-CoV-2感染相关脑炎的患者。它发现从SARS-CoV-2感染诊断到脑炎发作的平均时间为14.5天（10.8～18.2天），平均发病率为0.215%（95% *CI* 0.056%～0.441%），在重症患者中，脑炎发病率明显升高，为6.7%（95% *CI*为4.3%～9.4%）。SARS-CoV-2相关脑炎患者平均病死率13.4%（95% *CI* 3.8%～25.9%），显然远高于SARS-CoV-2感染的病死率。

一、SARS-CoV-2感染相关脑炎的症状

SARS-CoV-2感染相关脑炎的常见症状包括意识丧失或降低（77.1%）、精神状态改变（72.3%）、癫痫发作（38.2%）、头痛（27.3%）和虚弱（15.4%）及失语症、共济失调和肌阵挛脑炎等。SARS-CoV-2感染相关脑炎患者，其他症状包括气促（84.6%）、发热（63.6%）、咳嗽（60.0%）和疲劳（50.0%）等，23.8%的患者无症状。SARS-CoV-2感染相关脑炎患者临床检验异常数据包括D-二聚体升高、乳酸脱氢酶升高、C-反应蛋白升高、白介素-6（IL-6）升高等。文献分析了13例脑炎患者的脑脊液变化包括：① 脑脊液蛋白质水平正常或轻度升高，平均为648 mg/L（380～1 150 mg/L）；② 脑脊液糖水平正常或轻度升高，平均为4.5 mmol/L（3.3～7.2 mmol/L）；③ 白细胞数正常或轻度升高，平均为14.8×10^6/L[（6.0～38.7）$\times10^6$/L]；④ IgG水平升高，平均为83.2 mg/L（5.0～112.5 mg/L）。

根据文献，脑炎诊断分为4级，详见表15-2。

二、新型冠状病毒相关脑炎诊断标准

有上述脑炎症状患者，诊断新型冠状病毒相关脑炎诊断标准如下。

（一）确诊病例

（1）脑脊液（CSF）或脑组织中检测到SARS-CoV-2，或SARS-CoV-2特异性鞘内抗体阳性。

（2）未发现其他病原体或病因。

（二）临床诊断病例

（1）在呼吸道或其他非中枢神经系统样本中检测到SARS-CoV-2，或血清中有SARS-

表15-2　定义为脑炎的神经系统症状

<table>
<tr><th>1级 脑炎</th><th>2级 疑似脑炎</th><th>3级 脑病</th><th>4级 疑似脑病</th></tr>
<tr><td colspan="4">疑似脑病（意识、认知、人格或行为的改变），无其他明显诊断，但不符合3级标准</td></tr>
<tr><td colspan="3">急性或亚急性（<4周）意识障碍、认知障碍（包括谵妄*或昏迷&）、性格或行为异常持续24小时以上，且排除其他诊断</td><td></td></tr>
<tr><td colspan="2">新发癫痫
或新发局部神经症状
或发热（≥38℃）
或新发运动障碍（包括帕金森病、口腔运动功能障碍等）
或局灶性异常脑电图</td><td></td><td></td></tr>
<tr><td>脑脊液总白细胞计数>5×10^6/L
或与脑炎相符的神经影像学
或通过脑活检确认脑部炎症</td><td></td><td></td><td></td></tr>
</table>

* 谵妄是脑病的一种临床表现，具有以下特征：① 注意力障碍（引导、集中、维持和转移注意力的能力降低）和意识障碍（对环境的定向力降低）；② 短时间内发生，表现为注意力和意识的变化，且在一天内，严重程度会波动；③ 认知障碍（如记忆障碍、定向障碍、语言、视觉空间能力或知觉障碍）。当患者出现与谵妄相一致的急性认知改变，但并非所有特征都存在时，临床上将其定义为亚综合征性谵妄。
& 昏迷是指反应能力严重下降状态，使用格拉斯哥昏迷评分（GCS）或全面无反应量表（FOUR）等诊断系统可判断。

CoV-2特异性抗体的证据表明急性感染；急性感染的血清学证据可定义为在配对的急性和恢复期血清样本中检测IgM、IgG血清转化或抗体滴度增加四倍。

（2）未发现其他解释性病原体或原因。

（三）疑似病例

根据国家或世界卫生组织的指导，根据临床症状和流行病学危险因素，患者符合2019冠状病毒疾病疑似病例标准。在已知社区SARS-CoV-2传播，支持特征包括：新发的至少一种症状如咳嗽、发烧、肌肉酸痛、嗅觉丧失或味觉丧失；淋巴细胞减少或D-二聚体水平升高；以及与感染或炎症相关的异常放射学证据（如磨玻璃变化）。

三、SARS-CoV-2感染相关脑炎的病理生理学机制

SARS-CoV-2感染相关脑炎的病理生理学机制有3种：直接侵袭神经系统、全身炎症和分子模拟。首先，SARS-CoV-2直接侵入脑实质可导致脑炎的发展。也有人认为，SARS-CoV-2直接侵入中枢神经系统不太可能是主要机制，因为SARS-CoV-2感染相关脑炎的脑脊液SARS-CoV-2呈阴性。其次，另一种机制是SARS-CoV-2引起的全身炎症。SARS-CoV-2感染导致先天免疫系统激活，导致大量炎性细胞因子（干扰素-α、干扰素-NY、IL-1B、IL-6、IL-12等）释放，导致全身炎症反应综合征，攻击神经系统，导致神经系统功能障碍导致脑炎。第三个可能的机制是分子模拟。感染SARS-CoV-2病毒后，宿主抗体和淋巴细胞会扩增。虽然这些免疫分子被认为对SARS-CoV-2病毒抗原具有特异性，但其中一些分子具有交叉反应性，可以攻击自身抗原。当血管内皮细胞和脑实质中的细胞受到影响时，会

导致中枢神经系统的弥漫性损伤，这可能会导致脑炎的发展。

四、SARS-CoV-2感染相关脑炎治疗

文献中对于SARS-CoV-2感染相关脑炎患者有效治疗方案包括皮质类固醇、静脉注射免疫球蛋白、血浆置换和利妥昔单抗等单克隆抗体等。在一组5名患者的研究中，给予皮质类固醇（每天1 g静脉注射甲泼尼龙，持续5～10天）后，3名患者的神经状况显著改善，并在1周内显著改善，随后出院。另一项研究中，12例SARS-CoV-2感染相关脑炎患者，用静脉注射免疫球蛋白和皮质类固醇联合治疗，11例治疗有效。这些治疗方法的初步成功需要谨慎考虑，尚需大规模随机对照试验，以明确SARS-CoV-2感染相关脑炎的有效治疗方式。

点评

在新冠肆虐的这两年多时间，社会各界及专业人士都付出了极大努力，我科上下也都尽全力做出了应有贡献，尤其在2022年3～6月这段时间，全科均战斗在抗疫各个层面的第一线。本次报道的这一例年轻男性患者就来自复旦大学附属华山医院宝山院区感染科（在疫情期间该院临时征用为定点医院）。众所周知，SARS-CoV-2感染患者主要表现为呼吸道累及症状，文献中有报道小部分人群发生SARS-CoV-2感染相关脑炎。本例患者在SARS-CoV-2阳性1周后，出现发热、神志改变及认知障碍、癫痫发作等，脑脊液压力明显升高，头颅MR异常，未发现其他解释性病原体，且停止治疗后未再反复，因此可临床诊断为SARS-CoV-2感染相关脑炎。临床上脑脊液SARS-CoV-2核酸检查阳性率不高，确诊存在一定困难。治疗方案按照病毒性脑炎治疗，予以皮质类固醇和静脉用免疫球蛋白治疗以及抗癫痫、营养支持等辅助治疗，患者预后好。希望本病例能给临床医师提供参考，在遇到SARS-CoV-2感染患者合并中枢神经系统症状时，能正确应对，及时完成脑脊液检查、头颅MR检查等，并积极治疗。

（于　洁　张昊澄　毛日成　蒋卫民　张继明）

参·考·文·献

[1] Siow I, Lee K S, Zhang J J Y, et al. Encephalitis as a neurological complication of COVID-19: A systematic review and meta-analysis of incidence, outcomes, and predictors[J]. Eur J Neurol, 2021, 28(10): 3491-3502.

[2] Ellul M A, Benjamin L, Singh B, et al. Neurological associations of COVID-19[J]. Lancet Neurol, 2020, 19(9): 767-783.

16

EB 病毒相关性肺淋巴瘤样肉芽肿继发噬血细胞综合征

题记

淋巴瘤样肉芽肿(lymphomatoid granulomatosis，LYG)是一种极为罕见的B淋巴细胞增生性疾病，EB病毒感染在LYG的发生和病理进展中起着关键作用。此病 > 90%的患者累及双侧肺，但也可累及皮肤、中枢神经系统等器官。肺淋巴瘤样肉芽肿(pulmonary lymphomatoid granulomatosis，PLG)临床特征为非特异性的，与其他常见的肺部疾病类似，包括各种感染性疾病、结节病、血管炎、肺癌等，极易被临床医生忽视。治疗推荐化疗，化疗失败考虑造血干细胞移植。大多数LYG患者病情严重，中位生存期为2年，继发HLH预后更差。

病史摘要

入院病史

患者，男性，36岁，工人，2021-11-10至我院感染科就诊。

主诉

发热伴咳嗽、咯痰、气促3个月。

现病史

患者3个月前无诱因出现发热，体温39.0℃，伴畏寒、寒颤、咳嗽、咳痰，为黄色脓臭痰，就诊于当地医院，胸部CT(2021-06-19)提示双肺多发团片状高密度影，08-04肺组织病理回报：(右肺下叶背段穿刺标本)局灶肺泡间隔轻度增宽伴纤维组织增生，慢性炎症细胞浸润。诊断：间质性肺炎伴感染，给予甲泼尼龙、哌拉西林/他唑巴坦、更昔洛韦、伏立康唑等治疗，患者咳嗽逐渐好转出院，出院后口服莫西沙星、复方磺胺甲噁唑、甲泼尼龙约1个月。患者于09-22再次出现发热，体温39.0℃，伴咳嗽，咳黑黄色痰，再次就诊于某医院，入院后血常规：白细胞2.92 × 10^9/L，中性粒细胞79.8%，血小板108 × 10^9/L。降钙素原0.132 ng/mL；

铁蛋白 > 1 500 ng/mL；C-反应蛋白124.92 mg/L；G试验<37.5 pg/mL；GM试验0.18；肺泡灌洗液培养提示曲霉生长（塔宾曲霉）。09-26支气管镜：左上叶支气管管腔通畅，黏膜轻度充血，内见黄白黏痰，予以灌洗；右下叶支气管管腔通畅，黏膜正常，内见黄白色浓痰堵塞管腔，予以灌洗；灌洗液送mNGS提示：EB病毒。基于以上相关阳性结果，给予更昔洛韦、甲泼尼龙、两性霉素B+氟胞嘧啶、亚胺培南、利奈唑胺、卡泊芬净治疗。患者病程中出现全身抽搐，头颅CT提示右顶叶见片状低密度灶，感染可能，不排除亚胺培南引起抽搐，故停用亚胺培南，改用比阿培南抗感染，并给予丙戊酸钠缓释片口服预防癫痫。患者仍有高热，体温39.3℃，间断有胸闷感，复查肺CT：两肺多发病灶，局部空洞形成，病灶较前增大。遂来我院感染科就诊，收住入院。

既往史及个人史

手术史：既往无手术史。

系统回顾：无特殊。

入院查体

体温37.4℃，心率92次/分，呼吸22次/分，血压122/75 mmHg，神志清楚，发育正常，营养好，回答切题，自动体位，查体合作，步入病房，全身皮肤、黏膜未见异常，无肝掌，全身浅表淋巴结无肿大。未见皮下出血点，未见皮疹。头颅无畸形，眼睑正常，睑结膜未见异常，巩膜无黄染。双侧瞳孔等大等圆，对光反射灵敏。颈软，无抵抗。颈静脉无怒张，气管居中，甲状腺无肿大。胸廓对称无畸形，胸骨无压痛；双肺呼吸音粗，可及少许湿性啰音。心率92次/分，律齐；腹平坦，腹壁软，全腹无压痛，无肌紧张及反跳痛，肝肋下未触及，肝肾脏无叩击痛，肠鸣音4次/分。肛门及外生殖器未见异常，脊柱、四肢无畸形，关节无红肿，无杵状指（趾），双下肢无水肿。肌力正常，肌张力正常，生理反射正常，病理反射未引出。

入院后实验室检查和辅助检查

- 血常规：白细胞1.64×10^9/L（↓），中性粒细胞0.82×10^9/L（↓），血红蛋白85 g/L（↓），血小板102×10^9/L，异型淋巴细胞4.2%（↑）。
- 血气分析酸碱度7.517（↑），氧分压8.46 kPa（↓），二氧化碳分压4.15 kPa（↓）。
- 铁蛋白3 656.00 ng/mL（↑），IL-2R 6 788 U/mL（↑），乳酸脱氢酶500 U/L（↑）。
- EBV-DNA（血浆）。1.49×10^4 copies/mL（↑）。EBV-DNA（全血）1.04×10^5copies/mL。
- 血培养（需氧菌、厌氧菌、真菌、分枝杆菌）、结核感染T细胞检测、G试验（血浆1-3-B-D葡聚糖）、隐球菌荚膜多糖抗原检测、巨细胞病毒CMV DNA血清学试验均为阴性。
- 血清GM试验0.116，甘油三酯2.08 mmol/L，肝肾功能基本正常。
- 痰细菌、真菌涂片培养均阴性。
- 腹部CT：脾脏肿大（图16-1）。
- 胸部CT：双肺感染性病灶，符合肺曲霉病表现；双侧胸腔积液；纵隔内肿大淋巴结（图16-2）。
- 头颅MR增强：右顶叶异常信号，考虑脑炎可能；左侧额叶小缺血灶（图16-3）。

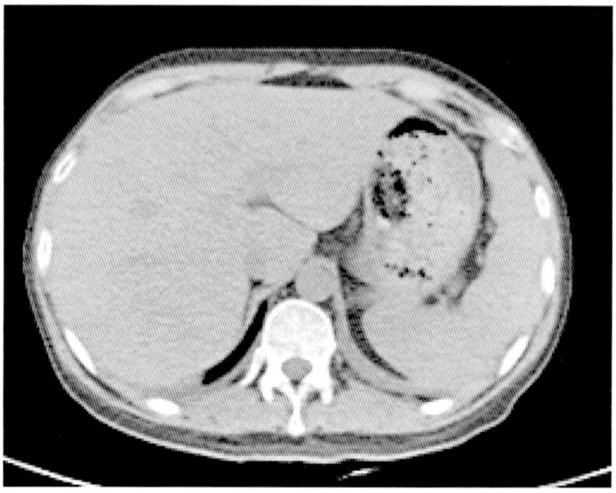

图16-1　脾脏增大，脾外缘达7个肋单元（正常脾外缘通常不超过5个对应肋单元）。

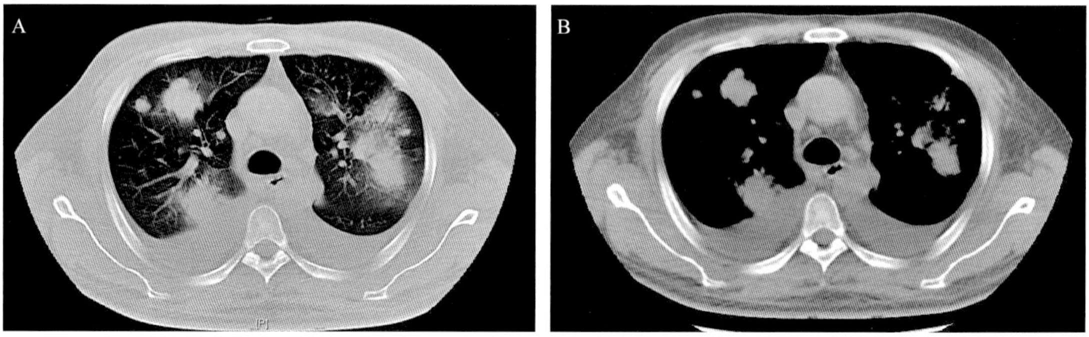

图16-2　患者胸部CT检查结果。双肺散在多发大小不等的结节状、肿块状阴影，部分结节肿块融合，双侧胸腔积液，纵隔内肿大淋巴结影。A. 肺窗；B. 纵隔窗。

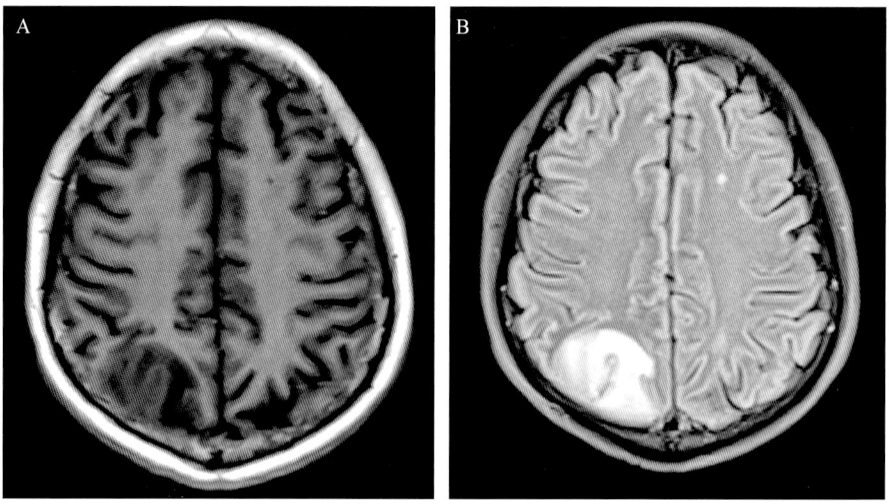

图16-3　头部MRI检查结果。右顶叶及左额叶见点、片状异常信号，中线结构移位不明显。A. 横断面T1WI扫描病灶呈低信号；B. 横断面T2-Flair扫描病灶呈高信号。

骨穿刺骨髓流式未发现异常造血淋巴细胞；骨髓涂片：骨髓相增生活跃，粒系较增生左移，部分伴退行性变，红系比例尚可，部分有血红蛋白充盈不足；铁染色示有铁利用障碍，片上可见一些异型淋巴细胞及吞噬细胞（1%）。

临床关键问题及处理

关键问题1　该患者初步诊断是什么？

患者青年男性，因“发热伴咳嗽、咯痰、气促3个月”入院。患者外院使用过较长时间糖皮质激素，且肺泡灌洗液培养提示曲霉生长，故“肺曲霉病”诊断明确；患者全血及血浆EBV DNA均为阳性，需要考虑“慢性活动性EB病毒感染”。

根据患者的临床表现和实验室检查，符合噬血细胞综合征-2004的8项诊断标准中的5项，包括发热、全血细胞减少（中性粒细胞数及血红蛋白下降）、血清铁蛋白升高（≥500 g/L）、IL-2R升高、骨髓内存在吞噬细胞，可诊断为“继发性噬血细胞综合征”。

关键问题2　下一步如何检查？

患者既然考虑“慢性活动性EB病毒感染”，就需要排除淋巴瘤可能。目前患者肺部及头颅占位，可能是激素使用后继发的曲霉感染，也可能是EB病毒感染引起的增殖性病变，甚至是淋巴瘤。鉴于肺部相对于头颅活检更方便、更简单，行支气管镜检查。

进一步检查：

支气管肺泡灌洗及支气管内超声（endobronchial ultrasound，EBUS）活检，肺泡灌洗液送检病原学mNGS：EBV（序列数359），HSV1（序列数15），CMV（序列数4），未见曲霉。活检病理：送检组织大部分为坏死物，残留组织内见弥漫淋巴细胞浸润，伴有血管炎形成，免疫组化显示淋巴细胞高增殖性，且EBER（+），淋巴瘤样肉芽肿不能除外；另坏死物内见丝状真菌，形态符合曲霉。免疫组化结果：CK（上皮+），VIM（间质+），CD68（+），Syn（−），TTF-1（肺泡上皮细胞+），CD138（部分+），Ki67（炎症区30%+），P63（支气管基底细胞+），NapsinA（部分+），P40（支气管基底细胞+），CD2（部分+），CD20（+），CD56（−），PAX-5（少+）。特殊染色结果：特染PAS（+），银染（+），抗酸（−）。送检组织量少，建议肺穿刺。

经皮穿刺肺活检术：穿刺组织基本为坏死物，少量残余组织为异型淋巴细胞，内见血管炎结构，结合免疫组化结果提示为淋巴瘤样肉芽肿，3级。分子病理结果：EBER（+）免疫组化结果：CD3（少+），CD20（+），CD30（+/−），Ki67（80%+），CD4（少+），CD8（个别+），CD56（−），PAX5（+）。特殊染色结果：特染PAS（−），银染（−），弹力纤维（−）（图16-4）。

关键问题3　患者目前的诊断及治疗？

基于以上组织病理学特征，肺部病变为“肺曲霉病”合并“EB病毒相关性肺淋巴瘤样肉芽肿（3级）”。故患者目前诊断为：慢性活动性EB病毒感染；EB病毒相关性肺淋巴瘤样肉芽肿（3级）；继发性噬血细胞综合征；肺曲霉病。

针对EB病毒感染，予以更昔洛韦抗病毒治疗；针对噬血细胞综合征，予以地塞米松

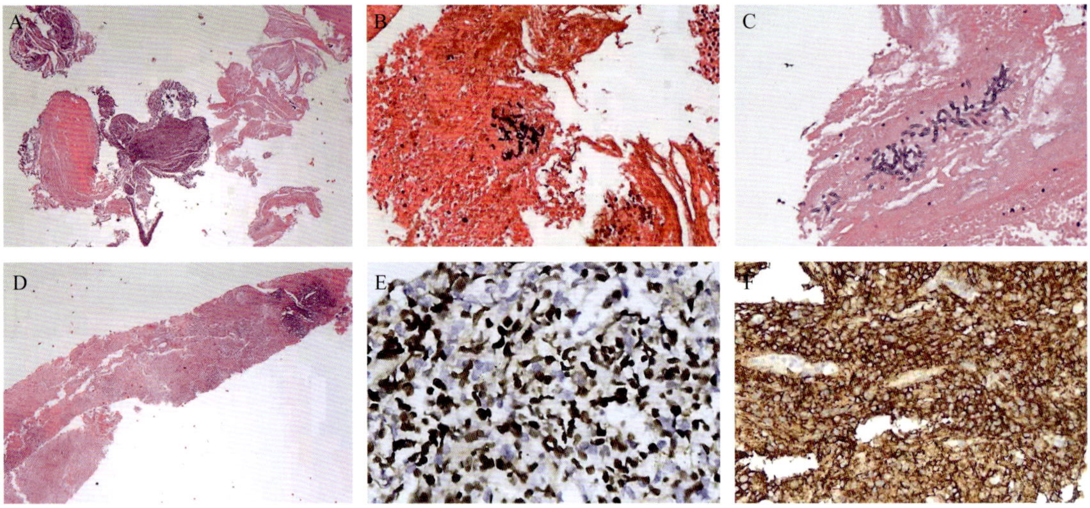

图 16-4　经皮肺穿刺病理。

10 mg ivgtt qd联合依托泊苷200 mg ivgtt biw抑制免疫过度活化；针对肺曲霉病，予以伏立康唑200 mg ivgtt q12h联合两性霉素B 1支 qd雾化抗真菌治疗。

患者体温正常，咳嗽、咳痰症状有所改善，复查胸部CT仍有进展，转血液科后予化疗。

背景知识介绍

肺淋巴瘤样肉芽肿（PLG）是较罕见的疾病，经常被临床医生忽视，一般发生在30～50岁，男女之比约2∶1～3∶1，发病机制不明，多见于各种免疫缺陷状态，如艾滋病、器官移植以及免疫抑制剂的使用。本病例通过相关检查未发现免疫缺陷背景，这和2020年报道的PLG亦可见于免疫功能正常患者相似。故临床上无论是免疫功能正常还是免疫功能低下的成年人，在鉴别诊断多发性肺结节或者肿块时都应该考虑PLG。主要累及皮肤和中枢神经系统，起病隐匿，临床表现缺乏特异性，常见症状包括咳嗽、咳痰、发热、胸闷、乏力和体重减轻等，皮肤受累表现为皮疹、溃疡或皮下结节，神经病变可表现为共济失调、脑神经异常和周围神经病变。

本例患者为青年男性，表现为发热、咳嗽、咯痰、胸闷、气促等呼吸系统症状，外院影像学CT表现为多发片状影、团块影，类似感染或肿瘤征象，反复抗感染治疗效果差。LYG主要累及双侧肺，常表现为多发肿块影或结节影，结节边缘不规则，欠锐利。本例患者在外院诊治过程中出现全身抽搐，头颅CT提示右顶后见片状低密度灶，感染？予抗感染及抗癫痫治疗，未再抽搐。入院后头颅MRI示右顶叶及左额叶见点、片状异常信号，T1WI扫描病灶呈低信号，T2-Flair扫描病灶呈高信号；DWI扫描未见异常高信号，考虑累及中枢神经系统。LYG累及中枢神经系统，影像学上多见于脑实质，MRI检查具有很高的敏感性，平扫表现为脑实质多发或弥漫异常信号，T1WI呈低信号，T2WI呈高信号，弥散加权成像（DWI）上可为低或稍高信号，病灶周围可见明显脑水肿；增强后，病灶可表现为较均匀的结节状、团块状强化，也可表现为不规则的环状强化。遗憾的是患者未能行病理进一步明确诊断。另患者气促明显，入院后查血气分析，氧分压8.46 kPa（↓），二氧化碳分压4.15 kPa（↓），提示Ⅰ型呼吸衰竭。严重的Ⅰ型呼吸衰竭和进行性肺结节性病变的表现应引起广泛的鉴别诊断，当临床诊断不确定时，临床医生应考虑罕见的肺部疾病，如PLG。由于其临床及影像学均无特征性，故增加了诊断、鉴别诊断及治疗的难度。

PLG在胸部CT上，通常表现为多发不规则、边界清楚的结节，可在80%的病例中见到，单发肺结节在PLG患者中很少出现，很快病变进展融合及空洞形成，可伪装为肺部感染（特别是肺结核和肺炎）、肺间质疾病、血管炎、结节病、肺癌或转移性恶性肿瘤。25%的病例可见胸腔积液，60%的患者在CT上可见纵隔淋巴结肿大。本文病例胸部CT也出现胸腔积液，纵隔淋巴结肿大。

PLG合并肺曲霉病是一种非常罕见的情况，且具有挑战性，由于鉴别诊断困难，通常不会同时治疗两种疾病。在这种情况下，如果患者开始免疫抑制化疗可能会加重原发感染的临床严重程度和药物毒性的风险。因此，我们先选择伏立康唑抗曲霉，然后进行化疗。PLG和肺曲霉病临床表现多样，缺乏特异性，早期诊断困难。本例患者通过病理免疫组化看到丝状真菌，形态符合曲霉，诊断明确。

LYG诊断金标准是组织病理活检。其组织学具有多态性淋巴样细胞浸润、血管炎和伴有中央坏死的肉芽肿性病变等特点。LYG免疫表型通常表现为EBV阳性B细胞一般CD20阳性，部分CD79α阳性、CD30阳性，CD15一般阴性；小淋巴细胞多为CD3阳性的T细胞，少数为CD4和CD8阳性T细胞。不同的文献报道不一，本例CD30、CD4、CD8阳性细胞均较少。世界卫生组织（World Health Organization，WHO）建议，根据EBV阳性B细胞的数量，将LYG分为三个级别：1级为每高倍视野 < 5个EBV阳性细胞；2级为每高倍视野5 ～ 20个；3级为每高倍视野发现 > 50个。然而，不同标本之间的EBV阳性细胞计数存在相当大的差异。因此，治疗策略一般是根据症状的严重程度、肺外受累程度、病变的组织病理学分级和基础疾病综合制订。根据WHO分级系统，该患者的最终诊断为肺LYG，3级。慢性或潜伏EBV感染会导致个体原发性和继发性免疫功能低下，容易发展为LYG或其他淋巴细胞增生性疾病，这可能是因为细胞免疫严重缺陷阻碍EBV的清除。有报道称，EBV感染患者可能有异常的T淋巴细胞亚群，提示免疫失调状态，LYG可伴发多种自身免疫性疾病，如干燥综合征和类风湿关节炎。迄今为止，对于LYG的治疗，既没有标准的方案，也没有共识。1级和2级LYG可能单独使用类固醇、干扰素α-2b和利妥昔单抗。3级LYG，病情进展迅速，患者很快出现死亡，在临床和病理上与弥漫大B细胞淋巴瘤相似，治疗推荐化疗，化疗失败考虑造血干细胞移植。

大多数患者病情严重，中位生存期为2年，5年死亡率为60% ～ 90%，继发噬血细胞综合征（hemophagocytic lymphohistiocytosis，HLH）预后更差。HLH是一种危及生命的疾病，临床上以免疫系统过度活化而导致严重的炎症表现为特征。目前治疗策略包括以即时控制过度炎症反应为导向的短期方案和以应对潜在病因为目的的长期方案。HLH-94方案包括依托泊苷和地塞米松（EP方案）的诱导治疗，随后进行异基因造血干细胞移植。HLH-2004治疗方案是HLH-94方案的修订版，在EP方案中加入环孢素A。然而，没有证据证实患者在启动HLH-2004方案后会获得更多好处。因此，在王昭等教授的一篇综述中提到，HLH-94方案仍然是一种可靠的首选诱导治疗方案。

PLG患者死亡原因多种多样，肺部并发症、严重神经系统疾病或治疗过程中出现的并发症。本例患者在血液科化疗后出现骨髓抑制，继发肺炎克雷伯菌肺部感染。经积极治疗1周，患者突然出现呼吸心搏骤停，最终抢救无效。

点评

PLG发病率极低，临床表现又多种多样，缺乏特异性；影像学上也难以与许多肺部感染或非感染性疾病鉴别，早期导致诊断延误并不奇怪，另一方面该病进展迅速、预后凶险，这就给临床医生带来了一个巨大的挑战。但是，通过细致地询问病史，发现患者的脾脏以及中枢神经系统病变，分子生物学技术在血及病变组织中均发现了EB病毒的踪迹，提示了临床医生新的思维方向；最终通过反复及细致的病理学检查明确了病因。值得强调的是病理诊断尤应细致，临床医生和病理医生应充分沟通讨论，对疑难疾病的病理免疫组化、组织病原学检测、细胞学检测必要时可作为常规。

（毛日成　薛　红　陈忠清　陈　澍）

参·考·文·献

[1] Jan-Inge H, Annacarin H, Maurizio A, et al. HLH-2004: Diagnostic and therapeutic guidelines for hemophagocytic lymphohistiocytosis[J]. Pediatr Blood Cancer, 2007, 48: 124-131.

[2] Nwakife N U, Chakravarthy P K, Larson Eric A, et al. A rare case of pulmonary lymphomatoid granulomatosis[J]. S D Med, 2017, 70: 22-24.

[3] 吕亮，李同心，张英. 肺淋巴瘤样肉芽肿病2例报道[J]. 诊断病理学杂志，2020，27(10): 737-739.

[4] Swerdlow SH, Campo E, Harris NL, et al. World Health Organization classification of tumor haematopoietic and lymphoid tissue[M].4th ed. Lyon: IARC Press, 2017: 312-314.

[5] 杨延辉，樊响，赵志莲，等. 原发中枢神经系统淋巴瘤样肉芽肿病的MRI表现[J]. 临床和实验医学杂志，2018，17(21): 2328-2331.

[6] Joong-Yub K, Cheon J K, Sung-Hye P, et al. Primary lymphomatoid granulomatosis in the central nervous system: A report of three cases[J]. Neuropathology, 2018, undefined: undefined.

[7] Aki F-K, Nozomu I, Noriko K. A case of resected pulmonary lymphomatoid granulomatosis[J]. Respir Med Case Rep, 2021, 32: 101327.

[8] 张优仪，李娟. 经尸体解剖病理证实的肺淋巴瘤样肉芽肿一例并文献复习[J]. 中国呼吸与危重监护杂志，2019，18(06): 567-572.

[9] Song Joo Y, Stefania P, Kieron D, et al. Lymphomatoid granulomatosis — a single institute experience: pathologic findings and clinical correlations[J]. Am J Surg Pathol, 2015, 39: 141–56.
[10] Dariusz S, Justyna S, Filip S, et al. A case report of a female patient with hodgkin lymphoma localized in the central nervous system and with concomitant pulmonary lymphomatoid granulomatosis[J]. Front Neurol, 2020, 11: 963.
[11] Sylvain L, Sarah W. Inherited immunodeficiencies with high predisposition to Epstein-Barr virus-driven lymphoproliferative diseases[J]. Front Immunol, 2018, 9: 1103.
[12] Borie R, Wislez M, Antoine M, et al. Lymphoproliferative disorders of the lung[J]. Respiration, 2017, 94(2): 157–175.
[13] Xu L, Zhang X, Lu Y J, et al. Pulmonary lymphomatoid granulomatosis with hemophagocytic lymphohistiocytosis as the initial manifestation[J]. Front Oncol, 2020, 10: 34.
[14] Paul L R, Carin H A, Melissa H, et al. Recommendations for the management of hemophagocytic lymphohistiocytosis in adults[J]. Blood, 2019, 133: 2465–2477.
[15] Wang Y N, Wang Z.Treatment of hemophagocytic lymphohistiocytosis[J]. Curr Opin Hematol, 2017, 24: 54–58.
[16] Ha Y W, Kim C H, Park Y, et al. Rare case of pulmonary lymphomatoid granulomatosis in conjunction with tuberculosis: A case report[J]. Medicine(Baltimore), 2017, 96(42): e8323.

17

“伪装”为溃疡性结肠炎合并重症肺炎的粪类圆线虫重度感染

题记

本例患者存在因结节病应用糖皮质激素的既往病史，本次以腹泻起病，在肠镜及病理均提示溃疡性结肠炎的情况下，予以相应治疗但效果不佳，继之病情进展，出现高热、气促，后在支气管肺泡灌洗液mNGS及粪便均找到粪类圆线虫，经过伊维菌素积极驱虫治疗后复查肠镜完全正常，最终以粪类圆线虫感染一元论解释了患者的肠道病变，其肺部病灶也在相应抗感染治疗后明显好转。

病史摘要

入院病史

患者，男性，65岁，江西省抚州市人，2021-10-14收入复旦大学附属华山医院呼吸科。

主诉

诊断肺结节病3个月，腹泻20天。

现病史

患者2021-06出现发热，CT提示两下肺多发斑片影及双侧肺门、纵隔多发淋巴结肿大（图17-1A），2021-06-28复旦大学附属华山医院呼吸科行纵隔镜，病理提示（纵隔）淋巴组织增生伴组织细胞、肉芽肿形成，PAS、抗酸特殊染色（−），诊断为结节病，予以泼尼松片50 mg qd po并逐渐减量（具体不详），09-06复查胸部CT明显好转（图17-1B），09-08出院时口服甲泼尼龙片剂量为36 mg qd po。患者9月下旬无明显诱因出现腹泻，为稀便，约10余次/日，伴乏力、纳差、胸闷、气短，偶有咳嗽、痰少，无发热，无腹痛、腹胀、恶心、呕吐等不适，就诊于当地医院，给予口服药物止泻对症治疗后未见明显好转，2021-10-10自行停用甲泼尼龙等药物治疗，因上述症状无缓解于2021-10-14再次收入我院呼吸科。

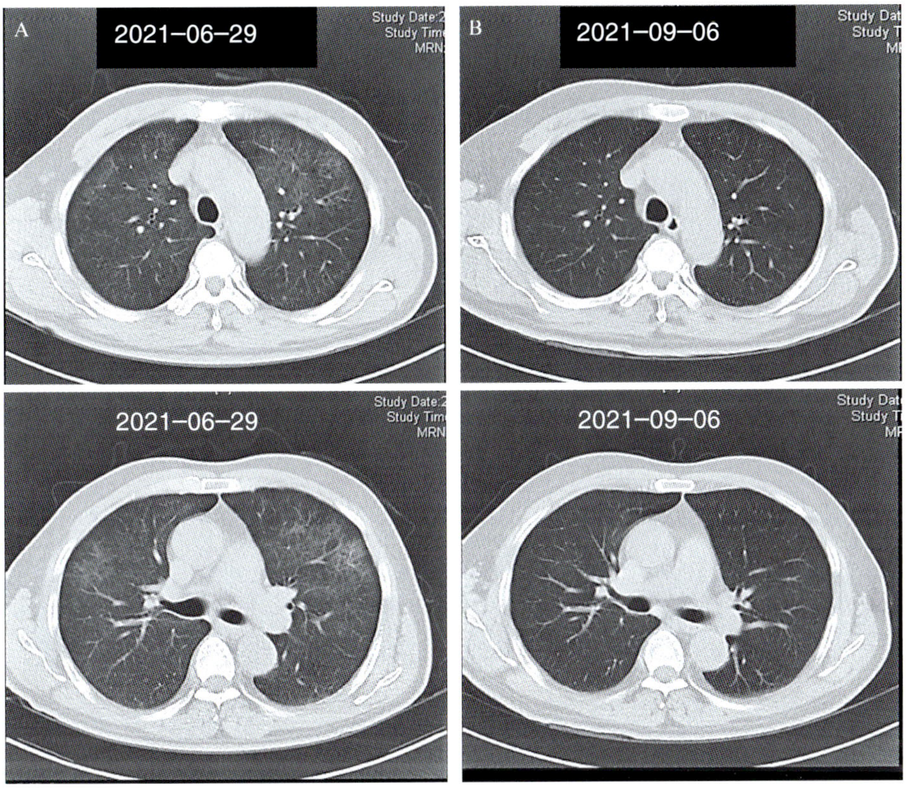

图17-1 患者既往胸部CT影像。A. 2021-06-29摄片；B. 2021-09-06摄片。

既往史及个人史

有高血压病史2年，血压最高至150/90 mmHg，平日服用硝苯地平片降压，自诉血压控制尚可；有皮肤瘙痒症（时间），中药治疗。

婚育史及家族史

已婚已育，家人体健。

入院查体

全身浅表未触及明显肿大淋巴结，胸廓对称无畸形，双肺呼吸音清，未闻及明显干湿性啰音，心律齐，各瓣膜听诊区未闻及明显病理性杂音，腹平软，无压痛、反跳痛，双下肢无水肿，生理反射存在，病理反射未引出。

入院后实验室检查和辅助检查

- 血常规：白细胞9.83×10^9/L，中性粒细胞75.5%，嗜酸性粒细胞1.3%，血红蛋白99 g/L，血小板144×10^9/L。
- C-反应蛋白95.29 mg/L，降钙素原0.28 ng/mL。
- 生化检查：丙氨酸氨基转移酶50 U/L，天冬氨酸氨基转移酶23 U/L，总胆红素28.6 μmol/L，钠120 mmol/L，白蛋白30 g/L，球蛋白22 g/L，血肌酐57 μmol/L。

• 粪常规：红细胞0，白细胞0，寄生虫、虫卵、原虫均（－）。

• 艰难梭菌DNA及抗原均（－）。

• 淋巴细胞亚群：T淋巴细胞相对值44.24%（↓），Th淋巴细胞相对值16.58%（↓），Tc淋巴细胞相对值21.40%，$CD4^+/CD8^+$比值0.77，B淋巴细胞相对值21.16%（↑），NK自然杀伤细胞相对值33.00%，T淋巴细胞绝对值668 cells/μl（↓），Th淋巴细胞绝对值250 cells/μl（↓），Tc淋巴细胞绝对值323 cells/μl，B淋巴细胞绝对值319 cells/μl，NK自然杀伤细胞绝对值498 cells/μl。

• 肠镜（2021-10-15）：升结肠息肉，全结肠黏膜炎症（溃疡性结肠炎？）。肠镜病理：（升结肠）黏膜全层急慢性炎症反应伴小脓肿及溃疡形成，肠隐窝结构紊乱，上皮轻度不典型增生，并见散在肉芽肿性炎，符合溃结改变，请结合临床。（肝曲）黏膜全层急慢性炎症反应伴小脓肿及溃疡形成，肠隐窝结构紊乱，上皮轻度不典型增生，并见散在肉芽肿性炎，符合溃结改变，请结合临床。

入院后诊疗经过

患者入院后10-15开始甲泼尼龙片（美卓乐）24 mg qd po治疗。10-15肠镜后请消化科会诊，考虑溃疡性结肠炎，加用美沙拉嗪后仍反复腹泻。10-19患者开始出现高热（39℃）、咳嗽，腹泻较前加重，并出现腹胀，当日急行胸部CT提示两肺多发斑片状阴影（图17-2）。10-20血常规：白细胞17.91×10^9/L、中性粒细胞90.7%，C-反应蛋白246.85 mg/L，降钙素原定量5.87 ng/mL；10-20行支气管肺泡灌洗，肺泡灌洗液常规：淡黄色、浑浊、红细胞620×10^6/L、有核细胞895×10^6/L、多核细胞75%、单核细胞19%、巨噬细胞3%。10-22肺泡灌洗液mNGS回报：肺炎克雷伯杆菌、鲍曼不动杆菌、白念珠菌、光滑念珠菌，其中检出粪类圆线虫14595序列（详细报告见图17-2）；其他的灌洗液病原相关结果包括：肺泡灌洗液GM试验3.5、G试验926.7 pg/mL、隐球菌荚膜抗原阴性、肺泡灌洗液培养回报光滑念珠菌和白念珠菌、Xpert MTB/RIF和结核培养均阴性。呼吸科给予美罗培南1.0 g q8h（10-20～10-27）、利奈唑胺600 mg q12h（10-20～10-22）、SMZ 2片 tid（10-20～10-22）、替考拉宁200 mg bid（10-25～10-27）、卡泊芬净50 mg qd（10-20～10-26）、泊沙康唑混悬液10 mL tid（10-26～10-27），10-22感染科会诊后加用阿苯达唑2片bid po（10-22～10-27），甲泼尼龙予以减量：24 mg qd po（10-15～10-22），16 mg（10-23～10-27），静注人免疫球蛋白20 g qd（10-21～10-25）。因患者仍有发热及明显胸闷、气促，故在10-27上午再行支气管灌洗后转入感染科。

转入感染科后首先血气分析提示pH 7.501、$PaCO_2$ 4.66 kPa、PO_2 12.16 kPa，予以心电监护，high-flow吸氧（氧浓度60%、氧流量60L/min）；患者呼吸频率在23～25次/分，心率110次/分左右，诉腹胀明显。转入感染科后急做各项检查显示如下。

血常规：白细胞24.49×10^9/L，中性粒细胞92%，血红蛋白90 g/L，血小板178×10^9/L，中毒颗粒2+。

C-反应蛋白25.4 mg/L，降钙素原0.33 ng/mL。

生化检查：丙氨酸氨基转移酶215 U/L，天冬氨酸氨基转移酶225 U/L，γ-谷氨酰转移酶

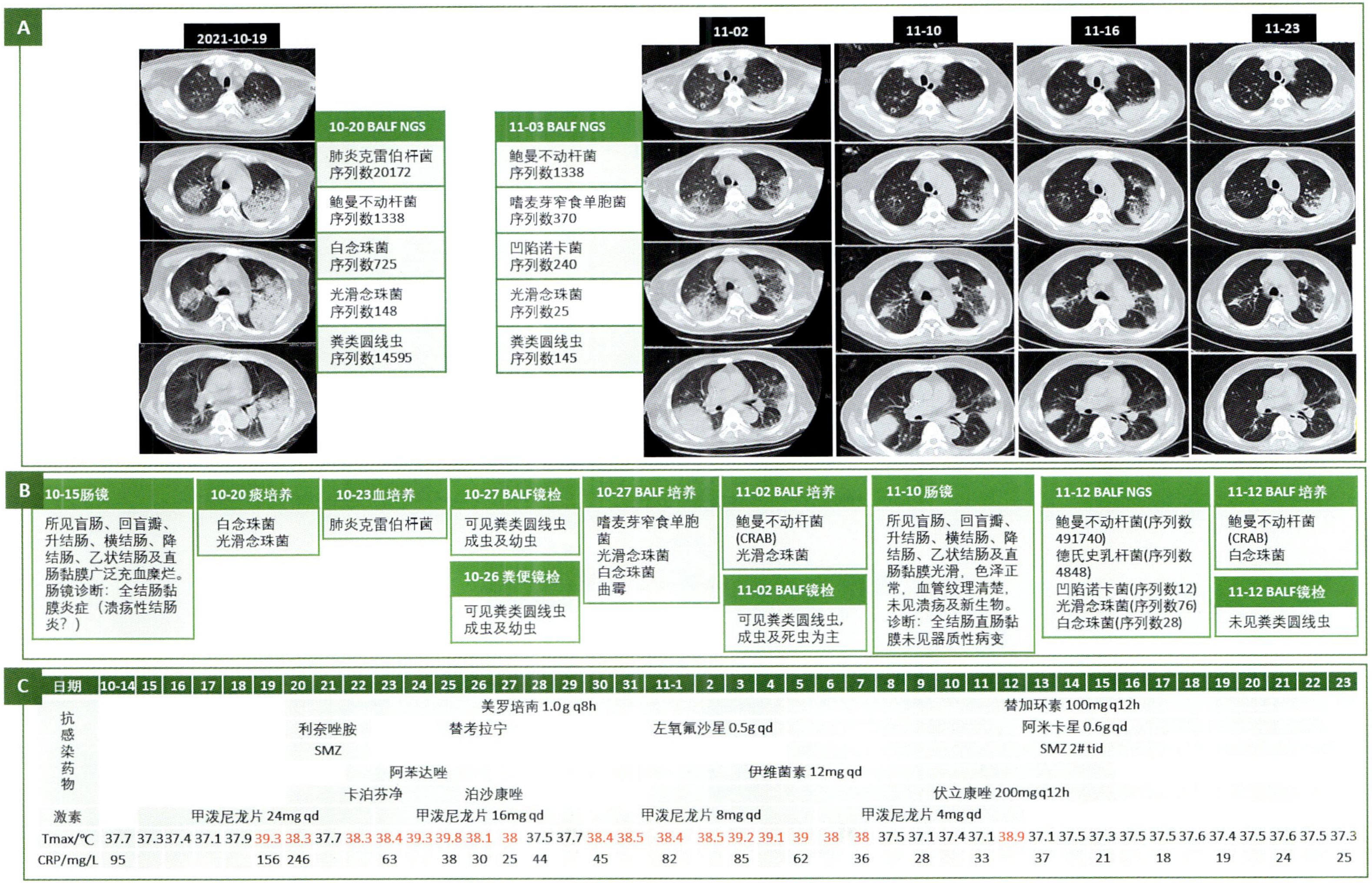

图17-2 患者病程总览。A. 病程中胸部影像学变化及部分病原学结果；B. 关键病原学结果及肠镜检查结果；C. 主要治疗药物、每日最高体温（Tmax）、C-反应蛋白（CRP）。

286 U/L，白蛋白32 g/L，钠122 mmol/L。

血CMV-DNA（－），EBV-DNA（－），血T-SPOT.*TB*（－）。

免疫球蛋白均在正常范围内。

针对患者的抗感染治疗，我们主要着重处理了三个问题。

首先，进一步明确粪类圆线虫感染的累及范围及治疗调整。我们将当日的灌洗液除送检培养外，也送检细胞形态学及检验科（顾剑飞老师镜检寄生虫），结果均回报易见活动成虫及幼虫（图17-3A，B）。结合患者10-26粪便中也检出了粪类圆线虫的成虫及幼虫（图17-3C），因此患者粪类圆线虫重度感染诊断明确，而在已经应用阿苯达唑5天后灌洗液仍易见成虫及幼虫，考虑粪类圆线虫感染控制不佳。目前的指南均推荐伊维菌素200 μg/kg为治疗首选药物，对于重度和播散性感染可考虑至少14天或直到体液幼虫变为阴性，因此根据患者体重计算后停用阿苯达唑，调整为伊维菌素12 mg qd po抗寄生虫治疗。

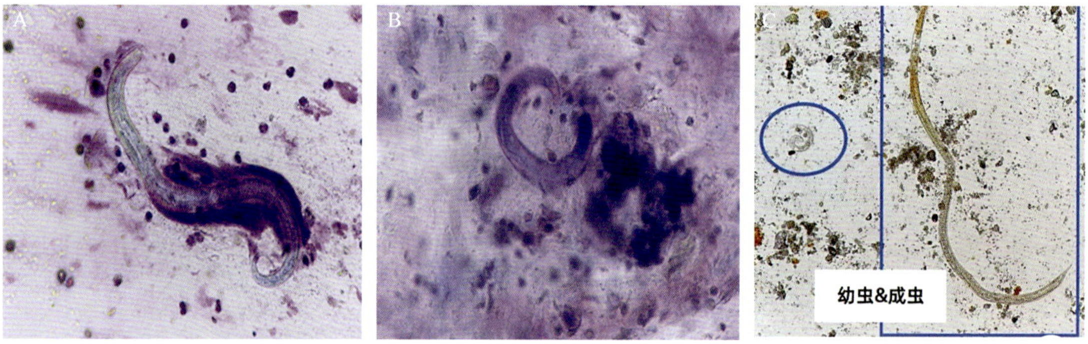

图17-3　患者体液检查所见粪类圆线虫病虫体。A、B. 灌洗液标本可见粪类圆线虫幼虫，Wright染色，400×。C. 患者粪便镜检所见粪类圆线虫幼虫（椭圆框内）及成虫（矩形框内）。

其次，患者粪类圆线虫重度感染的背景因素及处理。粪类圆线虫重度感染多发生于免疫缺陷人群。患者既往体健，入院后淋巴细胞亚群及免疫球蛋白未见明显异常，因此免疫缺陷来源可能是因结节病而进行的糖皮质激素治疗。从控制感染的角度，糖皮质激素应在基础疾病允许前提下减量甚至停用，请呼吸科会诊后认为患者目前结节病控制可，甲泼尼龙在16 mg qd一周后可减量为8 mg qd。此外，本次入院后患者除了结节病之外，消化科根据肠道症状及病理变化诊断为“溃疡性结肠炎”，虽然患者的粪便中也找到了粪类圆线虫的成虫及幼虫，但10-27请病理科对患者的肠镜活检病理再次读片仍未在病理标本中找到虫体，因此当时患者合并溃结的可能不除外，消化科会诊认为患者的溃结不需要加用糖皮质激素治疗。因此，患者服用的甲泼尼龙在此次病程中逐渐减量。

第三，患者是否合并其他感染。合并感染在免疫缺陷患者中是很常见的，但根据之前的灌洗液病原学结果，除粪类圆线虫外仍然是革兰阴性杆菌的感染为主，且在呼吸科经过抗感染治疗后C-反应蛋白及体温峰值有所下降，因此我们在入院当天停用了美罗培南外的其他抗菌药物，并依据10-27的病原学结果进一步调整用药。

在10-31回报患者10-23抽取血培养肺炎克雷伯菌阳性，药敏示对SMZ和多西环素耐药、对左氧氟沙星中介，余均敏感，提示患者在10-20前后明显的体温及C-反应蛋白升高为肺炎克雷伯菌的血流感染，因此根据药敏及血流感染的疗程，我们继续予以美罗培南治疗。在此期间，10-30患者再次出现38℃以上发热，至11-01体温、C-反应蛋白均进行性升高。当日回报10-27的BALF培养示嗜麦芽窄食单胞菌、解甘露醇罗尔斯顿菌，同时BALF GM试验仍为3.5。因此，考虑患者合并上述病原体感染可能，根据药敏加用左氧氟沙星0.5 g qd和伏立康唑200 mg q12h。11-02患者复查胸部CT显示左肺大片实变渗出病灶明显好转，但两肺均出现了新发的较多散在点状病灶，部分还出现空洞，同时右下肺新发大片实变渗出。为明确肺部病灶变化，11-03患者再次进行了支气管灌洗，11-05患者灌洗液mNGS回报发现粪类圆线虫，但序列数已经显著减少，灌洗液细胞形态学提示本次灌洗液中的粪类圆线虫以成虫及死虫为主，因此考虑伊维菌素的治疗有效。此外，灌洗液mNGS还回报了鲍曼不动杆菌、嗜麦芽窄食单胞菌、凹陷诺卡菌、光滑念珠菌（详细报告见图17-2）；灌洗液培养报告鲍曼不动杆菌和光滑念珠菌，其中鲍曼不动杆菌为碳青霉烯类耐药（carbapenem-resistant *Acinetobacter baumannii*，CRAB），药敏提示仅对替加环素、多黏菌素B、氨苄西林、舒巴坦敏感。而灌洗液中的凹陷诺卡菌虽然培养阴性，但我们认为结合患者免疫缺陷的病史以及新出现的肺部病灶，也有临床意义；虽然没有药敏，但查阅《热病——桑福德抗微生物治疗指南》及其他文献，在患者完成头颅MR增强未见中枢神经系统病灶的情况下，SMZ及阿米卡星都是耐药率极低的可选用方案。此外，11-04也回报了患者在10-27送检的痰真菌培养曲霉阳性。因此，综合当时的全部病原学结果，包括10-27转入感染科后血培养已转阴，11-05我们再次调整患者的抗感染方案为替加环素100 mg q12h抗CRAB；SMZ 2# tid+阿米卡星0.6 g qd联合治疗诺卡菌感染，SMZ兼顾嗜麦芽窄食单胞菌，阿米卡星联合替加环素兼顾CRAB；继续伏立康唑200 mg q12h抗曲霉，伊维菌素12 mg qd抗粪类圆线虫。

在调整方案后，11-06患者的体温热峰逐渐下降至38℃以下（详见图17-2），同时咳嗽、咳痰症状逐步减轻，腹泻好转，High-flow支持参数下调，11-08开始停用High-flow改为鼻导管吸氧3L/min，并继续按呼吸科的会诊意见糖皮质激素逐步减量，于11-12日停用。11-10患者复查胸部CT示双肺大片实变渗出病灶及散在点灶空洞病灶均较前好转。11-12再行支气管灌洗，mNGS及细胞学检查均未见粪类圆线虫。患者11-10复查肠镜示全结肠黏膜未见器质性病变。除10-26粪便找到粪类圆线虫虫体外，11-01、11-09、11-13、11-15多次送检粪便查找寄生虫均为阴性，因此待这些粪类圆线虫相关阴性结果回报后，于11-15停用了伊维菌素，伊维菌素总疗程共20天。11-12的支气管灌洗mNGS回报鲍曼不动杆菌、德氏乳杆菌、凹陷诺卡菌、光滑念珠菌、白念珠菌（详细报告见图17-2），灌洗液培养回报CRAB（药敏同前）、白念珠菌。11-16及11-23患者继续复查胸部CT均显示继续好转。症状上，除11-12发热考虑与当日行支气管灌洗有关外，此后未再发热、咳嗽、腹泻，于11-25停用静脉药物（替加环素及阿米卡星静脉疗程共计21天）并出院，嘱出院后继续口服伏立康唑200 mg q12h及SMZ 2# tid继续治疗肺曲霉及诺卡菌感染。2022-03随访显示患者胸部病灶基本已经吸收，治疗半年后停用伏立康唑和SMZ。

临床关键问题及处理

关键问题1　患者的肠道病变是粪类圆线虫感染（一元论），还是合并溃疡性结肠炎？

严重的肠道粪类圆线虫感染的内镜下表现与溃疡性结肠炎十分相似，该患者虽病理有符合溃疡性结肠炎的依据，但综合明确的病原学证据、亚急性起病、既往无典型的腹泻及黏液脓血便、既往激素服用史等情形，以及经过伊维菌素20天的治疗，患者肠镜复查显示之前的多发溃疡完全消失，消化科在多次会诊随访后也修正诊断，优先考虑粪类圆线虫感染（一元论）。

关键问题2　患者免疫缺陷基础上合并多种病原体感染抗感染方案的制定

免疫缺陷患者的感染一般更为复杂，因此更应当努力获得病原学的证据。患者病程中历经的感染及相关的证据有：① 肺炎克雷伯杆菌-血流感染-血培养；② 粪类圆线虫-肺部感染、肠道感染-灌洗液mNGS、灌洗液及粪便细胞形态学；③ CRAB-肺部感染-灌洗液mNGS、灌洗液培养；④ 曲霉-肺部感染-痰培养、BAL-GM；⑤ 凹陷诺卡菌-肺部感染-灌洗液mNGS。在明确病原体后，抗感染的疗程则依据病原体的不同、感染不同而定。值得注意的是，在纷繁的证据中，临床医生不能“乱花渐欲迷人眼”。比如在病程中，多次灌洗液培养以及mNGS均回报念珠菌，也曾回报嗜麦芽窄食单胞菌，就需要综合判断是定植还是感染；而在肺部出现多发可疑细小空洞病变后，即使mNGS阴性，因为GM显著升高且患者有免疫缺陷的背景下，符合临床诊断的肺曲霉病，在痰培养曲霉证实前就应给予伏立康唑治疗。

背景知识介绍

粪类圆线虫重度感染及播散性重症粪类圆线虫病

消化道粪类圆线虫感染病例在本系列丛书中已有过收录，故其流行病学、病原学及一般临床表现在此不作赘述，详见《翁心华疑难感染病和发热病例精选与临床思维（2021）》病例16背景知识介绍部分。

重度感染及播散性粪类圆线虫病均作为粪类圆线虫感染的重症表现，多见于免疫功能低下者，其中糖皮质激素应用最为常见，其他高危因素还有细胞毒性药物应用、实体器官或造血干细胞移植受者、人类T淋巴细胞病毒I型（HTLV-I）感染、HIV感染、恶性肿瘤、低丙种球蛋白血症（包括肾病综合征和多发性骨髓瘤）、先天性免疫缺陷、营养不良和酗酒等。重度感染及播散性粪类圆线虫病都是由于宿主免疫缺陷而导致加速自身感染和大量迁移幼虫，但两者稍有不同，主要区别在累及部位上。重度感染（hyperinfection）或重度感染综合征（hyperinfection syndrome）定义并不明确，其标志是粪便和/或痰中的幼虫数量显著增加，但表现仅限于正常粪类圆线虫生活史所累及的呼吸系统和胃肠系统以及腹膜。播散性粪类圆线虫病(disseminated strongyloidiasis)除累及呼吸道和消化道外,还可累及中枢神经系统、泌尿系统等任何部位。两者的病死率均达60% ~ 90%。

重度感染及播散性粪类圆线虫病的体征和症状如下。① 胃肠道表现:严重的痉挛性腹痛、水样腹泻、体重减轻、恶心、呕吐,还可出现黏膜溃疡、消化道出血以及随后的腹膜炎或细菌性败血症,也有引起亚急性肠梗阻的报道;② 呼吸系统表现:主要有咳嗽、哮喘样症状、呼吸困难等,其他如咯血、肺泡出血、急性呼吸窘迫综合征甚至呼吸衰竭均可发生,胸部影像缺乏特异性征象,双肺弥漫性浸润、空洞、肺间质浸润、肺间质纤维化均有报道;③ 中枢神经系统:受累可能导致头痛、精神状态改变、癫痫发作等,无菌性或革兰阴性细菌性脑膜炎也经常被报道,特别是在联合免疫抑制时,已有在脑脊液、脑膜血管、硬脑膜、硬膜外、硬膜下和蛛网膜下腔发现幼虫的报道;④ 全身症状:蛋白丢失性肠病引起的低白蛋白血症以及继发外周水肿和腹水,由于幼虫活动破坏肠黏膜导致反复发生革兰阴性菌血症、抗利尿激素分泌异常综合征(SIADH),值得注意的是在重症及播散感染中,外周嗜酸性粒细胞一般不升高,这可能与较多患者有糖皮质激素应用有关,而外周嗜酸性粒细胞增多的患者有报道预后较好;⑤ 皮肤表现:反复出现的斑丘疹或荨麻疹,可在皮肤的任何部位发现,但由于反复自身感染,最常见于臀部、会阴和大腿。

诊断类圆线虫感染的金标准是连续粪便检查。需要注意的是,传统的粪便检查敏感率低,因此强调连续送检,有报道表明需要多达7次大便检查才能达到100%的灵敏度。对于重度感染或者播散感染患者痰、支气管灌洗液、胃液、呕吐物、尿、脑脊液、消化道活检标本中都可能发现幼虫。血清学检查可以作为诊断的参考,但因为可能与其他丝虫寄生虫、血吸虫和蛔虫发生交叉反应,所以特异性不高。

对于重度感染及播散性粪类圆线虫病,一线治疗为伊维菌素200 μg/(kg·d),而最佳疗程尚不确定,目前认为至少2周,具体视患者情况而定,直到症状好转及粪检及其他体液检查均转阴。对于不能口服给药的患者,有伊维菌素直肠或皮下途径给药治疗成功的报道。除抗寄生虫治疗外,免疫抑制剂的减量或停药对于重度及播散性感染患者也十分重要。症状好转但持续免疫缺陷的患者可每月一次伊维菌素200 μg/kg顿服,持续6个月。由于重度感染的患者容易合并革兰阴性杆菌菌血症,一般需要给予抗革兰阴性杆菌抗生素治疗。

粪类圆线虫结肠炎与溃疡性结肠炎的鉴别诊断

粪类圆线虫结肠炎无论在症状和病理表现上都与炎症性肠病特别是溃疡性结肠炎有类似之处,极易误诊。文献回顾表明,粪类圆线虫结肠炎的初步误诊比例高达63.2%,而52%都误诊为溃疡性结肠炎。这类误诊如果加用糖皮质激素等免疫抑制剂则对于粪类圆线虫结肠炎患者来说可能是致命的,因此两者的鉴别十分重要。表17-1总结了一些两者之间的鉴别要点,主要来自Zhenhong Qu等的文献回顾。

表17-1　粪类圆线虫结肠炎与溃疡性结肠炎的鉴别要点（Zhenhong Qu等，2009）

表　　现	粪类圆线虫结肠炎	溃疡性结肠炎
临床表现		
腹　泻	糖皮质激素治疗后出现	糖皮质激素治疗前出现
皮　疹	常　见	罕　见
肺部累及	可能/常见	罕　见
外周血嗜酸粒细胞增多	常见，可显著增多	罕见且轻微
粪便检查	可见幼虫	无幼虫
糖皮质激素治疗的反应	加　重	好　转
治　疗	抗寄生虫治疗，减少及停用糖皮质激素等免疫抑制剂	免疫抑制治疗等
预　后	可完全治愈	一般难以完全治愈
组织病理学表现		
直　肠	通常正常	极易累及
结　肠	近端结肠重而远端结肠轻	近端结肠轻而远端结肠重
病变区域	分散，常伴充血出血与伪膜	连　续
溃疡形态	常见隐蔽的溃疡，口疮样溃疡	不规则地图状溃疡
嗜酸粒细胞脓肿	常　见	少　见
隐窝脓肿	少见，一般脓肿位于固有层	常　见
炎症范围	跟疾病进程相关（重症的炎症会透壁）	局限于黏膜层，黏膜下层正常
Splendore-Hoeppli现象	可能存在	无
幼　虫	隐窝与黏膜下层	无

点评

随着我国公共卫生条件的改善，人民健康卫生意识的提高，寄生虫感染似乎正逐渐淡出人们的视线，特别是一些具有地域分布特点的、少见的寄生虫感染对于非流行地区的医务工作者来说是一种挑战。粪类圆线虫感染正是挑战之一，因此我们连续两年将此病放入本系列丛书。这种寄生虫感染主要见于免疫缺陷的患者，常累及消化道、呼吸道，部分重症或播散性感染患者还可累及中枢神经系统、泌尿生殖系统。此例患者的特殊之处在于，消化道感染症状和病理表现与溃疡性结肠炎极为相似，因取样的关系，活检标本中未找到寄生虫虫体时，患者的诊断自然极易误诊，在治疗效果不佳时，此时病原体mNGS就能为诊断提供重要依据。另外，此类患者由于存在免疫缺陷背景，病程中可同时合并其他病原体感染，此时谨慎地判断相关病原学结果，合理并及时地调整抗感染治疗方案，对于患者病情的最终控制至关重要。随着医疗技术和理念的不断进步，免疫抑制剂、生物制剂等可抑制人体免疫功能的药物使用的持续增多，为相关疾病的患者带来福音，但另一方面免疫抑制相关感染特别是寄生虫感染值得引起我们的重视。

（郭亚亚　周　晛　顾剑飞　陈忠清　杜尊国　徐　斌　卢　清）

参·考·文·献

[1] 美国CDC：寄生虫-类圆线虫.https：//www.cdc.gov/parasites/strongyloides/health_professionals/index.html.

[2] Qu Z, Kundu U R, Abadeer R A, et al. Strongyloides colitis is a lethal mimic of ulcerative colitis: the key morphologic differential diagnosis[J]. Human pathology, 2009, 40(4): 572-577.

[3] Vadlamudi R S, Chi D S, Krishnaswamy G. Intestinal strongyloidiasis and hyperinfection syndrome[J]. Clin Mol Allergy, 2006, 4: 8 .

[4] Uptodate. Strongyloidiasis. https: //www.uptodate.cn/contents/strongyloidiasis?search=Strongyloidiasis&source=search_result&selectedTitle=1 ～ 113&usage_type=default&display_rank=1.

[5] Farthing M, Albonico M, Bisoffi Z, et al. World Gastroenterology Organisation Global Guidelines: management of strongyloidiasis february 2018—compact version[J]. Journal of Clinical Gastroenterology, 2020, 54(9): 747-757.

18

宏基因组二代测序诊断颅内寄生虫病

题记

颅内寄生虫病在我们科并不算少见，但由于部分病例的影像学表现并不十分典型，如果免疫学检测血液或脑脊液寄生虫抗体不一致，容易误诊漏诊。我们通过复习我科近期两例病例，并结合相关文献，讨论颅内寄生虫病的临床、影像学特点、实验室检查，及脑脊液宏基因组二代测序（mNGS）在颅内寄生虫病诊断中的应用价值。

病例 1

病史摘要

入院病史

患者，女性，55岁，2021-10-19收入我科。

主诉

间断低热1年余，咳嗽10余天。

现病史

患者2020-01无明显诱因下出现低热，体温峰值约在37.5℃，无咽痛、咳嗽、咳痰，无头痛，无恶心、呕吐、腹痛、腹胀等不适，自行服用药物（具体不详）治疗3天，效果差，遂至当地医院诊治，收入院后治疗10余天（具体治疗和用药不详）后仍反复发热，予以出院。出院后仍有间断发热，无规律性，体温峰值在37.6 ～ 38℃，患者未正规治疗，自行间断口服板蓝根颗粒、中药方剂（具体配方不详）等药物，症状无明显改善。2021-03 ～ 07之间偶有尿失禁，2021-08因外伤致右股骨颈骨折，于外院手术住院期间，患者出现二便失禁，头颅CT检查提示头颅占位、脑积水、脑室扩大，为进一步诊治，患者2021-09-27于我院神经外科就诊。入院后头颅MR增强显示鞍区异常信号伴近旁基底池与双侧外侧裂池内异常强化影，考虑局部感染性病变可能，幕上脑积水。头颅CT提示幕上脑积水，鞍区密度欠均匀。胸部CT提示双肺多发结节，较大的纯磨玻璃结节考虑炎性可能大，右肺中叶及两肺下叶纤维灶。09-28于全麻下行腹腔镜辅助下脑室腹腔分流术（V-P分流术置入可调压分流管，不抗虹吸，初压设为2.0），手术顺利，出院后予丙戊酸钠缓释片1片bid口服预防癫痫。患者出院后仍有反复低热，体温峰值在37.5 ～ 38℃，伴阵发性干咳，咳嗽时有头痛，偶有恶心、呕吐等症状。现为进一步诊治，收入我科。

患病以来，患者精神好，胃纳不可，睡眠好，二便正常，有体重下降，近1个月体重下降约2 kg。

既往史及个人史

2018年诊断高血压，血压最高至180/100 mmHg，开始服用“缬沙坦片”降压治疗，血压控制可。否认肝炎史，否认结核史。1997年曾接受“左股骨颈骨折固定术”，2021-08右股骨颈骨折。2021-08输注红细胞悬液400 mL。否认食物、药物过敏史。否认化学性物质、放射性物质、有毒物质接触史。否认吸烟史。否认饮酒史。否认冶游史。

入院查体

体温36.2℃，心率78次/分，呼吸20次/分，血压144/88 mmHg，MEWS 1分，身高168 cm，体重58 kg。神志清楚，发育正常，营养好，回答切题，自动体位，查体合作，步入病房，全身皮肤黏膜未见异常，无肝掌，全身浅表淋巴结无肿大。未见皮下出血点，未见皮疹。头颅无畸形，眼睑正常，睑结膜未见异常，巩膜无黄染。双侧瞳孔等大等圆，对光反射灵敏。颈软，无抵抗。甲状腺无肿大。胸廓对称无畸形，双肺呼吸音清晰，未闻及干、湿性啰音。心率78次/分，律齐。腹平坦，腹壁软，全腹无压痛，无肌紧张及反跳痛，肝脾肋下未触及，肝肾区无叩痛。关节无红肿，双下肢轻度凹陷性水肿。肌力正常，肌张力正常，生理反射正常，病理反射未引出。

入院后实验室检查和辅助检查

- 血常规：白细胞5.39×10^9/L，中性粒细胞52%，嗜酸性粒细胞8.6%（↑），血红蛋白104 g/L（↓），血小板268×10^9/L（↓）。
- 肝肾功能：丙氨酸氨基转移酶13 U/L，天冬氨酸氨基转移酶12 U/L，总胆红素4.8 μmol/L，碱性磷酸酶133 U/L，γ-谷氨酰转移酶19 U/L，白蛋白43 g/L，球蛋白32 g/L，肌酐40 μmol/L。
- 凝血功能：国际标准化比值0.9，凝血酶原时间12.5秒，部分凝血活酶时间31.1秒，纤维蛋白原定量3.6 g/L，D-二聚体1.59 FEUmg/L（↑）。
- 炎症指标：降钙素原0.01 ng/mL，白介素-6 1.2 pg/mL，血沉25 mm/h（↑），中性粒细胞CD64指数0.38，全血C-反应蛋白4.28 mg/L。
- 病原学相关指标：CMV DNA（－）；EBV DNA（血浆或全血均阴性）；结核感染T细胞检测（－）；血GM试验（－）；血G试验（－）。

• 自身抗体：ANA（+），滴度1 ： 100，余阴性。

• 脑脊液相关检查

常规：微黄微浑，白细胞4×10^6/L，红细胞8×10^6/L。

生化：糖<1.1 mmol/L（↓），氯120 mmol/L，蛋白质1601 mg/L（↑），乳酸5.08 mmol/L。

• 血隐球菌荚膜抗原（－）。

• 微生物培养（－）。

• 头颅MR增强（图18-1）：鞍区异常信号伴近旁基底池与双侧外侧裂池内异常强化影，考虑局部感染性病变可能，幕上脑积水。

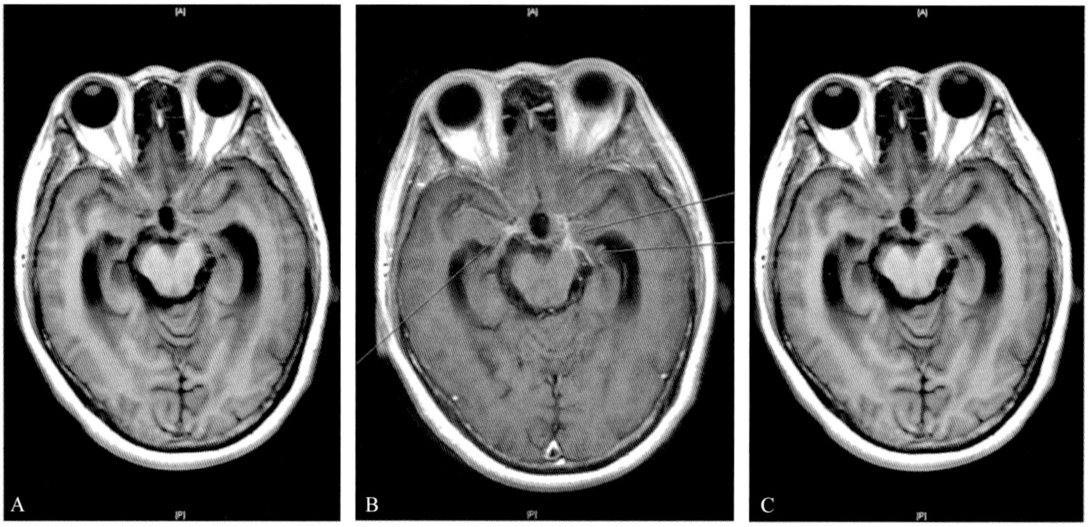

图18-1 头颅MR增强。驱虫治疗前的脑部磁共振成像显示鞍区异常信号、伴近旁基底池与双侧外侧裂池内异常强化影。A. OAx T1 Flair成像；B. OAx T1 Flair增强成像；C. OAx T2 Flair成像。

入院后诊疗经过

患者因脑积水神经外科行V-P分流术后，头颅MRI见基底池强化，怀疑结核感染，入院后完善相关检查示白细胞、C-反应蛋白、降钙素原正常，嗜酸性粒细胞8.6%（↑），铁蛋白231.10 ng/mL（↑），自身免疫抗体、感染相关检查无异常发现。2021-10-19行腰椎穿刺，脑脊液压力不高，脑脊液常规白细胞4×10^6/L；生化：糖<1.1 mmol/L（↓），氯120 mmol/L，蛋白质1601 mg/L（↑），乳酸5.08 mmol/L（↑）；脑脊液mNGS提示链状带绦虫（208721序列），考虑颅内寄生虫病。追问病史，患者一年前有长时间生食生菜史，生菜购自菜市场，患者未做彻底清洗即直接食用。遂于10-21开始阿苯达唑片驱虫治疗，第一天1/2片bid，后逐渐加量，同时辅以甘露醇脱水、糖皮质激素减轻免疫反应，10-25加量至2片tid治疗后，10-26患者出现头痛、发热、腹痛、咳嗽等不适，血常规嗜酸细胞比例升高，IgE升高，考虑为驱虫后免疫反应，暂停驱虫治疗，加用孟鲁斯特止咳、布地奈德福莫特罗吸入后上述症状缓解。10-27继续给予阿苯达唑片1片/次tid口服驱虫治疗，同时甲泼尼龙12 mg qd减轻炎症，患

者诉头痛缓解，咳嗽好转。10-28改为阿苯达唑2片/次bid口服治疗。11-02上午累计总剂量达45片（200 mg/片），第一次驱虫疗程结束，目前病情稳定，予出院，4周后再次入院完成第二次驱虫治疗。

病例2

病史摘要

入院病史

患者，男性，23岁，2021-10-25收入我科。

主诉

反复头痛3年余，加重10天。

现病史

患者2018-10无明显诱因下出现头痛，伴呕吐，非喷射性，呕吐物为胃内容物，无头晕、视物模糊，无腹痛、腹泻等不适，至当地某医院给予止痛药物（具体不详）治疗症状缓解。其间反复出现头痛，对症治后缓解。2021-10-15无明显诱因再次出现头痛，至深圳市某医院就诊，血常规示：白细胞10.45×10^9/L、中性粒细胞76.8%，C-反应蛋白0.44 mg/L，头颅CT提示双则额叶大片状异常密度灶，性质待定。给予甘露醇注射液250 mL静滴降颅压治疗后症状缓解，头颅增强MRI提示颅内占位性病变，为进一步诊治来我院。

既往史与个人史

否认高血压、糖尿病等系统疾病史，否认肝炎、结核等传染病史，否认食物、药物过敏史，否认吸烟史、饮酒史。

入院查体

神志清楚，发育正常，营养好，回答切题，自动体位，查体合作，步入病房，全身皮肤黏膜未见异常，无肝掌，全身浅表淋巴结无肿大。未见皮下出血点，未见皮疹。头颅无畸形，眼睑正常，睑结膜未见异常，巩膜无黄染。双侧瞳孔等大等圆，对光反射灵敏。颈软，无抵抗。甲状腺无肿大。胸廓对称无畸形，双肺呼吸音清晰，未闻及干、湿性啰音。心率66次/分，律齐。腹平坦，腹壁软，全腹无压痛，无肌紧张及反跳痛，肝脾肋下未触及，肝肾区无叩痛。关节无红肿，双下肢轻度凹陷性水肿。肌力正常，肌张力正常，生理反射正常，病理反射未引出。

入院后实验室检查和辅助检查

- 血常规：白细胞6.02×10^9/L，血红蛋白145 g/L，中性粒细胞47.6%，嗜酸性粒细胞0.35×10^9/L，血小板257×10^9/L。
- 肝肾功能未见明显异常。
- 炎症指标：血沉、C-反应蛋白、铁蛋白、降钙素原未见明显异常。
- 血GM试验0.132。

- 血G试验180.24 pg/mL。
- 头颅CT：两侧额部见不规则稍高及低密度混杂密度影，边界欠清，以左额部为著。
- 头颅MR平扫（图18-2）：双侧额叶见团片状异常信号影，平扫T1WI等低信号、T2WI及Flair不均匀高信号。病灶边界不清，以左额叶为著；近旁脑回可见萎缩性改变。

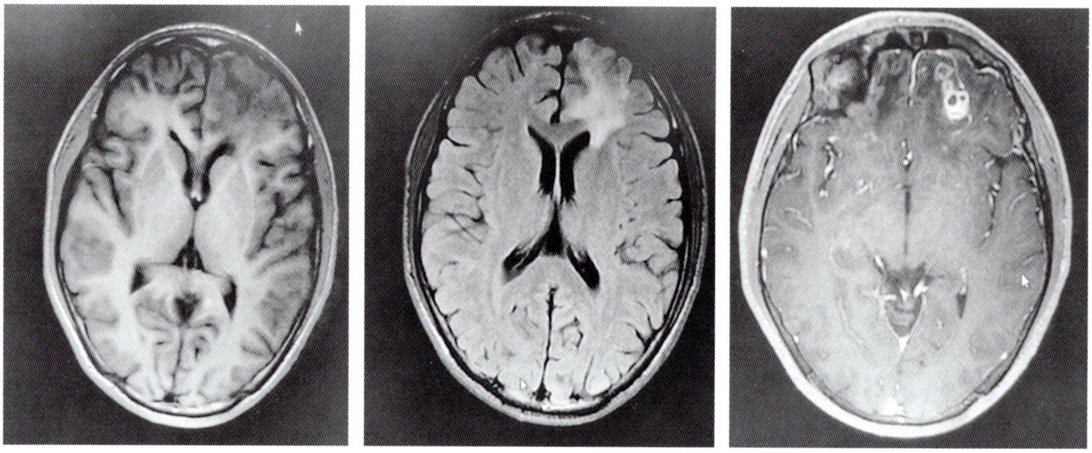

T1 Flair　　T2 Flair　　3D T1BRAVO+C

图18-2　病例2头颅MR表现。

入院后诊疗经过

入院后腰椎穿刺结果见表18-1。血清寄生虫裂头蚴抗体阳性，脑脊液寄生虫裂头蚴抗体阳性，脑脊液mNGS：欧猬迭宫绦虫47序列数。考虑诊断：脑裂头蚴病。2021-11-09全麻下行“开颅肿瘤切除术”，术中将左额极肉芽肿整块完整切除，灰黄色，质韧，边界清楚，血供不丰富，肉芽肿解剖未见活虫，可见长索状结构类似死虫体或肉芽隧道。术后病理:（左额虫体窦道）（周围病灶）嗜酸性脓肿伴肉芽肿反应，局部坏死灶内见虫卵样结构，符合寄生虫感染。患者术后未服用抗寄生虫药物，术后6个月随访未出现不适症状主诉。

表18-1　入院后腰椎穿刺

	白细胞	蛋白质	糖	氯	乳酸	乳酸脱氢酶	培养
脑脊液	2×10^6/L	388 mg/L	3.0 mmol/L	123 mmol/L	0.93 mmol/L	48 U/L	阴性

临床关键问题及处理

关键问题　上述两例患者均通过mNGS诊断为颅内寄生虫感染，两者的异同点可以给我们哪些思考？

上述两例病例均通过mNGS检查找到了脑脊液中的寄生虫片段，从而临床诊断为颅内寄生虫感染，并接受了相应的治疗。然而，这两例病例存在不少不同的地方。

（1）病例1的病程较长，临床表现以“反复发热伴咳嗽”为主要表现，头颅MR增强提示鞍区异常信号伴近旁基底池与双侧外侧裂池内异常强化影，考虑局部感染性病变可能，头颅CT提示脑积水。患者的脑脊液生化存在“糖低蛋白高”的表现。临床上，我们确实会首先考虑中枢神经系统感染，但最初的判断是结核感染可能大。mNGS最终提供了寄生虫感染的证据，再次询问病史，发现了患者的可疑流行病学史。

（2）病例2为年轻男性，临床表现以反复头痛为主要表现，病程中无发热，脑脊液常规、生化检查均未见明显异常，头颅MR提示双侧额叶见团片状异常信号影。我们最初结合患者的临床表现，考虑是否是颅内肿瘤的可能较大。幸亏患者有血和脑脊液寄生虫抗体阳性的结果，高度提示患者可能存在颅内寄生虫感染，mNGS进一步提供了证据，并较血清学检查进一步明确了寄生虫的种类。

mNGS相比传统病原学检测在中枢神经系统感染诊断方面具有更高的敏感度、特异度和预测效能，通过对脑脊液和/或脑组织检测，有助于发现多种致病细菌、真菌、病毒、寄生虫。mNGS是早期准确诊断中枢神经系统（CNS）感染的有前途的工具，尤其是当临床表现非典型时。上述两例病例通过mNGS技术迅速明确了诊断方向，减少了患者不必要的抗生素使用。脑脊液mNGS在难诊断病例的中枢系统寄生虫诊断中具有前景，未来需要更大规模的研究。

背景知识介绍

囊虫病是由猪带绦虫（又名链状带绦虫）的中绦期蚴虫引起，临床症状复杂多样，通常病程缓慢，多在5年以内，个别长达17～21年。按其临床症状不同可分为以下几型。①癫痫型：以反复发作各种类型的癫痫为特征。②脑膜炎型：以急性或亚急性脑膜刺激征为特点，长期持续或反复发作。③颅内压增高型：以急性起病或进行性加重的颅内压增高为特征。④痴呆型：进行性加剧的精神异常及痴呆。⑤脊髓型：截瘫、感觉障碍、大小便潴留。脑囊虫病各型间可以相互交叉或转化。头颅CT与MRI随囊虫大小、在脑内寄生虫部位、存活与否等有不同的图像改变。虫体存活时MRI典型表现为T1加权像上可见囊性低信号影；内有偏心小点状中等信号头节影，周围有环状强化；T2加权像上囊液呈明显高信号而囊壁及头节呈相对低信号。外周血嗜酸性粒细胞可增多。脑脊液检查可能正常或淋巴细胞数增多、压力升高，蛋白质水平正常或轻度升高，糖和氯化物可正常。血清和脑脊液囊虫抗体检测可阳性。吡喹酮是治疗囊虫病的重要药物，对脑囊虫病的有效率可达90%左右。但脑囊虫病在治疗过程中或治疗后会出现颅压增高、癫痫发作加重现象，故对治疗对象选择宜审慎，疗程中宜辅用脱水剂与抗惊厥药物。阿苯达唑已被证明为治疗囊虫病的有效药物，脑囊虫病的有效率可达90%。治疗副作用较吡喹酮为轻，但也可有头痛、发热、皮疹、肌痛、癫痫、视力障碍等副作用，副作用加重者可加用地塞米松和甘露醇。

脑裂头蚴病是曼氏迭宫绦虫（又名欧猥迭宫绦虫）幼虫裂头蚴寄生人体脑组织内引起的一种颅内寄生虫病。人感染裂头蚴的常见方式有3种：饮用或游泳时误吞生水；生食蝌蚪、蛙肉、蛇肉、蛇胆、猪肉等不良饮食习惯；局部皮肤贴敷生蛙肉或蛇肉。裂头蚴在人体内的生存期为5～20年。脑裂头蚴病临床症状多不典型且无特异性，但与其侵犯部位有关，主要表现为癫痫、头痛和轻瘫，可有肢体感觉障碍及发作性幻视，如累及脑干还可引起昏迷，类似脑肿瘤等占位性病变表现。脑裂头蚴病的CT及MRI表现与其病理改变密切相关，裂头蚴幼虫在脑组织内穿行，造成隧道式坏死，虫体裂解、分泌产生的蛋白酶溶解周围脑组织产生炎症反应，从而脑内形成新旧不一的多发脓肿及肉芽肿，炎性肉芽肿与机械性损伤共存即形成脑裂头蚴病影像学表现的病理学基础。脑裂头蚴首选治疗方法是手术切除，关键是完全切除病灶。目前，药物驱虫治疗存在争议，吡喹酮治疗脑裂头蚴病的效果不佳。

点评

颅内寄生虫感染，由于活检困难，以往总是要借助流行病史、临床表现、血清学检查和影像学来综合判定。但因缺乏金标准，往往也有存在不少误诊，比如说起初判定为寄生虫病，反复驱虫治疗效果不佳后再手术，最后病理确诊为肿瘤，当然，原以为是肿瘤，手术后发现是寄生虫的肉芽肿也是较为常见的现象。因此，mNGS的应用确实给临床诊断该类疾病时多了一种有效手段。需要强调的是，mNGS并不是诊断颅内寄生虫病的金标准，同样需要结合上述各种因素综合判断，并且不少寄生虫基因的同源性较高，特别是进化相近的虫种，mNGS存在错判具体虫种的可能，当检测到的序列数（reads）特别少，丰度也较低时尤其应该谨慎。此外，在脑脊液中能够测到寄生虫的基因片段，并不一定要含有寄生虫的完整虫体，理论上只要颅内或脊髓寄生虫正常新陈代谢后细胞的脱落，或死亡后细胞的崩解都能在脑脊液中找到基因片段。因此，测到序列也不能说明虫体还没有死亡，需要继续驱虫治疗。

（喻一奇　段曰黎　李天深　朱浩翔　王新宇）

参·考·文·献

[1] Simner P J, Miller S, Carroll K C. Understanding the promises and hurdles of metagenomic next-generation sequencing as a diagnostic tool for infectious diseases[J]. Clin Infect Dis, 2018, 66(5): 778-788.

[2]《中华传染病杂志》编辑委员会. 中国宏基因组学第二代测序技术检测感染病原体的临床应用专家共识[J]. 中华传染病杂志，2020，38(11): 681-689.

[3] 金中高，周林江，姚振威. 脑裂头蚴病的CT和MRI诊断[J]. 放射学实践，2008，23(7): 749-751.

19

结节病导致肺部结节、全身多发淋巴结肿大及肝功能异常

题记

结节病的临床多样性，以及它与其他常见疾病的相似性，往往导致诊断不确定性和治疗延误。本例患者因肺部结节及纵隔肿大淋巴结究竟是结节病还是肺结核，多次就诊及行淋巴结活检，仍然无法明确诊断。患者随后出现肝功能异常，肝穿刺病理依然无法明确是结节病还是肝结核，转诊至我院。经过外院淋巴结病理及肝脏病理会诊，我院行纤维支气管镜活检，最终确立结节病的诊断，结核为潜伏感染，给予糖皮质激素治疗，随访病情好转。诊疗过程颇为曲折，在此与大家分享诊疗过程的经验，希望再次遇到类似的患者可以更早诊断并得到相应的治疗。

病史摘要

入院病史

患者，女，55岁，河南省漯河市人，2021-11-02收入院。

主诉

肺部结节及淋巴结肿大2年，肝功能异常1年。

现病史

患者2019-09-11因“血小板减少症”就诊当地医院血液科，行肺部CT发现双肺结节，前上纵隔结节，肿大淋巴结可能，脾脏多发占位（淋巴瘤？血管瘤？）。PET-CT提示：① 双侧锁骨上/下、纵隔、双肺门、膈上前群、腹腔、腹膜后、双侧髂血管旁及双侧腹股沟多发肿大淋巴结代谢活跃，双肺多发斑片状、结节状高密度影代谢活跃，肝脏代谢欠均匀，脾内多发结节状代谢活跃灶，以上考虑淋巴瘤可能，但不能除外肉芽肿性炎，建议纵隔淋巴结活检取病理；② 甲状腺密度不均伴弥漫性代谢稍活跃，建议专科检查；③ 双侧筛窦炎；胆囊代谢未见异常；④ 胆管节段性代谢活跃，考虑生理性摄取。右锁骨上肿大淋巴结穿刺活检：

肉芽肿性炎，未见明确坏死，首先考虑结节病，不除外其他感染性肉芽肿，请结合临床。特染：六胺银（-）、PAS（-）、抗酸（-），TB-DNA阴性。血T-SPOT.*TB*：阳性，抗原A孔：9点，抗原B孔：7点，予诊断性抗结核治疗1个月（具体用药不详），后复查未见淋巴结缩小，遂自行停用抗结核药物。2020-09患者左胸壁疼痛，与呼吸无关，就诊当地医院，胸部CT提示左上肺斑片状渗出，结核感染T细胞检测（TB-IGRA）阳性，同时肝功能异常（具体不详），后间断口服甘草酸二铵等护肝药物，肝功能有好转，但停药后再次肝功能异常，具体不详，未进一步诊治。2021-07-30为明确肝功能异常的病因，在当地医院行肝脏穿刺术，肝脏病理示上皮样细胞肉芽肿性炎，首先考虑结核，尚需鉴别结节病、药物性肝炎、原发性胆汁性胆管炎，请结合临床、自身抗体检查、相关病原学检测；炎症和纤维化程度G2S2，抗酸染色未找到抗酸杆菌（图19-1）。肝穿刺后患者口服护肝药物治疗。复查肝功能提示：丙氨酸氨基转移酶130 U/L，天冬氨酸氨基转移酶98 U/L，总胆红素12.9 μmol/L，碱性磷酸酶249 U/L，γ-谷氨酰转移酶185 U/L。10-21将2019年右锁骨上淋巴结活检标本及2021年肝穿刺标本送至我院会诊：2019年淋巴结活检考虑增殖性肉芽肿（非融合、坏死性）；2021年肝脏病理为非坏死性增殖性肉芽肿，以门管区受累为主，结合形态首先考虑结节病，建议检查血清血管紧张素转化酶（ACE）-Ⅱ等，必要时再评估排除结核等相关感染病变。现为进一步明确诊断，收入我科住院。

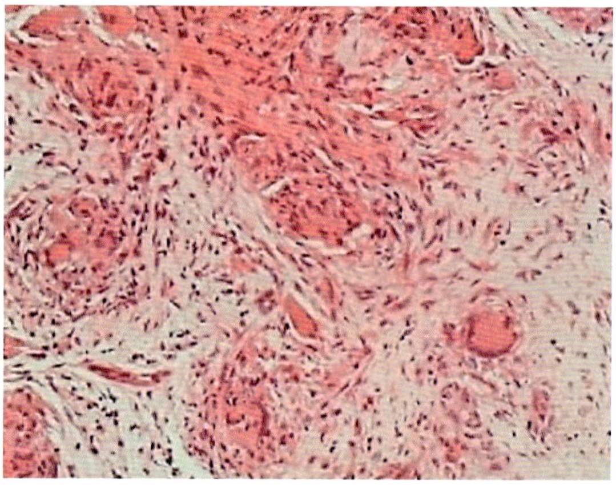

图19-1　肝脏病理：肝脏见上皮样细胞肉芽肿性炎。放大倍数200×。

患病以来患者精神好，胃纳正常，睡眠不好，夜间睡眠短，入睡困难，大小便正常，无体重明显下降。

既往史

患者20余年前因行剖宫产发现血小板减少，自诉当时血常规：血小板30×10^9/L，输注血小板1袋，后监测血小板波动在（50 ～ 80）$\times 10^9$/L。2015年因发现全身散在出血点，就诊当地医院考虑自身免疫性血小板减少性紫癜（ITP），予以激素治疗1月余，血小板升至100×10^9/L左右，遂停药，此后未再出现皮肤瘀点、瘀斑等情况，未再治疗。

个人史

否认化学性物质、放射性物质、有毒物质接触史。否认饮酒史。

入院查体

体温36.4℃，心率103次/分，呼吸15次/分，血压112/65 mmHg，身高160 cm，体重70 kg。神志清楚，全身浅表淋巴结无肿大。未见皮下出血点。心率103次/分，律齐，双肺呼吸音清，腹软，全腹无压痛，肝脾肋下未触及。双下肢无浮肿。

入院后实验室检查和辅助检查

• 血常规：白细胞5.76×10^9/L，血红蛋白144 g/L，红细胞4.73×10^{12}/L，中性粒细胞3.92×10^9/L，血小板122×10^9/L。

• 尿常规：阴性。

• 生化检查：丙氨酸氨基转移酶35 U/L，天冬氨酸氨基转移酶33 U/L，总胆红素9.0 μmol/L，直接胆红素2.9 μmol/L，碱性磷酸酶228 U/L（↑），γ-谷氨酰转移酶138 U/L（↑），总蛋白80 g/L，白蛋白44 g/L，球蛋白36 g/L，胆碱酯酶8 829 U/L，乳酸脱氢酶142 U/L，血管紧张素转化酶71.6 U/L（↑）。铜蓝蛋白0.388 g/L。

• 凝血功能正常范围。

• 血隐球菌荚膜抗原检测阴性。

• 血结核感染T细胞检测阳性，抗原刺激孔9，阴性对照孔0，阳性对照孔≥20。

• 痰Xpert MTB/RIF结核分枝杆菌DNA阴性，利福平耐药性相关的*rpoB*基因阴性。

• 自身抗体：ANA 1：100阳性，ENA阴性，ANCA阴性。自身免疫性肝病抗体谱阴性。

• 血免疫球蛋白M 1.80 g/L，血免疫球蛋白G 17.60 g/L（↑），血免疫球蛋白A 4.38 g/L（↑）。免疫固定电泳未见单克隆球蛋白。

• B超：甲状腺两叶多发结节，TI-RADS3类。双侧颈部至锁骨上淋巴结常肿大。双侧腋下，腹股沟未见异常肿大淋巴结。双侧甲状旁腺未显示。肝脏慢性肝病表现。胆囊内低回声团块，息肉？胰腺周围淋巴结肿大。脾脏、双肾、膀胱、双侧输尿管、双侧肾上腺未见明显异常。绝经后子宫未见明显异常，双侧卵巢未显示。

• 胸部CT：双肺多发斑片影及结节状影，纵隔内及心膈角多发稍大淋巴结；附见肝脏片状低密度灶及胆囊异常强化灶，结合临床及其他检查（图19-2）。

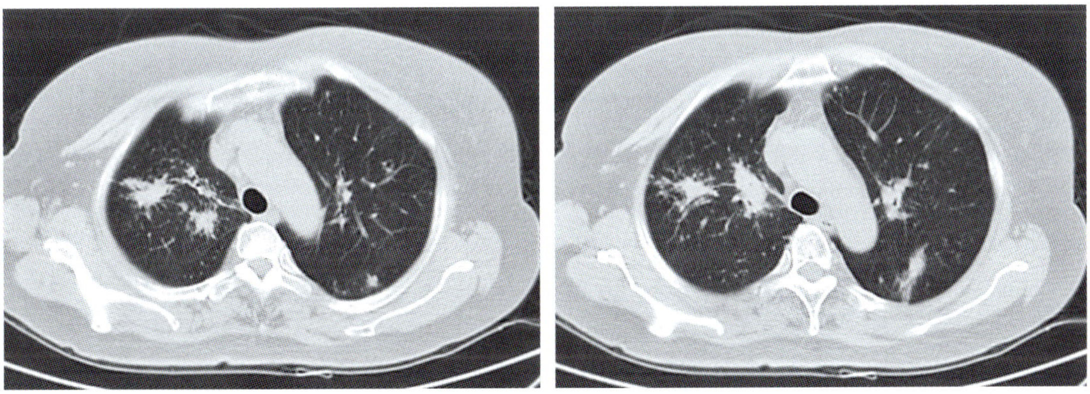

图19-2　胸部CT（2021-11-05）：双肺多发斑片影及结节状影，纵隔内及心膈角多发稍大淋巴结。

• 肝脏MR增强：肝脏强化不均，考虑炎性改变或损伤，请结合临床及其他检查；胆囊异常强化灶，考虑胆囊息肉可能（图19-3）。

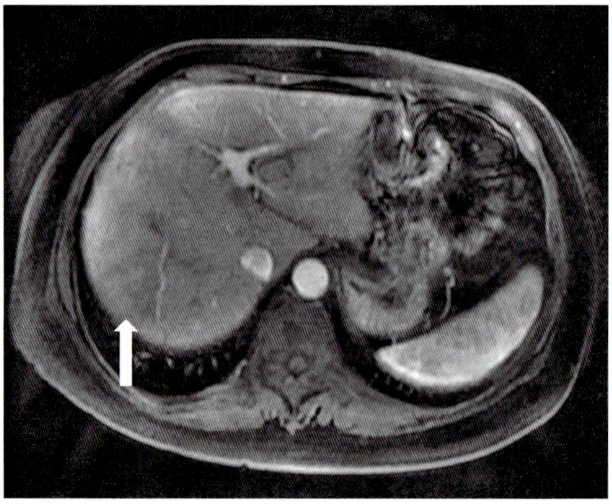

图 19-3　肝脏MR增强（2021-11-05）：肝脏强化不均，考虑炎性改变或损伤。

入院后诊疗经过

入院后完善相关检查，碱性磷酸酶228 U/L（↑），γ-谷氨酰转移酶138 U/L（↑），血管紧张素转换酶73.5 U/L（↑），血结核感染T细胞检测阳性，抗核抗体阳性（+），滴度1 ∶ 100，胸部CT增强提示双肺多发斑片影及结节状影，纵隔内及心膈角多发稍大淋巴结，结合院外两次病理检查均提示肉芽肿炎，无坏死，抗酸染色（−），提示肉芽肿性疾病，倾向结节病。11-12行纤维支气管镜检查，肺泡灌洗液抗酸染色阴性，肺泡灌洗液Xpert MTB阴性，肺泡灌洗液mNGS阴性，支气管黏膜活检病理示支气管壁肉芽肿性炎（增生期改变），无明确坏死；特殊染色未找见明确病原菌，抗酸染色阴性（图19-4）。患者既往抗结核治疗无效，综合病史及辅助检查考虑结节病（累及肝、脾、肺、颈部淋巴结、纵隔淋巴结）。11-16起予以甲泼尼龙40 mg qd ivgtt，辅以抑酸、补钙、补钾，同时予异烟肼0.3 g qd po预防潜伏结核感染活动，熊去氧胆酸250 mg tid po保肝治疗。患者出院后激素逐渐减量，2022-01-25开始甲泼尼龙20 mg qd po，2022-02-24复查肺部CT见病灶较前吸收（图19-5）。

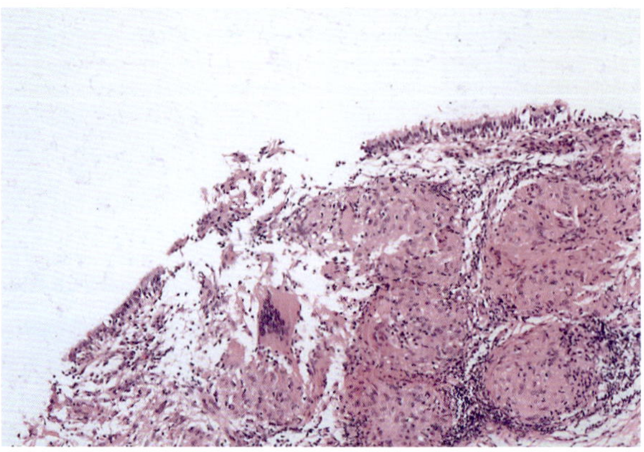

图 19-4　支气管黏膜活检病理：支气管壁肉芽肿性炎（增生期改变），无明确坏死，放大倍数100×。

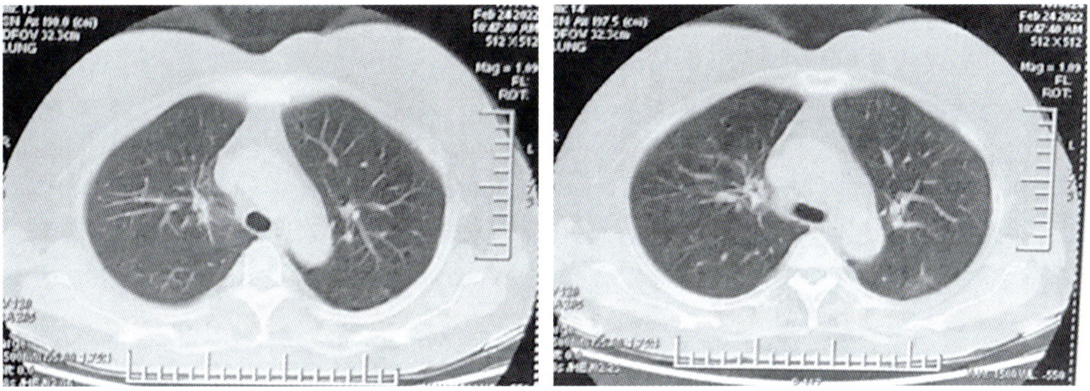

图19-5　胸部CT（2022-02-24）：肺部病灶较2021-11-05好转。

临床关键问题及处理

关键问题1　患者肺部病灶是结节病还是肺结核？

患者双上肺病灶，肺门淋巴结肿大，血结核T细胞检测阳性，很难与肺结核鉴别。但是患者Xpert MTB阴性，病理抗酸染色阴性，诊断性抗结核治疗1个月，淋巴结无变化，不支持肺结核诊断。另外，如果是结核感染，往往有发热、乏力纳差、盗汗以及体重下降等症状，患者有全身多发淋巴结肿大，甚至可以出现高热的临床表现，而患者上述症状缺如，更不支持活动性结核。虽然患者肺部病灶及淋巴结肿大考虑为结节病，不考虑结核所致，但是如果使用较大剂量激素治疗，由于患者血结核感染T细胞检测阳性，存在潜伏结核感染，可予预防性抗结核治疗。

关键问题2　患者肝功能异常的原因是什么？

本例患者肝脏病理为非坏死性增殖性肉芽肿，以门管区受累为主，结合形态首先考虑结节病，因此肝功能异常考虑为肝结节病。肝脏肉芽肿是系统性结节病的常见表现，但是大多数患者为无症状。碱性磷酸酶升高是肝结节病最常见的表现。由于缺乏特异性的诊断试验，肝结节病的诊断是一种排除性诊断。少数患者可能需要治疗以控制症状，但是治疗对肝结节病自然史的影响尚不清楚。

关键问题3　患者血小板减少与结节病是否有关？

结节病常见的血液系统表现是淋巴细胞减少和贫血，罕见血小板减少（<1%）。虽然血小板减少很少作为结节病的首发表现，但是结节病与自身免疫性血小板减少性紫癜（ITP）密切相关，由于免疫抑制治疗效果良好，很少发生严重出血或者死亡。该患者的ITP可能是结节病的首发表现。

背景知识介绍

结节病（sarcoidosis）是一种原因不明的炎症性多系统疾病，临床表现广泛。这种疾病几乎可以影响身体的任何器官，主要是肺、淋巴系统、皮肤、眼睛或这些部位的组合，其特征是形成非干酪样坏死性肉芽肿。第一个描述结节病的是19世纪初英国伦敦的皮肤外科医生乔纳森·哈钦森（Jonathan Hutchinson），他发现了有异常皮肤病变的患者。直到19世纪末，人们才认识到了这种疾病的系统性表现。结节病的临床多样性，以及它与其他常见疾病的相似性，往往导致诊断不确定性和治疗延误。男性的发病率高峰在30～50岁，女性的发病率高峰在50～60岁。患者常有亚急性或者慢性呼吸道症状，某些CT表现（如淋巴管周围、小结节型的双侧肺门淋巴结病变）对结节病具有高度特异性，行肺或纵隔淋巴结活检能提供了最大的诊断率。50%～60%的结节病患者血清血管紧张素转换酶水平升高。然而，这种生物标记物缺乏诊断特异性，因此其应用仅限于评估治疗反应。可溶性白细胞介素-2受体、C-反应蛋白和血清淀粉样蛋白A通常可用于评估疾病活动性。PET-CT在检测组织特异性炎症活动和确定诊断活检部位方面最为有效。结节病的诊断基于三个主要标准：符合结节病的临床特征，一个或多个组织样本中非干酪样坏死性肉芽肿，以及排除其他原因的肉芽肿性疾病。糖皮质激素是结节病的主要治疗手段。二线治疗药物包括甲氨蝶呤、硫唑嘌呤、来氟米特和霉酚酸酯。羟氯喹已被证明对皮肤累及、高钙血症和某些神经系统结节病患者特别有效。第三线治疗药物包括英夫利昔单抗或阿达木单抗等肿瘤坏死因子单克隆抗体的生物制剂或高级免疫调节剂。结节病相关的肺动脉高压常对免疫抑制治疗反应不佳，约3%～5%患者需行肺移植治疗，肺移植术后5年生存率约为70%。

点评

绝大多数时候，结节病都要在提供受累部位非干酪样坏死性上皮样细胞肉芽肿的病理结果基础上，除外感染、异物、肿瘤等其他原因引起的肉芽肿性炎后才能诊断。本例患者由于肺部结节位于结核的好发部位，血结核T细胞检测阳性，但锁骨上淋巴结活检病理又提示非干酪样坏死性肉芽肿，抗酸染色阴性，究竟是结核还是结节病困扰了临床医生较长的时间。遇到这种情况，纤维支气管镜行肺泡灌洗及活检，肺泡灌洗液送抗酸染色、分枝杆菌培养和Xpert检查，活检送病理，鉴别活动性结核，如结果阴性，按结节病治疗。如临床医生仍有顾虑，可先诊断性抗结核治疗，如经过1个月的诊断性抗结核治疗无效，应考虑为结节病。而患者血结核T细胞检测阳性，患者存在潜伏结核感染，在使用免疫抑制药物治疗结节病时，特别是使用肿瘤坏死因子单克隆抗体等生物制剂治疗时，应予异烟肼单药预防潜伏结核活动。

（陈艳玲　熊亚莉　庞春淼　王晓丽　郑玲玲　朱　磊　徐晶莹
吕　凡　郭　琴　张咏梅　郑建铭　杜尊国　张继明）

参·考·文·献

[1] Kumar M, Herrera J L. Sarcoidosis and the Liver[J]. Clin Liver Dis, 2019, 23(2): 331–343.

[2] Silva Leal M, Amado C, Paracana B, et al. Immune Thrombocytopenia: A Rare Presentation of Pulmonary Sarcoidosis[J]. Eur J Case Rep Intern Med, 2021, 8(12): 003060.

[3] Drent M, Crouser E D, Grunewald J. Challenges of Sarcoidosis and Its Management[J]. N Engl J Med, 2021, 385(11): 1018–1032.

20

以皮肤红肿破溃为首发表现，易误诊为皮肤感染，最终诊断为 SWEET 综合征

题记

SWEET综合征(Sweet syndrome)病因尚不明确，可能与感染、药物、肿瘤有关。主要临床表现为发热，四肢、面、颈部有急性发作的疼痛性红色丘疹、斑块或结节。末梢血中性粒细胞增多，组织病理学真皮有密集的中性粒细胞浸润，无血管炎改变。治疗首选糖皮质激素，临床症状通常可以迅速改善。

病史摘要

入院病史

患者，男性，77岁，2021-10-14至我院感染科就诊。

主诉

左下肢外侧皮肤红肿破溃3周，反复发热12天。

现病史

2021-09-20患者发现左下肢一个直径约0.5 cm水疱，用烧烫后的缝衣针自行挑破后，皮肤红肿破溃逐渐增大。10-02发热至38.5℃，至外院门诊就诊，白细胞5.4×10^9/L，中性粒细胞80%，C-反应蛋白21.7 mg/L，予口服头孢治疗。10-04因左下肢皮肤破溃增大(图20-1)至外院皮肤科门诊就诊，予百多邦外用、青霉素抗感染治疗。10-05患者发热最高至39.8℃，伴畏寒、寒颤，遂于外院急诊就诊，予哌拉西林/他唑巴坦4.5 g q8h+左奥硝唑0.5 g bid抗感染治疗。10-07皮肤破溃继续增大(图20-2)，白细胞15.88×10^9/L，中性粒细胞94.8%，血红蛋白107 g/L，血小板91×10^9/L，C-反应蛋白>200 mg/L，考虑疗效欠佳，改用哌拉西林/他唑巴坦4.5 g q8h+万古霉素0.5 g q12h抗感染治疗。10-10患者仍有高热，体温仍维持在39.0℃左右，同时皮损无缓解，请我科会诊后建议皮肤活检。次日患者行皮肤活检，两次血培养结果回报均为阴性，10-12送血mNGS结果仍为阴性。10-13白细胞10.75×10^9/L，中性

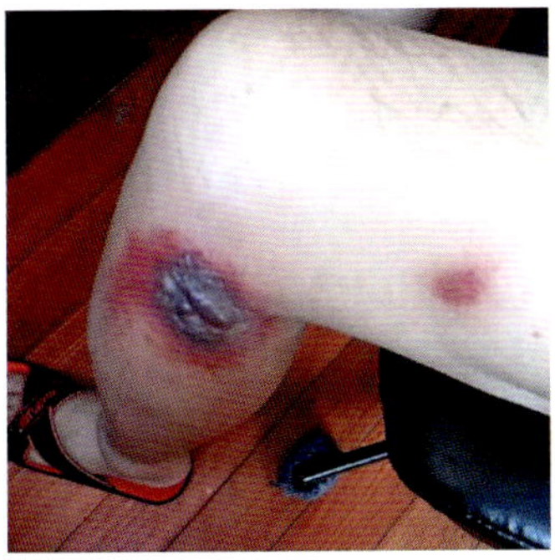

图20-1　10-04左下肢皮肤。

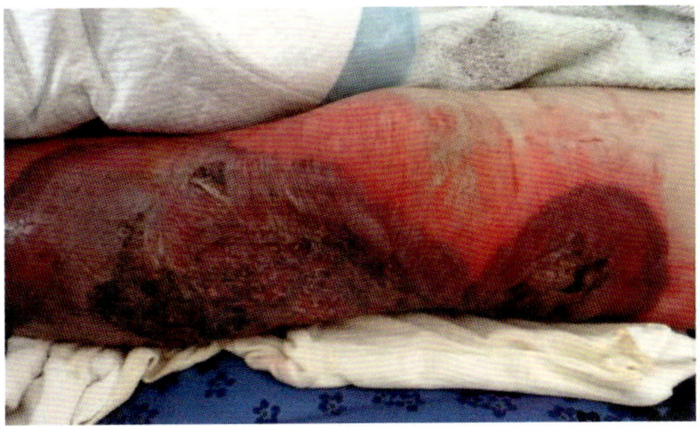

图20-2　10-07左下肢皮肤。

粒细胞97.6%，血红蛋白92 g/L，血小板72×10^9/L，C-反应蛋白>160 mg/L，考虑患者皮肤红肿破溃面积继续增大，伴畏寒、寒颤、发热，体温较前无变化，不排除菌血症可能。今为进一步治疗收入我科住院。

患病以来患者精神萎靡，胃纳欠佳，睡眠好，小便正常，大便已3天未排，体重下降5 kg。

既往史及个人史

有高血压病史30年，平日服用苯磺酸左氨氯地平2.5 mg降压，血压控制良好。

入院查体

体温39.2℃，心率102次/分，呼吸25次/分，血压152/96 mmHg。神清，回答切题，自动体位，查体合作，推床送至病房。全身皮肤、黏膜未见异常，无肝掌，全身浅表淋巴结无肿大。胸廓对称无畸形，胸骨无压痛；双肺呼吸音清晰，未闻及干、湿性啰音。心率102次/分，律齐；腹较胀，腹壁软，全腹无压痛，无肌紧张及反跳痛，肝脾肋下未触及，双侧肾脏无叩击痛，肠鸣音较弱，1～2次/分。肛门及外生殖器未见异常，脊柱、四肢无畸形，关节无红肿，无杵状指（趾），右下肢无水肿，左侧小腿外侧带、大腿外侧带分别可见大片不规则溃疡面（图20-3），可见红、肿，触痛，可见炎性、血性渗出（敷料可见渗出），局部皮温不高，左侧下肢轻度水肿，足背动脉搏动可。肌力正常，肌张力正常，生理反射正常，病理反射未引出。

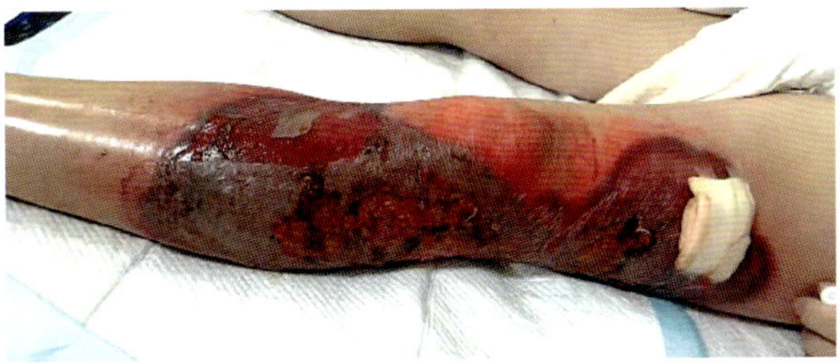

图20-3　10-14左下肢皮肤。

入院后实验室检查和辅助检查

- 血常规：白细胞7.03×10^9/L，中性粒细胞87.1%（↑），淋巴细胞2.4%（↓），红细胞

2.45×10^{12}/L（↓），血红蛋白86 g/L（↓），血小板71×10^{9}/L（↓）。

- 血沉67 mm/h（↑），C-反应蛋白214.98 mg/L（↑），白介素-2受体2874 U/mL（↑）。
- 降钙素原1.42 ng/mL（↑），铁蛋白6125.00 ng/mL（↑）。
- ANA、ENA、dsDNA、ANCA自身抗体谱阴性；肌炎抗体谱阴性。
- 血培养（需氧菌、厌氧菌、真菌、分枝杆菌）、结核感染T细胞检测、G试验（血浆1-3-β-D葡聚糖）、隐球菌荚膜抗原检测、血GM试验、巨细胞病毒CMV DNA血清学试验均为阴性。
- 糖化血红蛋白6.2%（↑）。
- 甲状腺功能：促甲状腺激素0.22 mIU/L（↓），甲状腺素46.4 nmol/L（↓），三碘甲状腺原氨酸0.55 nmol/L（↓），游离甲状腺素14.10 pmol/L，游离三碘甲状腺原氨酸2.59 pmol/L（↓）。
- 腹部及泌尿系B超：肝右叶钙化灶；慢性胆囊炎伴多发结石；左肾轻度积水，右肾囊肿；中上腹胀气，胰腺显示不清；脾脏、双侧输尿管未见明显异常。
- 双下肢血管B超：左下肢因纱布遮盖部分无法显示，显示段左下肢动脉血流通畅，未见明显异常。显示段左下肢深静脉未见明显血栓。
- 小腿MR增强：左侧小腿软组织感染可能，请结合临床。
- 大腿MR增强：左大腿皮下软组织感染可能。
- 胸部CT扫描：双侧胸腔积液，双肺散在炎症，建议治疗后随诊；主动脉钙化；附见胆囊内结石，肝内钙化灶，请结合其他检查。
- 常规经胸心脏超声：主动脉瓣钙化，左心收缩功能正常，左心舒张功能正常。

临床关键问题及处理

关键问题1　该患者初步诊断是什么？

患者老年男性，因"左下肢外侧皮肤红肿破溃3周，反复发热12天"入院。患者起病初有使用缝衣针自行挑破皮肤病史，后反复高热，虽血培养阴性，但是目前皮肤创面破坏明显，降钙素原1.42 ng/mL（↑），仍需要考虑"皮肤软组织感染"，但是患者常规抗感染治疗无效，不排除特殊感染，如结核、非结核分枝杆菌感染等，再次送血培养及脓毒血症PCR检查。

患者病程中血沉、C-反应蛋白、铁蛋白及白介素-2受体明显升高，需要排除风湿免疫性疾病及淋巴瘤可能，目前等待皮肤活检结果。

此外，尚需排除"坏死性筋膜炎"，这是以广泛而迅速的皮下组织和筋膜坏死为特征的软组织感染，常有恶臭渗液伴全身中毒症状。请骨科会诊，结合大腿及小腿的MRI，考虑"坏死性筋膜炎"依据不足，建议每日换药，定期坏死清创，等边界固定后行大清创。

进一步治疗：

经验性予以头孢哌酮/舒巴坦覆盖阴性菌，达托霉素覆盖阳性菌治疗，同时输白蛋白及血浆支持、米雅调整胃肠菌群、莫沙必利改善胃肠功能治疗，并请骨科多次床旁清创（图20-

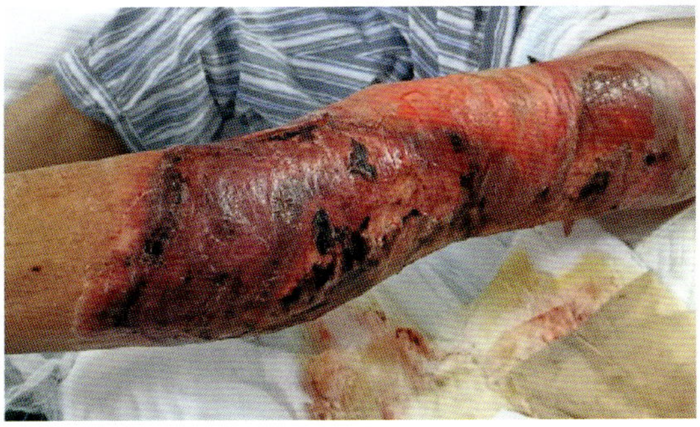

图20-4 10-18清创后的左下肢皮肤。

4)。切除组织送病理:(左下肢)送检组织示炎性坏死渗出物，坏死物周围见少量鳞状上皮，核有异型，因可供诊断组织过少，无法进一步评估。

经上述治疗患者仍有反复高热，体温维持在39℃左右，同时10-20患者右侧肘关节开始红肿，中间可见脓液破溃(图20-5)，10-21肘关节红肿范围较前增大(图20-6)。

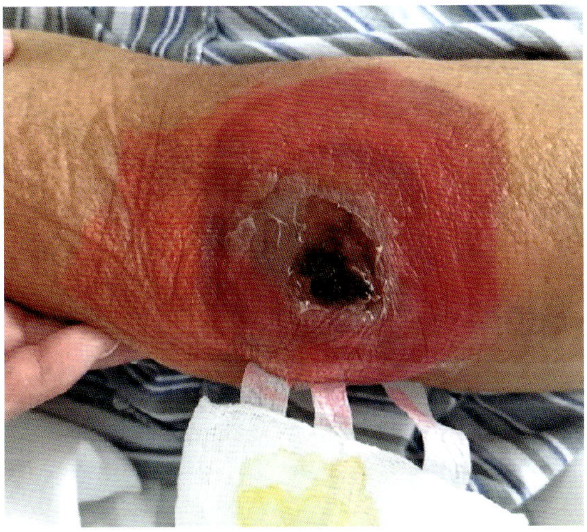

图20-5 10-20右侧肘关节新发皮疹。

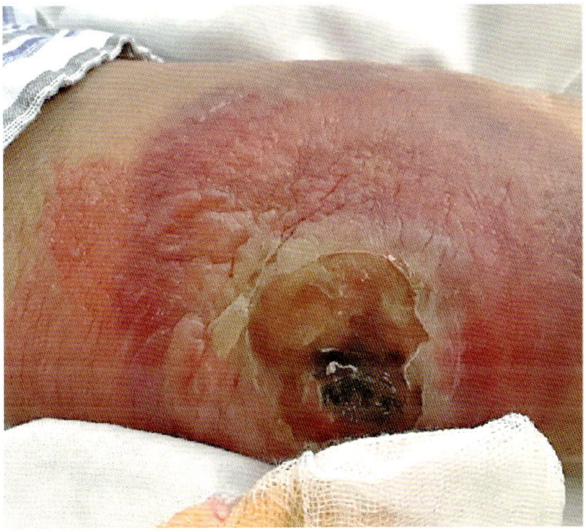

图20-6 10-21右侧肘关节皮疹范围扩大。

关键问题2 目前治疗的困惑：患者反复高热情况下，多次血培养结果为何反复阴性？如果血培养确实是阴性的，为何会出现远离原发灶部位的皮损病灶，血流感染可否真正排除？是否需要对这个新鲜出现的病灶再次皮肤活检？

正当我们准备再次行皮肤活检时，第一次左大腿皮肤组织病理结果回报：网状角化过度，表皮海绵水肿伴中性粒细胞浸润，真皮内弥漫性中性粒细胞为主炎性浸润，累及皮下脂肪，未见明显血管壁纤维蛋白沉积。意见：嗜中性皮病，其次坏疽性脓皮病等相关疾病不除外。

综合皮肤科会诊意见，考虑诊断：SWEET综合征。治疗意见：① 建议给予生理盐水250 mL+甲泼尼龙60 mg ivgtt qd；② 人免疫球蛋白静滴3 ～ 5天；③ 苯扎氯铵湿敷创面。遵医嘱开始使用甲泼尼龙60 mg qd，人免疫球蛋白10 g/d共5天，并停用抗生素，患者体温迅速恢复正常，复查炎症指标较前好转，激素逐渐减量，康复科会诊协助肢体功能锻炼。患者恢复顺利，左下肢(图20-7)以及右手肘部位皮损均显著好转，予小剂量激素口服出院。

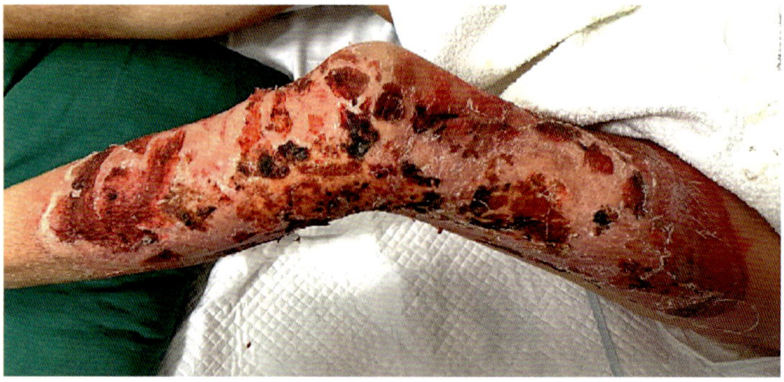

图20-7　10-25左下肢皮肤较前改善。

背景知识介绍

SWEET综合征

SWEET综合征又名急性发热性嗜中性皮病。1964年，Sweet首先报道了8例女性患者，以急性发热和皮肤红色斑块为主要临床表现，同时伴有非特异性呼吸道或胃肠道感染。皮损组织学特征为中性粒细胞浸润。本病主要表现为发热，四肢、面、颈部有急性发作的疼痛性红色丘疹、斑块或结节。末梢血中性粒细胞增多，组织病理学真皮有密集的中性粒细胞浸润，无血管炎改变。

（一）病因

尚不明确，50%的病例与潜在的疾病相关，包括炎症性肠病（溃疡性结肠炎、克罗恩病）。可能与以下因素有关：① 感染，患者于发病前可有上呼吸道感染，如咽炎、扁桃体炎、支气管炎、流感等。② 药物，如粒细胞集落刺激因子、全反式维A酸、米诺环素、甲氧苄啶-磺胺甲噁唑等。③ 肿瘤，20% ~ 25%的病例与恶性肿瘤有关。大部分为血液系统的恶性肿瘤，如急性髓细胞性白血病、淋巴瘤，还见于贫血或红细胞增多症等。15%左右的恶性肿瘤为实体瘤，如泌尿生殖道、乳腺（女）和胃肠道（男）来源。该病的皮肤表现可以是恶性肿瘤的最初的表现或先于诊断恶性肿瘤数月到数年。如反复发作可提示潜在肿瘤的复发。④ 与其他疾病伴发，如白塞综合征、结节性红斑、结节病、类风湿关节炎和甲状腺疾病。可能是两病同时存在，而不是真正的疾病相关性，应与类风湿嗜中性皮病的表现相区别。⑤ 亦有发生于皮肤外伤后者。⑥ 有少数家族性发病现象，与HLA-BW54相关。

该病的致病机制不明，可能是对细菌、病毒、药物或肿瘤抗原等的超敏反应。

本例患者发病前无明显感染，无特殊药物使用史，自身抗体谱阴性，骨穿刺也未见明显异常，病情改善后建议患者行PET-CT检查排除肿瘤，患者拒绝，需门诊长期随访是否为继发性SWEET综合征。

（二）实验室检查

本病常伴有末梢血白细胞计数增高，70%的病例有中性粒细胞比例增多，白细胞左移

(50%)，或白细胞总数不高而中性粒细胞比例增多，在与恶性肿瘤伴发的病例，大部分有贫血，半数病例有血小板减少。血沉常增快。免疫球蛋白与补体测定多为正常。针刺反应阳性率达80%。少数病例可有ANCA阳性，但ANCA不是该病的血清学标志。

（三）组织病理

表皮常正常，主要变化在真皮，真皮乳头明显水肿，偶可形成表皮下疱，真皮浅、中层毛细血管扩张，内皮细胞肿胀，真皮上部密集的以中性粒细胞为主的浸润，有中性粒细胞核固缩和碎裂（核尘），间有淋巴细胞、嗜酸性粒细胞和组织细胞。浸润常为弥漫性，真皮全层甚至皮下均可有类似浸润。也可在血管周围、汗腺周围或真皮上部呈带状分布。

（四）诊断

① 突发疼痛性红色斑块或结节；② 组织学上密集的中性粒细胞浸润但无血管炎证据；③ 发热 > 38℃；④ 伴血液或恶性肿瘤、炎性疾病、妊娠、近期上呼吸道或胃肠道感染或疫苗接种；⑤ 对糖皮质激素或碘化钾反应良好；⑥ 实验室检查异常包括血沉 > 20 mm/h、C–反应蛋白升高、白细胞 > 8 000个/μl、中性粒细胞比例 > 70%。符合2条主要标准（①和②）和4条次要标准（③～⑥）中的2条即可确诊。

（五）鉴别诊断

本病需与持久隆起性红斑、变应性皮肤血管炎、多形红斑、白塞综合征、肠吻合综合征、结节性红斑等鉴别。

（六）治疗

糖皮质激素疗效好。泼尼松开始用量每天40 ～ 60 mg/d，几天内发热及皮损即可消退，以后渐减量至停药。一般疗程需4 ～ 6周，但有时需用低剂量长期维持，以防止复发。碘化钾、秋水仙碱及雷公藤制剂亦可获满意效果，可作为轻型的一线治疗。氨苯砜、多西环素、环孢素和霉酚酸酯也有效，但治疗期间需注意不良反应的发生，还有报道用依曲替酯或IFN–γ治疗有效，也可用沙利度胺、烟酰胺、环磷酰胺、硫唑嘌呤、血浆置换。外出时要用遮光剂。

点评

本例患者早期有针刺伤史，皮疹表现为大片红肿、疼痛及溃破渗液，同时伴有发热，极易误诊为感染性疾病。但该患者皮疹累及全身多处，积极的病原学检查均为阴性，广覆盖的经验性抗菌治疗亦无效。当一种疾病出现多项无法解释的临床征象时，临床医生应该仔细审视诊疗过程，需怀疑原有诊断是否正确，在皮疹为主要表现的患者中可考虑皮肤活检进行病理检查。

此外，值得注意的是，SWEET综合征患者部分存在感染、肿瘤等基础疾病，长期的随访有时是重要的。

（毛日成　陈澍）

参·考·文·献

[1] 郭涛，程晓蕾，张秀君，等.Sweet综合征的临床研究进展[J]. 中国中西医结合皮肤性病学杂志，2019，18（1）：89–91.
[2] Heath M S, Ortega-Loayza A G. Insights Into the Pathogenesis of Sweet's Syndrome[J]. Front Immunol, 2019, 10: 414.

21

疑似为结核性多浆膜腔积液的心包恶性肿瘤

题记

多浆膜腔积液原因待查是临床常见病，常见病因包括感染性如结核或细菌感染，肿瘤性如肺癌、卵巢癌等，以及非感染性疾病如系统性红斑狼疮、心功能衰竭、肝硬化等。心包恶性肿瘤引起的多浆膜腔积液少见，且临床容易误诊。本例患者表现为心包积液、胸腔积液及腹腔积液，最终诊断为心包恶性肿瘤，为临床医师提供了一个少见病的判断思路。

病史摘要

入院病史

男性，42岁，江苏人，2021-09-15收入我科。

主诉

胸闷、气促、盗汗1个月，发热2周余。

现病史

患者2021-08无明显诱因下出现胸闷，伴气促、盗汗，08-21当地心脏彩超提示中、大量心包积液，08-23当地医院住院诊治，血抗结核分枝杆菌抗体(+)，血T-SPOT.*TB*阳性，降钙素原、补体、免疫球蛋白、自身抗体均正常；心脏彩超示心包腔内额外强回声团块（心包腔内可见大小约34 mm×24 mm偏强回声团块，似见蒂附着于左室侧后壁脏曾心包，活动度好，性质待排)，左室舒张功能减退，大量心包积液，左室EF66%；胸腔彩超示双侧胸腔积液。08-25行心包穿刺术，抽出暗红色血性液体约100 mL送检，心包积液常规：比重>1.018，李凡他试验++，无凝血块，有核细胞1 459×10^6/L；生化：总蛋白60.2 g/L，腺苷脱氨酶14.9 U/L，乳酸脱氢酶1 305 U/L，考虑为渗出液；涂片未找结核分枝杆菌，诊断考虑结核性胸膜炎，建议转专科医院进一步诊治。患者08-27～09-13至专科医院诊治，拟按2HREZ/10HRE方案抗结核治疗。出院后患者出现右上腹阵发性疼痛，伴腹胀，考虑“胆囊炎”发作，予加用左氧氟沙星0.5 g qd、山莨菪碱等治疗，患者腹痛缓解，胸闷好转，体温正常，复查相关检查，胸腔积液及心包积液减少，但腹胀仍明显，彩超提示少量腹水，伴下肢轻度水肿，肝功能异常，肝功能：丙氨酸氨基转移酶105 U/L，天冬氨酸氨基转移酶258 U/L，γ-谷氨酰转移酶196 U/L，总胆红素24.9 μmol/L，直接胆红素20.3 μmol/L，患者要求入院进一步诊治，我科拟“多浆膜腔积液：结核性？”收入院。患病以来患者精神可，胃纳下降，睡眠正常，大小便正常，无体重明显下降。

既往史及个人史

否认手术史，否认外伤史。否认肝炎、结核、伤寒、血吸虫等传染病史。无青霉素、磺胺类等药物过敏史，预防接种史不详。

高血压病病史2月余，最高血压160/100 mmHg，服用美托洛尔、厄贝沙坦降压治疗，血压控制可。

婚育史/家族史

已婚已育，家人体健，否认家族遗传性疾病史。

入院查体

体温36.0℃，心率104次/分，呼吸18次/分，血压107/87 mmHg。神志清楚，急性病容，自主体位；双肺听诊呼吸音两肺粗糙，未闻及干湿啰音，双下肺呼吸音低；心脏听诊：心率104次/分，心律齐，各瓣膜区无杂音；腹部膨隆，触软，无压痛及反跳痛，肝肋下未触及，脾肋下未触及，移动性浊音阳性，肠鸣音正常，3次/分，双下肢轻度水肿。

入院后实验室检查和辅助检查

- 血常规：白细胞13.02 × 10^9/L，成熟中性粒细81.0%，血红蛋白159 g/L，血小板338 × 10^9/L，红细胞5.63 × 10^{12}/L。
- 肝肾功能：丙氨酸氨基转移酶383 U/L，天冬氨酸氨基转移酶347 U/L，总蛋白62.9 g/L，白蛋白41.8 g/L，总胆红素29.5 μmol/L，直接胆红素23.3 μmol/L，γ-谷氨酰转移酶257 U/L，碱性磷酸酶143 U/L；尿酸948.3 μmol/L，肌酐98 μmol/L，尿素10.05 mmol/L；乳酸脱氢酶441 U/L。
- 凝血功能：凝血酶时间14.9秒，凝血酶原时间18.6秒，D-二聚体3.69 μg/mL，国际标准化比值1.58，部分凝血活酶时间38.4秒，纤维蛋白原降解产物7.50 μg/mL，抗凝血酶Ⅲ 83.00%，纤维蛋白原定量3.89 g/L。
- 尿常规阴性；粪常规及隐血阴性。
- 血糖 8.75 mmol/L；糖化血红蛋白6.20%；血脂正常。
- 血沉3 mm/h；C-反应蛋白84.30 mg/L；降钙素原0.18 ng/mL；铁蛋白1718.5 μg/L。
- 血隐球菌荚膜多糖抗原检测阴性；G试验（血浆1-3-β-D葡聚糖）<10 pg/mL。
- 血T-SPOT.*TB*阳性（+），阴性对照孔（N）0个，抗原孔（T）24个，IGRA（T-N）24个，阳性对照孔（P）100个。
- TBNK淋巴细胞亚群：$CD4^+$（辅助性T细胞绝对计数）663个/μl；CD64感染指数0.26正常。
- 甲状腺功能正常。
- 自身抗体：ANA阴性，ANA抗体谱均阴性；抗肾小球基底膜抗体阴性；ANCA阴性；

抗心磷脂抗体、类风湿因子阴性；补体C3 0.70 g/L，补体C4 0.16 g/L。

- 免疫球蛋白IgG 8.79 g/L，免疫球蛋白IgA 1.86 g/L，免疫球蛋白IgM 0.72 g/L，总IgE 1720.00 IU/mL，免疫球蛋白G亚型4 <0.400 g/L。
- 细胞因子：白介素-8 109.00 pg/mL，白介素-2受体1133.00 U/mL，白介素-6 30.90 pg/mL，肿瘤坏死因子-α 11.80 pg/mL。
- HIV、RPR、TPPA、抗HCV、HBsAg、EBV DNA（血浆）、EBV DNA（全血）、CMV DNA均阴性。
- 血、尿免疫固定电泳均阴性。
- 肿瘤标记物：胃泌素释放肽前体（ProGRP）359.30 pg/mL，异常凝血酶原676.9 mAU/mL，糖类抗原CA12-5 390.50 U/mL，神经元特异性烯醇化酶（NSE）41.84 ng/mL，余PSA、FPSA、FPSA/PSA、糖类抗原CA50、鳞状上皮细胞癌抗原（SCC）、甲胎蛋白（AFP）、癌胚抗原（CEA）、糖类抗原CA15-3、细胞角蛋白19片段（CY211）、糖类抗原CA19-9、糖类抗原CA72-4、糖类抗原CA242均阴性。
- B超（2021-09-16）：脂肪肝。胆囊结石，胆泥淤积。腹腔积液，胸腔积液。脾、胰、双肾、膀胱、后腹膜未见明显异常。双侧输尿管未见扩张。双肾上腺区未见明显占位性病变。双侧颈部、双侧锁骨上、双侧腋窝、双侧腹股沟未见明显肿大淋巴结及异常包块。甲状腺未见明显异常。甲状旁腺未见明显增生或占位性病变。双下肢动脉血流通畅，未见明显异常。双下肢深静脉血流通畅。
- 超声心动图（2021-09-16）：大量心包积液：心包腔内见无回声区，左室后壁后方约26 mm，左室侧壁侧方约26 mm，右室前方约18 mm，右室侧壁侧方约34 mm，心尖部约34 mm。进针大于21 mm，不超过55 mm；心包腔内占位：右室面心包腔内见一均质中等回声团块，大小约28 mm × 23 mm。功能诊断：左心收缩功能正常左心舒张功能轻度减退（图21-1）。

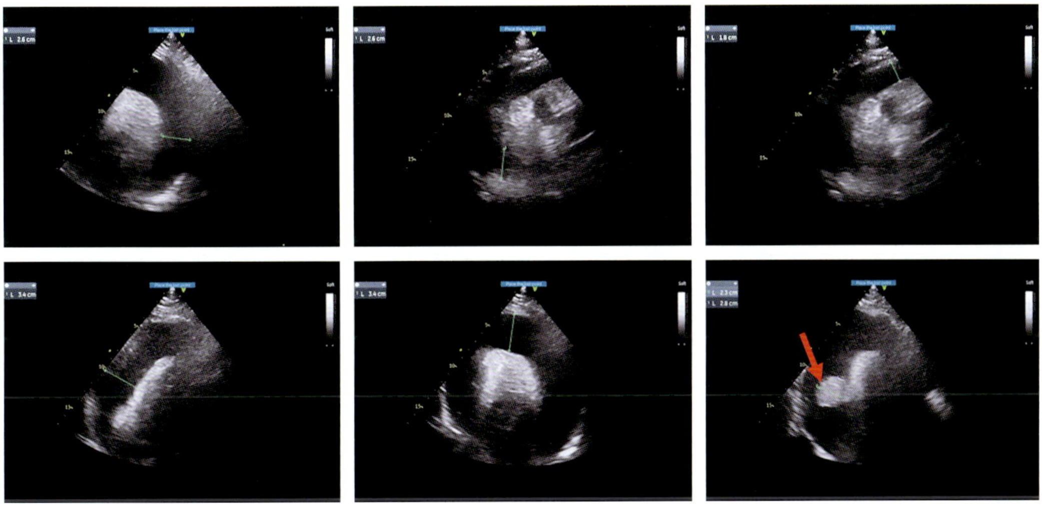

图21-1　2021-09-16超声心动图，箭头为心包内占位。

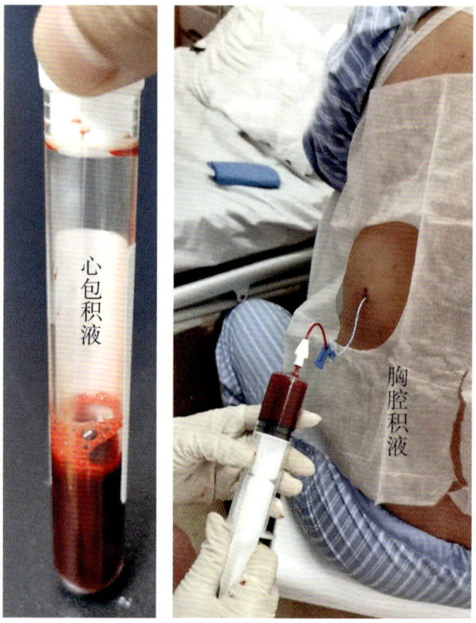

图21-2　患者心包积液及胸腔积液性状。

• 腹水常规（2021-09-16）：黄色微浑，李凡它试验1+，有核细胞179×10^6/L，单个核细胞60%，多核细胞40%，蛋白质26.1 g/L。

• 心包积液常规（2021-09-17）：红色微浑，有核细胞150×10^6/L，红细胞满视野，李凡它试验3+，多核细胞25%，单核细胞75%，总蛋白53.5 g/L；心包积液Xpert MTB/RIF阴性（图21-2）。

• 胸腔积液常规（2021-09-24）：红色浑浊，核细胞500×10^6/L，红细胞满视野，李凡它试验3+，多个核细胞25%，单核细胞75%，总蛋白30.2 gl；胸腔积液Xpert MTB/RIF阴性（图21-2）。

• 腹水细胞学检查（2021-09-16）：血性背景下，有核细胞明显增生，分类以淋巴细胞为主，可见较多中性粒细胞及单核巨噬细胞，少量间皮细胞，未见肿瘤细胞。

• 心包积液细胞学检查（2021-09-17）：血性背景下，有核细胞增生，分类以中性粒细胞为主，可见较多淋巴细胞及含铁血黄素细胞，少量单核巨噬细胞及间皮细胞，未见肿瘤细胞。

• 胸腔积液细胞学检查（2021-09-24）：血性背景下，有核细胞明显增生，分类以淋巴细胞为主，可见较多单核巨噬细胞及间皮细胞，偶见异型核细胞，该类细胞胞体较大，胞质量丰富，色蓝，胞核大，核偏位，核染色质疏松，可见核仁。

临床关键问题及处理

关键问题1　该患者的诊断是什么？应如何治疗？

患者病史特点为：中青年男性，多发浆膜腔积液，累及胸膜、腹膜及心包，多浆膜腔积液未发现肿瘤细胞，血T-SPOT.*TB*阳性，首先考虑结核性可能大，予以抗结核治疗，同时予以小剂量地塞米松治疗，减少心包及胸膜腔渗出以减少粘连。治疗方案为：利福平0.45 g qd+利奈唑胺片0.6 g qd+左氧氟沙星片0.5 g qd+吡嗪酰胺片0.5 g tid+乙胺丁醇片0.75 g qd+甲泼尼龙片12 mg bid口服治疗；同时辅助予以艾司奥美拉唑镁肠溶胶囊20 mg qd，碳酸钙D3片1片qd，以及氯化钾缓释片治疗。

2021-09-17心包穿刺引流500 mL血性积液，09-18予以复查超声心动图：少量心包积液；心包腔内异常回声，左室后侧方可见中等偏低团块状回声，大小约51 mm×18 mm×22 mm（图21-3A），左室后侧壁舒张活动稍受限。09-22复查超声心动图：少量心包积液；心包腔内异常回声，左室后侧方可见中等偏低团块状回声，大小约39 mm×18 mm×

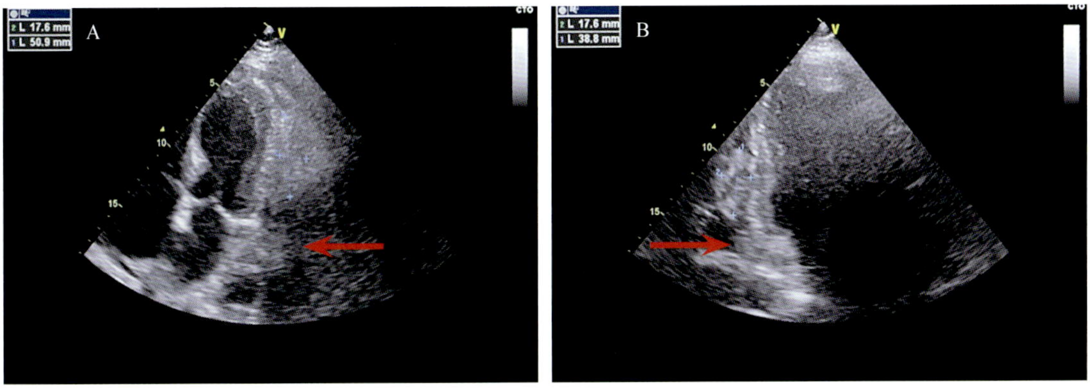

图21-3 超声心动图。A. 09-18，B. 09-22。图中箭头标记了占位内径。

19 mm（图21-3B），左室后侧壁舒张活动稍受限。因短期内心包内占位，位置可移动变形，大小变化较大，考虑可能为蛋白质渗出物。

关键问题2　到目前，该患者是否诊断明确？

结合患者病史特点，该患者诊断仍有疑问：① 该患者诊断为结核性多浆膜腔积液，目前没有培养阳性等病原学依据；② 患者腹水与心包积液和胸腔积液性状完全不同，是否为两元论？③ 患者心包有占位，尽管目前心包积液没有发现肿瘤细胞，但不能完全排除肿瘤性疾病。因此，病程中对患者病情密切随访。

患者10-12当地复查超声心动图提示少量至中量心包积液。胸部B超提示左侧胸腔积液2 cm，右侧无。10-22复查胸部B超提示左侧胸腔积液4 cm，右侧少量；超声心动图提示少量至中量心包积液。患者病程中充分抗结核联合糖皮质激素治疗，心包积液及胸腔积液量较前明显增多，需考虑患者多浆膜腔积液原因并非结核。

入院后诊疗经过

患者再次入院，完善检查，明确诊断。

10-26超声心动图：心包腔内异常回声，较前明显增大，左室后侧壁舒张活动稍受限，左室后侧方可见中等团块状回声附着于心包壁层，于心包脏层及左室侧壁分界不明显，大小约59 mm × 58 mm × 63 mm；左房增大；中至大量心包积液。

10-26肺CT：两肺下叶少许炎症渗出，双侧胸腔积液，较2021-09-16前片右侧胸腔积液及左肺下叶炎症部分吸收；心包大量积液，心包腔左缘软组织影（图21-4）。

10-29 PET-CT诊断结果：心包左侧软组织密度影，纵隔及双侧锁骨区淋巴结影伴FDG代谢异常增高，结合病史，建议抗结核治疗后密切随诊，除外不典型肿瘤性病变，必要时病理学检查；心包大量积液；双侧胸腔及盆腔积液（图21-4）。

11-03胸部增强CT显示：心包腔内见团块样软组织密度影，大小约70 mm × 63 mm，增强后呈不均匀中度强化（病灶靠近心尖部）样灶，大量心包积液（图21-5）。

综合上述检查结果，考虑心包肿瘤性疾病不能除外，至心外科手术治疗。

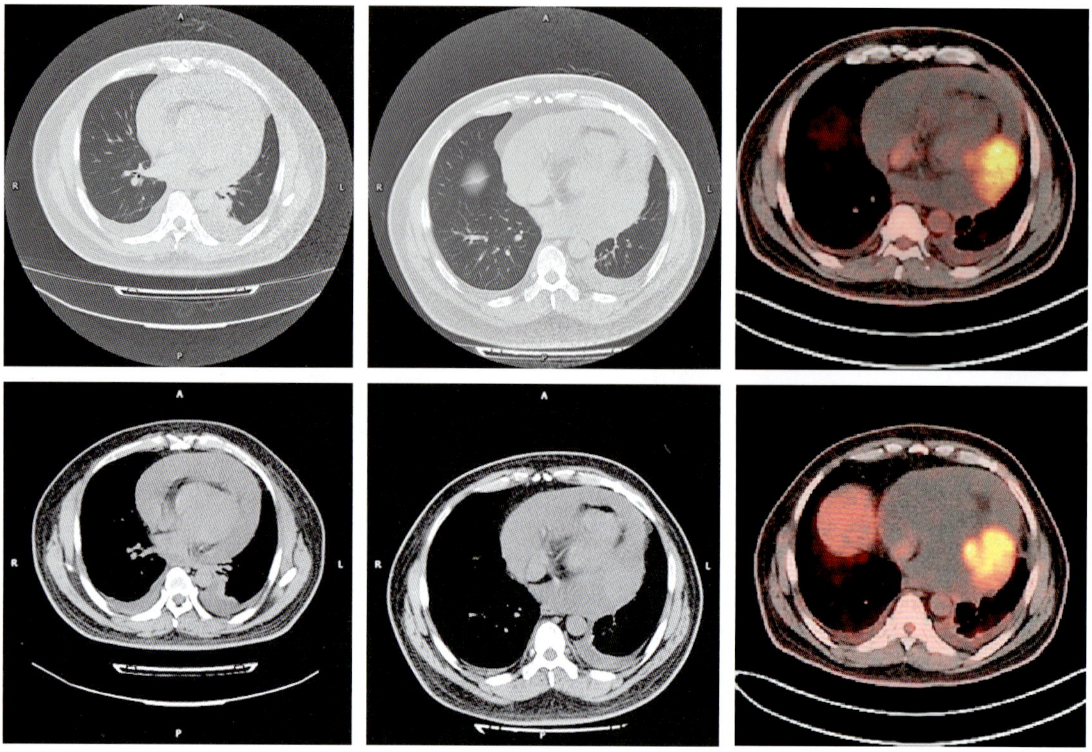

09-16 肺CT　　10-26 肺CT　　10-29 PET-CT

图21-4　肺CT与PET-CT。

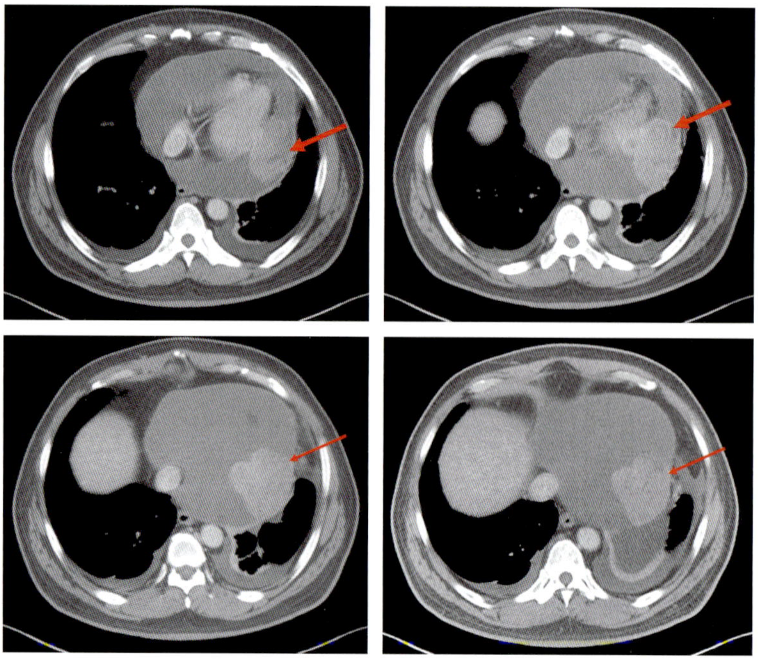

图21-5　11-03胸部增强CT。红箭头提示心包团块样软组织影。

术中发现心包占位性病灶(图21-6),予以切除,术后病理:小圆细胞恶性肿瘤,集合酶标与基因考虑为原始神经外胚层肿瘤(PNET),8 cm×7 cm×6 cm;MPO(-),Ki67(30%+),LCA(-),CD20(-),CD79a(-),CD3(-),CD5(-),CgA(-),SY(部分+),CD56(+),MyoD1(-),CK(部分+),VIM(+),CD99(+)(图21-5)。对肿瘤细胞行t(22q12)(EWSR1)的FISH检测:见*EWSR1*基因相关易位。FISH检测参数:细胞计数200个,约70%的肿瘤细胞内可见红绿分离。

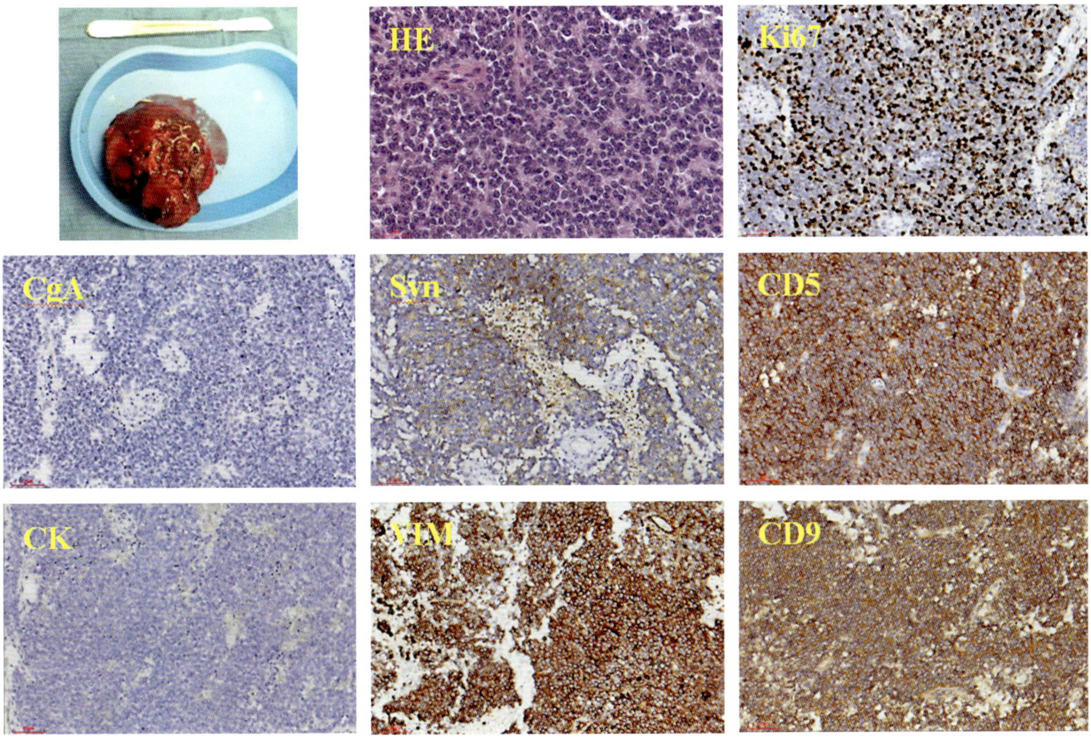

图21-6 心包新生物病灶及病理结果。

背景知识介绍

多浆膜炎是指胸膜、心包和腹膜等不同浆膜同时发生的炎症和渗出,与不同的病因有关,如感染性(细菌性或结核性等)、自身免疫性、自身炎症性、肿瘤性、内分泌性、代谢性、毒性等疾病。明确诊断时,既往结核、肿瘤或其他自身免疫性疾病史能帮助诊断;血清中抗核抗体阳性与自身免疫性疾病的最终诊断显著相关;胸膜乳酸脱氢酶水平升高与肿瘤的最终诊断显著相关。某些全身性疾病也会表现为漏出性多浆膜腔积液。根据文献资料,积液部位分布与病因见表21-1。

原发性心包肿瘤极为罕见,占心脏及心包肿瘤的6%～12%。心脏超声检查、CT和

表21-1 多浆膜腔积液部位分布与病因关系

渗出性积液病因	胸腔积液＋心包积液＋腹水	胸腔积液＋腹水	胸腔积液＋心包积液	心包积液＋腹水
	[病例数(比例)]			
病因未明	14(25%)	7(7.5%)	45(28.0%)	3(33.3%)
恶性肿瘤性	13(23.2%)	49(52.7%)	62(38.5%)	2(22.2%)
自身免疫性	14(25%)	10(10.8%)	19(11.8%)	3(33.3%)
结　核	5(8.9%)	18(19.4%)	16(9.9%)	0
其　他	10(17.9%)	9(9.7%)	19(11.8%)	1(11.1%)
总　计	56	93	161	9
漏出性积液病因	胸腔积液＋心包积液＋腹水	胸腔积液＋腹水	胸腔积液＋心包积液	心包积液＋腹水
	[病例数(比例)]			
肝硬化及肝炎	3(12%)	25(69.4%)	0	0
心功能不全	9(36%)	3(8.3%)	10(71.4%)	1(50%)
肾病综合征	3(12%)	5(13.9%)	0	0
缩窄性心包炎	8(32%)	1(2.8%)	0	0
肾功能不全	2(8%)	2(5.6%)	4(28.6%)	1(50%)
总　计	25	36	14	2

MRI扫描对于局部浸润的评估起到了重要的作用，而PET-CT和PET-MRI对发现远处转移更有优势，PET-CT对于检测肺转移果更有优势，PET-MRI对于发现肝转移和骨转移更有优势。

根据2015年WHO心脏及心包肿瘤分类指南，心包肿瘤可有良性肿瘤如孤立性纤维瘤及恶性肿瘤，包括血管肉瘤、化膜肉瘤、恶性间皮瘤以及生殖细胞瘤等。原发性神经外胚层肿瘤（PNET）属于尤因肉瘤家族，主要发生在四肢和软组织，原发于心包的PNET非常罕见。文献总结心包原发性PNET特点：发病更倾向于年轻患者，肿瘤位于心包腔，呈息肉样，可表现为心脏填塞引起的早期临床症状，如呼吸困难、下肢水肿、咳嗽和胸部不适。切除的病灶大小为5 ～ 6.4 cm（平均5.4 cm）。其病理特征表现为肿瘤由均匀的小圆细胞组成，细胞核呈圆形至椭圆形，内有细小的染色质、少量透明或嗜酸性细胞质，部分区域有荷马-赖特玫瑰花结。免疫组化显示神经内分泌抗体标记阳性，如CD99、S-100、NSE、CgA、Syn、VIM等至少2个阳性。其中CD99对诊断有特异性。PNET有特异性染色体t（12；22）易位，对诊断有帮助。心包原发性PNET易发生远处转移，手术切除和放射治疗综合治疗，预后差。以心包积液为表现的PNET本身是非常罕见的，确诊主要依赖于组织病理学检查。

点评

多浆膜腔积液是临床常见疾病表现，根据积液性质为渗出性或漏出性考虑不同的病因。渗出性积液常见病因为恶性肿瘤性、自身免疫性及感染性，其中结核感染是最常见的。血性心包积液，长期抗结核治疗效果不佳者，应考虑肿瘤可能。这些对于有经验的临床医生都是谙熟于心。然而，临床上心包肿瘤极罕见，常在既有认知之外，极易漏诊。因此，如累及心包的多浆膜腔积液常规治疗效果不佳，即便是多次创伤较小的积液穿刺，取到足够的积液找病理细胞均阴性，也应及时行影像学检查随访如心脏超声、CT、MRI或PET-CT、PET-MRI，予以判断；若发现占位性病变，应与家属充分沟通，予以手术切除，通过病理检测来获得明确诊断。

（于 洁 张馨赟 喻一奇 蒋卫民）

参·考·文·献

[1] Losada I, González-Moreno J, Roda N, et al. Polyserositis: a diagnostic challenge[J]. Intern Med J, 2019, 48(8): 982–987.

[2] 刘德义，王静.63例多浆膜腔积液临床分析[J].实用诊断与治疗杂志，2006，20（5）：3.

[3] 张弘，蔡柏蔷.多浆膜腔积液241例临床分析[J].临床内科杂志，2003，20（12）：3.

[4] Wang J, Li J, Zhang X, et al. Primitive neuroectodermal tumor of the pericardium: a case report and literature review[J]. BMC Cardiovasc Disord, 2021, 21(1): 305.

[5] Burke A, Tavora F. The 2015 WHO Classification of Tumors of the Heart and Pericardium[J]. J Thorac Oncol, 2015, 11(4): 441–452.

[6] Chen Z W, Chen R M, Chising N G, et al. Primary pericardial primitive neuroectodermal tumor: a case report and review of literature[J]. Int J Clin Exp Pathol, 2018, 11(4): 2155–2159.

22

发热、意识障碍伴颅内多发占位

题记

一例以发热伴意识障碍起病的中年男性，病程约1月余，影像学提示颅内多发梗死灶。入院后综合患者的各项临床表现和实验室检查结果，高度考虑血液系统疾病可能。经神经外科开颅活检，术后病理提示血管内大B细胞淋巴瘤。转入血液科进行化疗，目前随访中。

病史摘要

入院病史

患者，男性，50岁，2021-03-10收入我科。

主诉

反复发热近1个月，意识障碍2周余。

现病史

患者近1个月前无明显诱因下出现发热，体温最高39.8℃，伴有畏寒、寒颤和神志淡漠。午间、傍晚体温升高显著。否认头痛、咽痛、皮疹、咳嗽、咳痰、腹泻或关节疼痛。2021-02-20于外院就诊，血常规：白细胞8.24×10^9/L，中性粒细胞57%，单核细胞15%(↑)，血红蛋白107 g/L(↓)；C-反应蛋白5.52 mg/L(↑)。予氨替比林对症退热治疗，效果不佳。03-02就诊于我院门诊，血常规：白细胞9.15×10^9/L，中性粒细胞50%，单核细胞25%(↑)，血红蛋白106 g/L(↓)；C-反应蛋白118.18 mg/L(↑)，降钙素原0.31 ng/mL，血沉37 mm/h(↑)。予以莫西沙星抗感染，酚麻美敏片退热治疗，疗效不佳，患者仍有高热不退，并出现意识障碍，情感淡漠，反应迟钝和定向力障碍，意识障碍严重程度与发热无关。03-06复查血常规：白细胞7.12×10^9/L，中性粒细胞54%，单核细胞17%(↑)，血红蛋白106 g/L(↓)；C-反应蛋白123.38 mg/L(↑)，乳酸脱氢酶>2 000 U/L(↑)。改为口服新癀片对症退热治疗，仍有反复发热，神志淡漠和反应迟钝加剧。03-09患者就诊于我科门诊，复查血常规：白细胞6.81×10^9/L，中性粒细胞55%，单核细胞23%（↑），血红蛋白92 g/L（↓）；C-反应蛋白137.79 mg/L（↑），乳酸脱氢酶1510 U/L（↑）。腹部B超检查示脾脏增大。头颅CT平扫（图22-1）：左侧小脑半球及CPA区见不规则低密度影，内见分隔，最大径36.5 mm，CT值约20.7 Hu，双侧侧脑室旁及基底节见多发低密度灶。头颅MR增强（图22-2）：左侧额顶叶、右侧额颞顶枕叶、胼胝体、中脑左侧份、左侧桥臂及双侧小脑半球多发斑片状异常信号，T1WI呈低信号，T2WI及Flair呈高信号，边缘模糊；多发新近梗死灶。为进一步明确病因，收入我科。

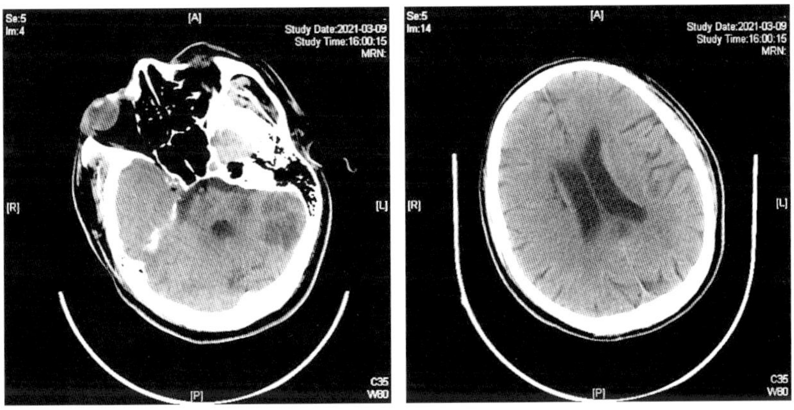

图22-1　头颅CT平扫。

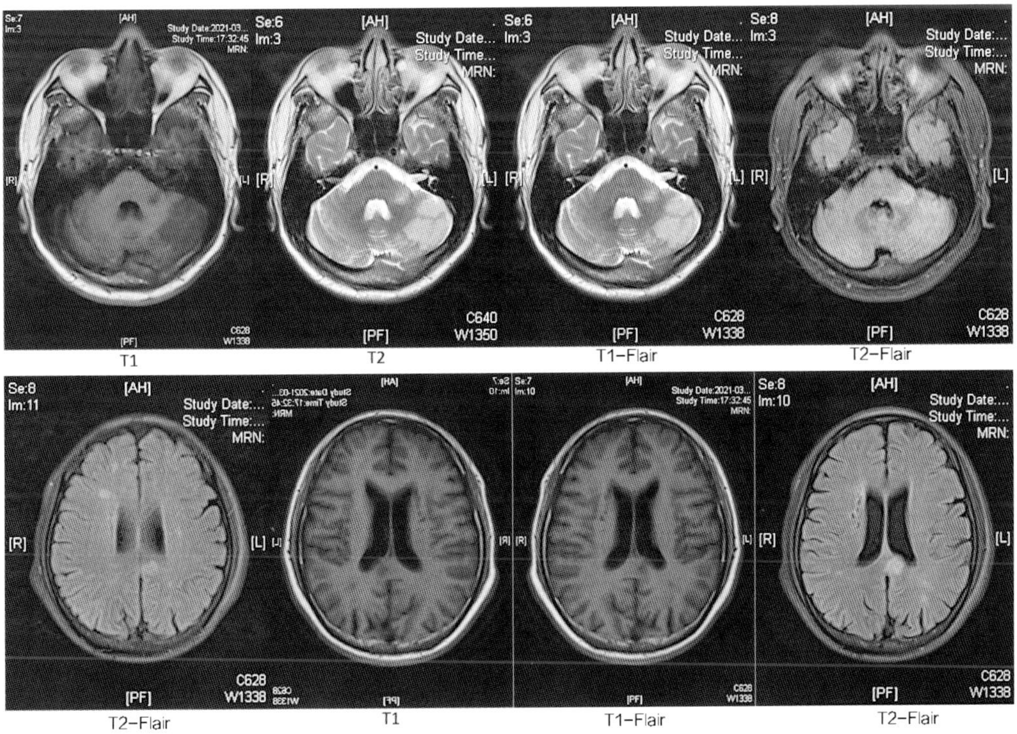

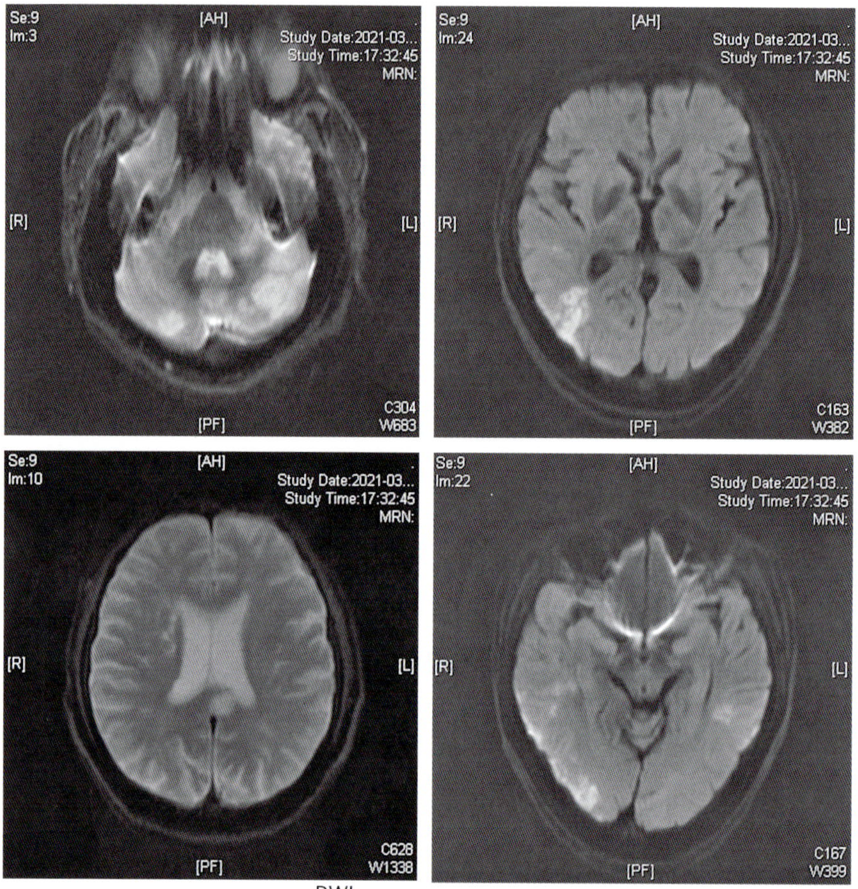

DWI

图22-2　头颅MR增强。

患病以来，患者精神不好，神志淡漠，反应迟钝，查体不配合，胃纳可，睡眠好，大小便正常，无体重明显下降。

既往史及个人史

患者2012年曾接受“单侧肾脏摘除术”，术后恢复佳。2019年5月接受“甲状腺部分切除术”，术后恢复佳。有糖尿病病史多年，现用地特胰岛素与吡格列酮、二甲双胍联合治疗，血糖控制满意。有心肌肥厚病史，现用倍他乐克控制。出生于原籍。否认疫区、否认疫情接触史。否认化学性物质、放射性物质、有毒物质接触史。否认吸毒史。否认吸烟史。否认饮酒史。否认冶游史。否认肝炎、结核、伤寒、血吸虫等传染病史。无青霉素、磺胺类药物过敏史，预防接种史不详。否认高血压，否认糖尿病病史。

入院查体

体温38.6℃，心率78次/分，呼吸20次/分，血压110/53 mmHg，身高168 cm，体重72 kg。神志淡漠，发育正常，营养好，回答不切题，自动体位，查体欠合作，平车推入病房，全身皮肤黏膜未见异常，无肝掌，全身浅表淋巴结无肿大。未见皮下出血点，未见皮疹。眼睑正常，睑结膜未见异常，巩膜无黄染。双侧瞳孔等大等圆，对光反射灵敏。颈软，无抵抗，颈静脉无怒张，气管居中，甲状腺无肿大。胸廓对称无畸形，胸骨无压痛；双肺呼吸音清晰，未闻及干、湿啰音。心率78次/分，律齐，各瓣膜听诊区未及杂音。腹平坦，腹壁软，全腹无压痛，无肌紧张及反跳痛，肝脾肋下未触及，肝肾脏无叩击痛，肠鸣音4次/分。脊柱、四肢无畸形，关节无红肿，无杵状指（趾），双下肢无水肿。肌力正常，肌张力正常，生理反射正常，病理反射引出，奥本海姆征可疑阳性，巴宾斯基征阳性，余病理征阴性。

入院后实验室检查和辅助检查

- 血常规：白细胞 5.22×10^9/L，单核细胞17.0%（↑），血红蛋白69 g/L（↓），血小板 113×10^9/L（↓），异型淋巴细胞12.0%（↑）。
- 肝功能：丙氨酸氨基转移酶15 U/L，天冬氨酸氨基转移酶24 U/L，总胆红素4.4 μmol/L，乳酸脱氢酶1318 U/L（↑），白蛋白27 g/L（↓）。
- 凝血功能：部分凝血活酶时间41.6秒（↑），国际标准化比值1.41（↑），D-二聚体3.49 mg/L（↑），纤维蛋白原定量3.2 g/L，凝血酶原时间16.0秒（↑）。
- 炎症指标：铁蛋白1 674 ng/mL（↑），C-反应蛋白112.93 mg/L（↑），白介素-2受体>7 500 U/mL（↑），中性粒细胞CD64指数63.03，血沉27 mm/h（↑），降钙素原0.26 ng/mL（↑）。
- 病原学指标：巨细胞病毒IgM抗体（−），IgG抗体（+）；CMV DNA（−）；EBV DNA（血浆或全血均阴性）；血乳胶凝集试验（−）；结核感染T细胞检测（−）；血半乳甘露聚糖（GM）试验（−）；血G试验（−）。
- 自身抗体：ANA、ENA、ANCA、心磷脂抗体均为阴性；自身免疫性脑炎抗体阴性。
- 肿瘤标志物：神经元特异性烯醇酶67.20 ng/mL（↑）。
- 血、尿免疫固定电泳阴性。
- 血培养阴性。
- 脑脊液相关检查

  测压：210 mmH_2O。

  常规：无色，清，白细胞 5×10^6/L，红细胞 34×10^6/L，潘氏试验：（±）。

  生化检查：糖4.2 mmol/L（同步血糖：11.8 mmol/L），氯120 mmol/L，蛋白质879 mg/L（↑）。

  细胞因子：IL-6 24.6 pg/mL（↑），IL-10 51.5 pg/mL（↑）。

  Xpert MTB阴性；mNGS未见异常。

  自身免疫性脑炎抗体阴性。

  流式未见明显异常淋巴细胞群。
- 心脏超声：左房增大，左室壁增厚。功能诊断：左心收缩功能正常，左心舒张功能轻度减退。
- 头颅CT平扫（图22-1）：左侧小脑半球及CPA区见不规则低密度影，内见分隔，最大径约36.5 mm，CT值约20.7 Hu。双侧侧脑室旁及基底节见多发低密度灶。
- 头颅MR增强（图22-2）：左侧额顶叶、右侧额颞顶枕叶、胼胝体、中脑左侧份、左侧桥臂及双侧小脑半球多发斑片状异常信号，T1WI呈低信号，T2WI及Flair呈高信号，边缘模糊；DWI呈明显高信号；多发新近梗死灶。

临床关键问题及处理

关键问题1　该患者症状和体征主要表现为发热伴意识障碍，影像学表现为颅内多发新近梗塞灶，需要考虑哪些原因？

该患者的主要临床特点有两点：① 发热；② 颅内多发脑梗死，神经系统定位于皮质损害和双椎体束。针对上述两个特点的病因推测，临床上需要考虑以下因素。

（1）非炎症相关血管病

1）动脉粥样硬化。

2）可逆性血管收缩综合征、肌纤维发育不良、Susac病、常染色体显性遗传病合并皮质下梗死和脑白质病（CADASIL）、烟雾病。

（2）肿瘤/副肿瘤相关血管病：如淋巴增殖性疾病。

（3）感染性血管病变：常见于HIV、带状疱疹病毒、单纯疱疹病毒感染、梅毒、感染性心内膜炎等感染性疾病。

（4）炎性血管病变：由于患者起病较急，病程短，病程中出现反复发热伴意识障碍，头颅MR提示颅内多发脑梗死，且病情进行性加重，意识障碍逐渐加深，予以甘露醇降颅压治疗。病因方面首先考虑感染性疾病：中枢神经系统感染或感染性心内膜炎可能大，予以万古霉素1.0 g q12h+头孢曲松2.0 g q12h经验性抗感染治疗，用药后患者仍有反复发热，体温峰值维持于39℃，无明显好转。结合查体睑结膜未见瘀点、瘀斑，心脏各瓣膜区未闻及杂音，心脏超声未见瓣膜赘生物，脑脊液白细胞正常，蛋白质轻度升高，脑脊液微生物学检查和mNGS检测均阴性，考虑感染性疾病可能性不大。

该患者为50岁中年男性，既往有糖尿病基础，血糖目前控制尚可。入院后由于患者病情较危重，难以耐受冠脉CTA或PCI检查。但患者病程中有反复发热，且心肌酶谱、心肌标志物未见明显异常，心电图未见明显异常，考虑非炎症相关血管病可能性较小。

再次回顾患者病史，患者病程中反复发热，经验性抗感染治疗无明显疗效。反复血常规提示单核细胞百分比均有明显升高，炎症指标和LDH明显升高，既往有肾癌病史，需考虑肿瘤相关性疾病。虽然脑脊液流式未见明显异常淋巴细胞群，但部分中枢淋巴增殖性疾病脑脊液可以有阴性表现。

为了尽快明确患者的病灶分布和可能性质，完善PET-CT检查（图22-3）：① 右肾癌术后，颅内多发低密度影，部分病变周围FDG代谢不均匀轻度增高，结合病史，考虑低代谢病变，部分为陈旧性梗死灶可能，建议结合临床及MR随诊除外不典型肿瘤性病变。② 肝脾肿大，骨髓FDG代谢轻度弥漫性增高，建议结合临床随诊。脾脏SUVmax 2.8，骨髓SUVmax 3.4。余体部PET显像未见FDG代谢明显异常增高灶。③ 双侧上颌窦炎。④ 双肺斑片影FDG代谢轻度增高，考虑炎性，建议治疗后随诊；右肺上叶微小结节未见FDG代谢异常增

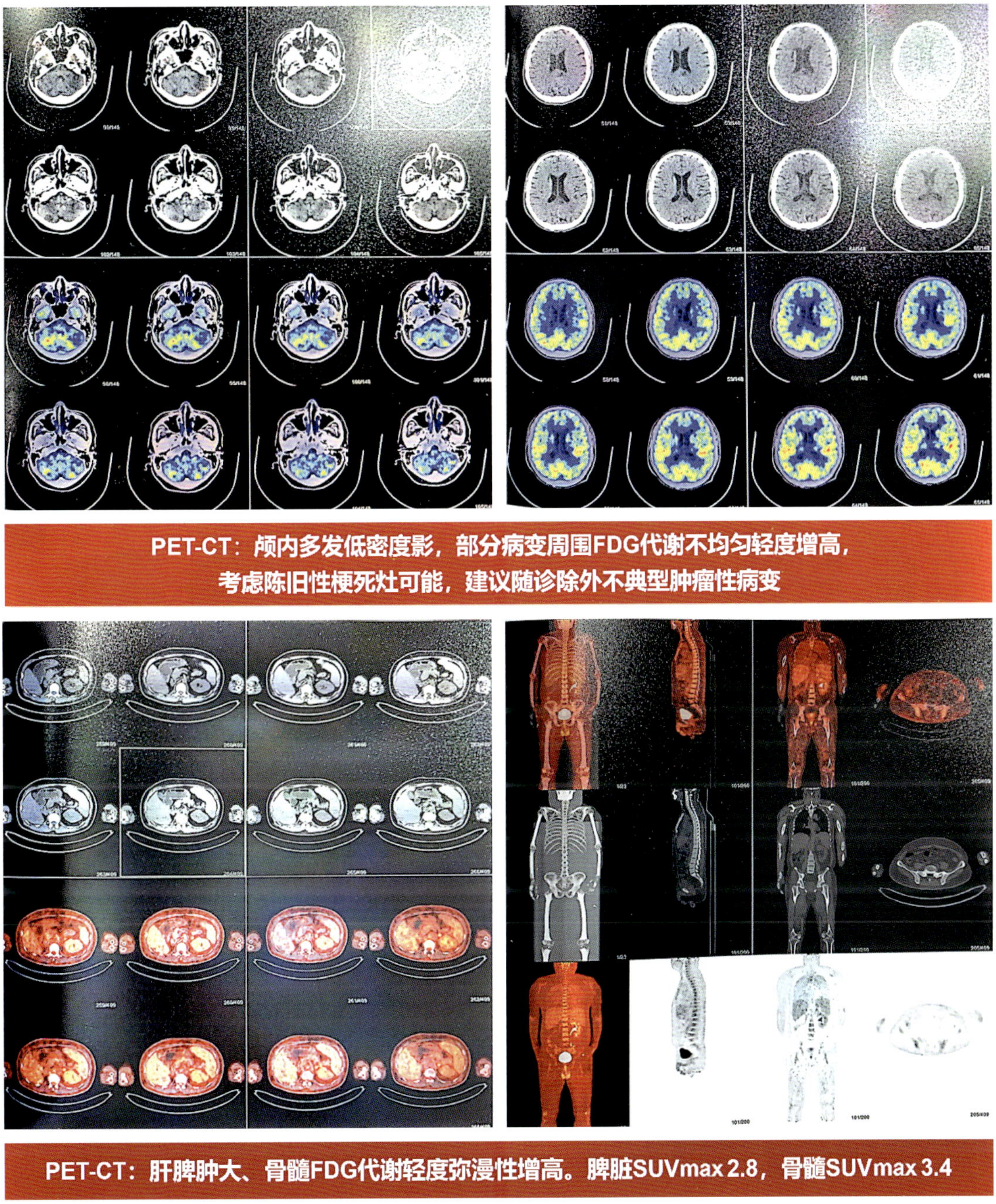

图22-3 患者的PET-CT报告影像及主要异常结果。

高，考虑良性，建议随诊；右肺下叶肺大疱，双侧胸膜增厚。⑤ 脂肪肝、胆囊炎、肠炎、痔疮。⑥ 侧肾上腺结节伴FDG代谢增高，建议内分泌随诊；前列腺钙化灶。⑦ 椎体退行性变。

因PET-CT提示骨髓FDG代谢值增高，进一步完善血液学相关检查。

外周血涂片：中性粒细胞43%（↓），淋巴细胞40%，单核细胞13%，嗜酸粒细胞1%，异型淋巴细胞3%（↑）。

外周血流式：可见FSC/SSC较大的异常B淋巴细胞约占有核细胞的0.6%，$CD45^+CD19^+CD20^+CD22^+CD38^+CD5^-CD10^-\kappa^-\lambda^+$。

骨髓流式：骨髓未见明显异常淋巴细胞群。原始髓细胞（$CD34^+CD117^+$）占有核细胞的1.18%，比例偏高。

骨髓涂片：与M1比，骨髓象增生活跃，粒系较增生左移，部分伴退行性变。红系增生较活跃，部分有血红蛋白充盈不足，铁染色示有铁利用障碍。片上仍可见少量不典型淋巴细胞，并可见少量噬血细胞。

骨髓活检：10余个髓腔，造血细胞约占50%，巨核细胞可见，各系造血细胞未见明显异常，请结合临床。网状染色（－），刚果红（－），PAS（散在＋）。

结合患者血三系进行性下降，外周血单核细胞百分比明显升高，铁蛋白等炎症指标进行性升高，以及外周血流式见较大的异常B淋巴细胞，高度考虑中枢神经系统淋巴瘤可能。

关键问题2　患者目前病情仍在进展中，临床高度倾向血液系统肿瘤可能，下一步要如何明确诊断以使患者及时获得恰当的治疗？

活检手术对于颅内疑难病变诊治具有重要的意义，可以获取病变组织，明确病理诊断，并为后续治疗指明方向。

该患者以发热和意识障碍为主要临床表现，影像学等检查提示病灶主要位于颅内，神经外科会诊后，于2021-03-26行神经导航下小骨窗开颅活检，部分切除左小脑半球散在强化病灶。术后病理提示（左小脑）破碎小脑组织，个别血管内见核异型大B淋巴细胞，结合免疫组化结果，可符合血管内大B细胞淋巴瘤，请结合临床及影像学综合判断。免疫组化结果：CK（－），CK7（－），CK20（－），TTF1（－），CD3（少＋），CD20（个别血管内＋），PAX-5（个别血管内＋），Ki67（个别血管内＋），Nestin（血管＋），GFAP（脑＋），Olig2（－），Syn（脑＋），KP1（灶＋），S100（脑＋）。

结合病理结果，患者最终诊断为：血管内大B细胞淋巴瘤（intravascular large b-cell lymphoma，IVLBCL），术后患者恢复可，转入外院行化疗，目前仍在随访中。

背景知识介绍

血管内大B细胞淋巴瘤（IVLBCL）是一种特殊类型的结外大B细胞淋巴瘤，可累及所有血管，毛细血管累及多见，大动脉和静脉罕见，淋巴瘤细胞多局限中小血管的血管腔内。多侵犯骨髓和实质器官，淋巴结侵犯少见。IVLBCL是一类罕见疾病，发病率约为0.095/10万人，发病年龄一般在13～85岁，中位年龄67岁，男女发病率无明显差异，发病率和临床表现有一定的东西方地域特征。

大部分患者（55%～85%）有全身B症状，即发热、盗汗和体重减轻。临床表个体差异很大，并且可以累及任何器官。在西方国家，患者常表现为皮肤型，以皮肤的单发或多发病灶为主要表现，几乎见于女性，不伴有血细胞减少，中位发病年龄为59岁。预后较好。在亚洲，则以噬血细胞综合征型为主要类型，大于75%的患者有骨髓累及、发热、肝脾肿大、血小板减少，骨髓或外周血涂片可见噬血细胞，预后较差，中位生存期仅2～8个月。

病理可见肿瘤细胞局限于累及部位的中小血管腔内，血管外侵犯较少。可见微血栓、出血、坏死，肿瘤细胞胞核体积大，可见核仁或有丝分裂象。骨髓、肝脾等可见窦间隙侵犯。肿瘤细胞局限在血管腔内的主要原因是缺乏CD29、CD54和CD11α等白细胞黏附分子或者Hermes-3归巢受体，从而阻止肿瘤细胞通过血管壁游出进入间质。免疫组化显示$CD20^+$、$CD5^+$、$CD10^+$、$CD10^-$/$MUM1^+$。有关IVLBCL的遗传学目前了解甚少，病例研究中发现了一些相关的染色体易位［如t（14；18）、t（11；23）（q23；q11）］和相关的基因突变，特别是*MYD88 L265P*（44%）或*CD79B Y196*（26%）。

IVLBCL的一线治疗方案为环磷酰胺、阿霉素、长春新碱、泼尼松联合利妥昔单抗（R-CHOP方案）。治疗后需注意中枢神经系统复发。尽管可以积极治疗，但IVLBCL仍会出现侵袭性进展，预后一般较差。

点评

血管内大B细胞淋巴瘤发病率极低，累及中枢神经系统更属罕见，其影像学表现与常见颅内淋巴瘤差异甚大，尤其容易与血栓性疾病混淆。临床医生对此类病例的分析整体观显得尤为重要，外周血象的变化、急进的病程、无其他导致栓塞的基础疾病等因素，使我们早期就锁定了这一罕见疾病，并冒着风险进行了脑活检，从而明确了诊断，争取了早期治疗的机会。需要指出，活检手术对于颅内疑难病变诊断具有重要的意义，在很多情况下是确诊的唯一方法，活检的手术方式近年有很大进步，从细针穿刺到开颅大块组织切除各有应用的指征，需与神经外科专家充分沟通然后实施。

（喻一奇　张冰琰　程　琦　陈　澍）

参·考·文·献

[1] Ponzoni M, Campo E, Nakamura S. Intravascular large B-cell lymphoma: a chameleon with multiple faces and many masks[J]. Blood, 132(15): 1561-1567.

[2] Ponzoni M, Ferreri A J M, Campo E, et al. Definition, diagnosis, and management of intravascular large B-cell lymphoma: proposals and perspectives from an international consensus meeting[J]. Journal of Clinical Oncology Official Journal of the American Society of Clinical Oncology, 2007, 25(21): 3168-3173.

[3] Ponzoni M, Arrigoni G, Gould V E, et al. Lack of CD 29(beta1 integrin)and CD 54 (ICAM-1) adhesion molecules in intravascular lymphomatosis[J]. Human Pathology, 2000, 31(2): 220-226.

[4] Schrader A M R, Jansen P M, Willemze R, et al. High prevalence of MYD88 and CD79B mutations in intravascular large B-cell lymphoma[J]. Blood, 2018, 131(18): blood-2017-12-822817.

23

吹尽黄沙始到金——表现为腰痛、双下肢乏力的原发性中枢神经系统淋巴瘤

题记

这是一例命运多舛的中年女性患者，腰痛、双下肢乏力起病，伴尿潴留，影像学检查先后发现颅内病灶及胸椎病灶，脑脊液mNGS及胸椎手术术后病理均明确提示结核的诊断。给予正规联合全程抗结核治疗方案后，患者症状仅初期略有好转，后仍进行性加重，且颅内出现逐渐增大的新发病灶。对这名患者的病史进行梳理，发现患者既往有系统性红斑狼疮的病史，抗结核治疗效果不佳，颅内病灶不断增大，不得不重新考虑患者的诊断是否有二元论甚至三元论可能。最后经多学科讨论，脑外科行颅内病灶活检明确了诊断。这一疑难复杂病例也说明了建立正确的诊疗思路的重要性，值得在临床诊疗工作中不断学习。

病史摘要

入院病史

患者，女性，46岁，2021-05-17收入我科。

主诉

腰痛、双下肢乏力7月余。

现病史

患者在7个月前（2020-09-28），无明显诱因出现剧烈腰痛、尿潴留、行走无力（在别人搀扶下可行走），伴有发热，体温最高38.6℃。在当地医院行头颅和胸腹CT检查（图23-1），提示“左侧额叶白质区片状低密度灶，性质待定，建议进一步检查；脑干区片状高密度灶，考虑伪影；双肺及全腹部无明显异常”。腰椎MR提示“L3/4、L4/5、L5/S1椎间盘及双侧骶髂关节未见明显异常，子宫肌瘤、盆腔少量积液”。因既往狼疮病史，诊断为“狼疮脑病”。给予“氯诺西康、阿昔洛韦、泼尼松片、地塞米松、羟氯喹，甲泼尼龙500 mg治疗2次，环磷酰胺治

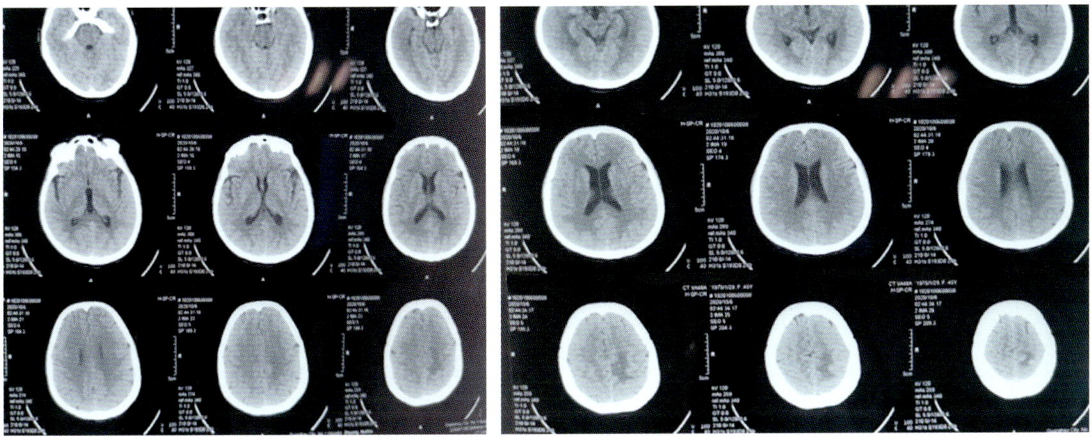

图23-1　头颅CT（2020-10-06）：左侧额叶白质区片状低密度灶。

疗1次”，体温正常，但仍有尿潴留，双下肢无力。

2020-10-06转上级医院，完善腰穿，颅内压220 mmH_2O，脑脊液蛋白 > 3 000 mg/L，10-10头颅及椎体MR（图23-2）提示“左侧顶叶白质区异常信号灶伴周边水肿，脑脓肿？双侧额叶、顶叶、侧脑室旁白质区异常信号灶，考虑缺血性脱髓鞘改变。C3/4、C4/5、C5/6椎间盘轻度突出，T5水平以下脊髓区至马尾终丝信号异常，相邻硬脊膜强化，考虑炎性病变”。10-21脑脊液mNGS提示结核分枝杆菌复合群（序列数34）。诊断为“结核性脑膜炎”，给予异烟肼、利福平、乙胺丁醇、吡嗪酰胺、地塞米松（15 mg qd）、甘露醇、甘油果糖、易善复、谷胱甘肽、普瑞巴林治疗，治疗过程中出现肝损伤，停用异烟肼加用双环醇。

患者诊断为结核性脑膜炎后，转到结核科，给予异烟肼（0.6 g qd ivgtt+0.3 g qd po）、利福平（0.6 g qd ivgtt）、乙胺丁醇（0.75 g qd po）、莫西沙星（0.4 g qd ivgtt）、地塞米松（10 mg qd ivgtt）。患者腰痛及下肢无力症状稍改善。11-04地塞米松减量至8 mg qd，11-20减量至6 mg qd，11-27继续减量至4 mg qd。其间11-09复查头颅MR平扫（图23-3）提示“左侧额叶结核可能；脑白质少许脱髓鞘病变；部分空泡蝶鞍；双侧上颌窦筛窦炎症”。11-18复

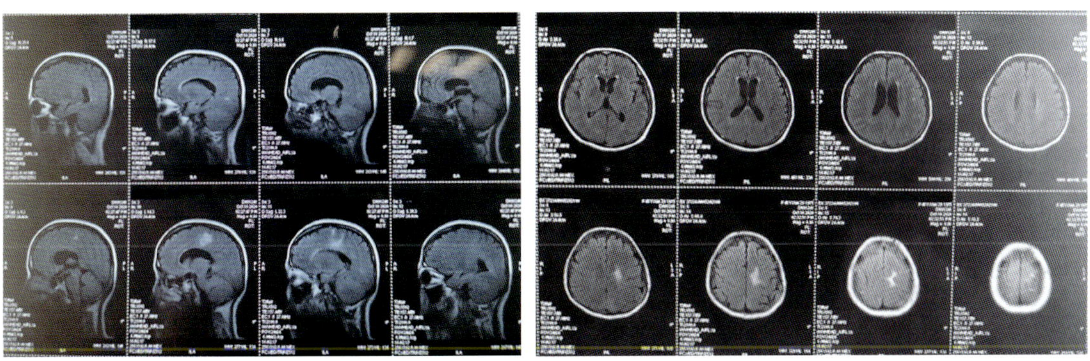

图23-2　头颅MR（2020-10-10）：左侧顶叶白质区异常信号灶伴周边水肿，脑脓肿？

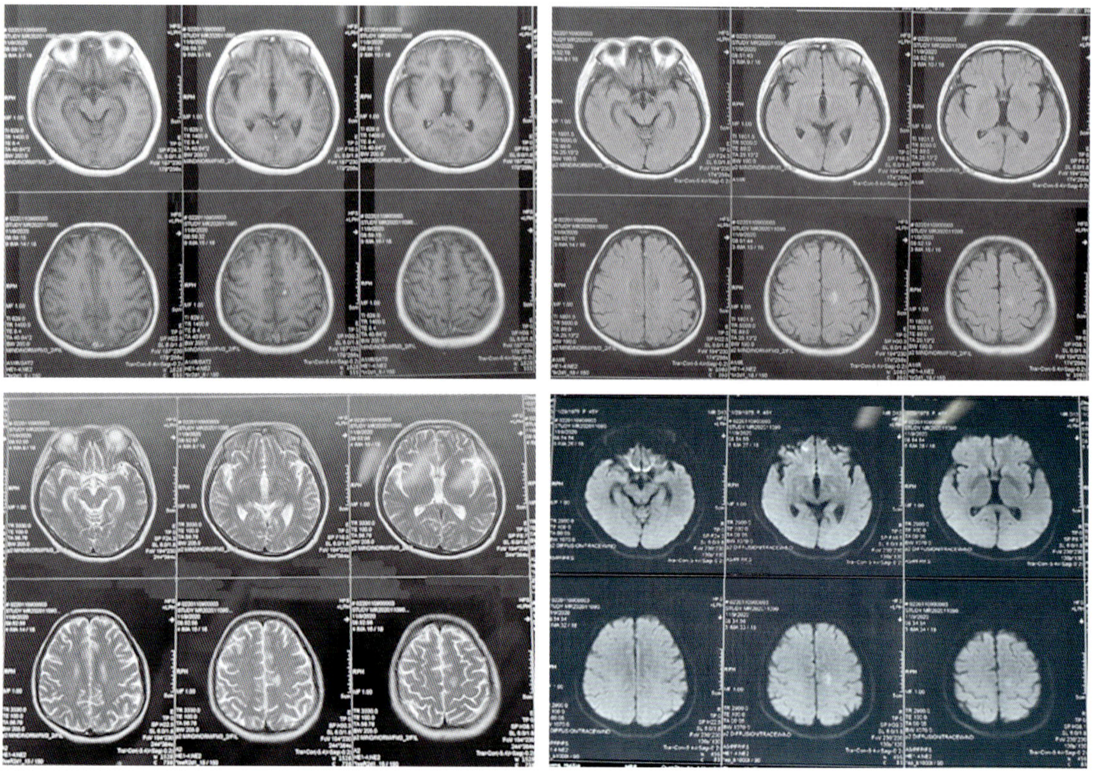

图23-3　头颅MR平扫（2020-11-9）：左侧额叶结核可能。

查胸椎、腰椎MR增强提示“T5～T6后方脊髓背侧异常信号，T5～T12背侧硬脊膜明显强化，考虑结核性炎症可能”。12-21再次复查头胸腰椎MR（图23-4），提示“T5～T6后方脊髓背侧异常信号，T5～T12背侧硬脊膜明显强化，考虑炎症，结核性可能，较前相仿；腰骶部肌肉水肿；子宫肌瘤，盆腔少量积液；左侧额叶结核可能，较前进展，脑白质少许脱髓鞘改变；部分空泡蝶鞍；双侧上颌窦、筛窦少许炎症”。患者双下肢无力及腰痛症状进行性加重，

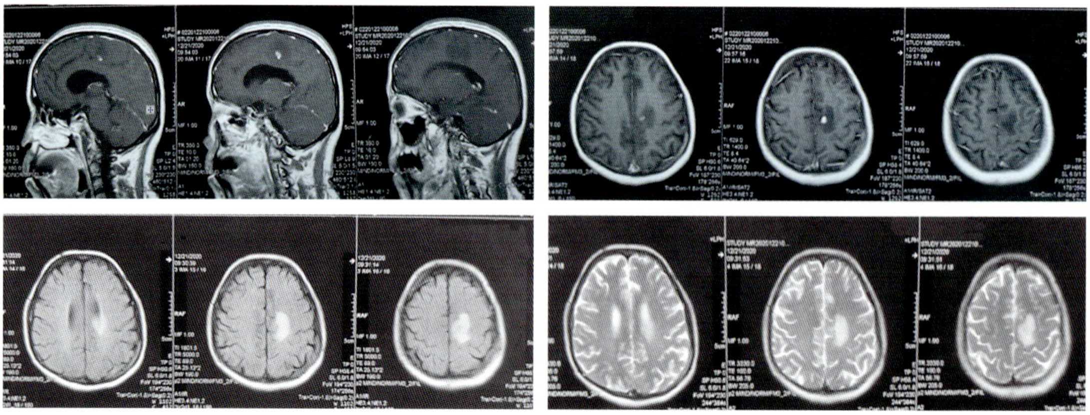

图23-4　头颅MR平扫（2020-11-09）：左侧额叶结核可能。

复查脑脊液蛋白不断升高(表23-1)。于是,12-22加用利奈唑胺口服(600 mg bid),12-25复查脑脊液蛋白9 663 mg/L,其间多次给予“异烟肼 50 mg+地塞米松 5 mg”鞘注。

表23-1 患者脑脊液指标变化情况(2020-11-12)

日　期	细胞数($\times 10^6$/L)	糖(mmol/L)	蛋白质(mg/L)	氯化物(mmol/L)	地塞米松(mg)	鞘注(异烟肼50 mg+地米5 mg)
11-04	20	1.92	6 710	125	8	—
11-20	18	0.86	9 740	116	6	—
11-25	11	0.79	7 742	117	6	—
11-27	12	1.32	7 680	120	4	鞘注
12-02	5	1.62	4 754	118	4	鞘注
12-04	29	1.82	6 016	120	4	鞘注
12-07	27	1.81	6 816	121	4	鞘注
12-11	16	1.34	4 645	123	4	鞘注
12-15	2	1.98	7 965	120.4	4	鞘注
12-22	25	1.59	9 642	115.6	4	鞘注
12-25	—	1.64	9 663	116.4	4	鞘注

患者治疗效果不佳,转到结核专科医院进一步治疗。2020-12-30复查腰穿,脑脊液糖1.84 mmol/L,氯化物115.3 mmol/L,蛋白质26 333.6 mg/L。抗结核治疗方案调整为异烟肼(0.9 g qd ivgtt)、利福平(0.6 g qd ivgtt)、乙胺丁醇(1.0 g qd po)、莫西沙星(0.4 g qd ivgtt)、利奈唑胺(600 mg qd ivgtt)、地塞米松(5 mg bid)。患者腰痛仍进行性加重。2021-01-12进一步完善胸椎CT,提示“双肺散在斑索影,考虑慢性炎症或陈旧性炎症,双侧胸膜稍增厚,胸椎骨质增生,T9 ～ T11黄韧带增厚伴致密影,考虑黄韧带骨化症”。01-13完善颈椎(髓)+胸椎(髓)MR增强,提示“胸椎椎管内及脊髓内多发异常信号,考虑感染性病变。C4/5、C5/6椎间盘突出,C6/7椎间盘膨出,胸腰椎椎管内异常信号,考虑感染性病变”。

于是,转综合性医院,2021-01-20在全麻下行“后正中入路T5 ～ T9椎管内病变切除+椎管扩大减压+人工硬膜扩大修补+T6 ～ T8椎板扩大成形术”,术后病理(胸椎椎管内病变)提示“肉芽肿性炎伴坏死,结合特殊染色,符合结核性肉芽肿”,免疫组化结果示“肉芽肿周围增生纤维组织Vim阳性,SMA、SSTR2、ENA部分阳性,Ki67约5%阳性,S100阴性。特殊染色结果:抗酸染色见阳性杆菌,六胺银、黏液卡红阴性”。术后腰痛给予“普瑞巴林、乐松”等止痛治疗。术后,患者于2021-02-03出院,给予口服异烟肼(0.9 g qd)、利福平(0.6 g qd)、乙胺丁醇(1.25 g qd)、莫西沙星(0.4 g qd)、利奈唑胺(600 mg qd),以及泼尼松

（30 mg qd，每半月减少1片，2021-03-04减量至20 mg qd，未再继续减量）。

患者出院后，2021-03出现腹痛，为阵发性点状疼痛，伴有痛觉过敏，右下肢肌力下降。03-11复查头颅+脊髓MR增强（图23-5），提示“左侧额叶、胼胝体体部结核可能，部分病灶新增，部分较前增大，脑白质少许脱髓鞘改变；部分空泡蝶鞍，双侧上颌窦、筛窦少许炎症；胸椎内固定术后，局部后背软组织弥漫性感染，T5 ～ T6后方脊髓背侧异常信号，结核可能，较前缩小，T3 ～ T12背侧硬脊膜结核，范围较前增大，部分病灶缩小；腰骶椎水平硬脊膜及马尾神经根多发结核感染，与前相仿，L3/L4、L4/L5棘突间异常强化灶，与前相仿；子宫肌层多发结节考虑子宫肌瘤”。加用“环丝氨酸0.25 g tid po”。

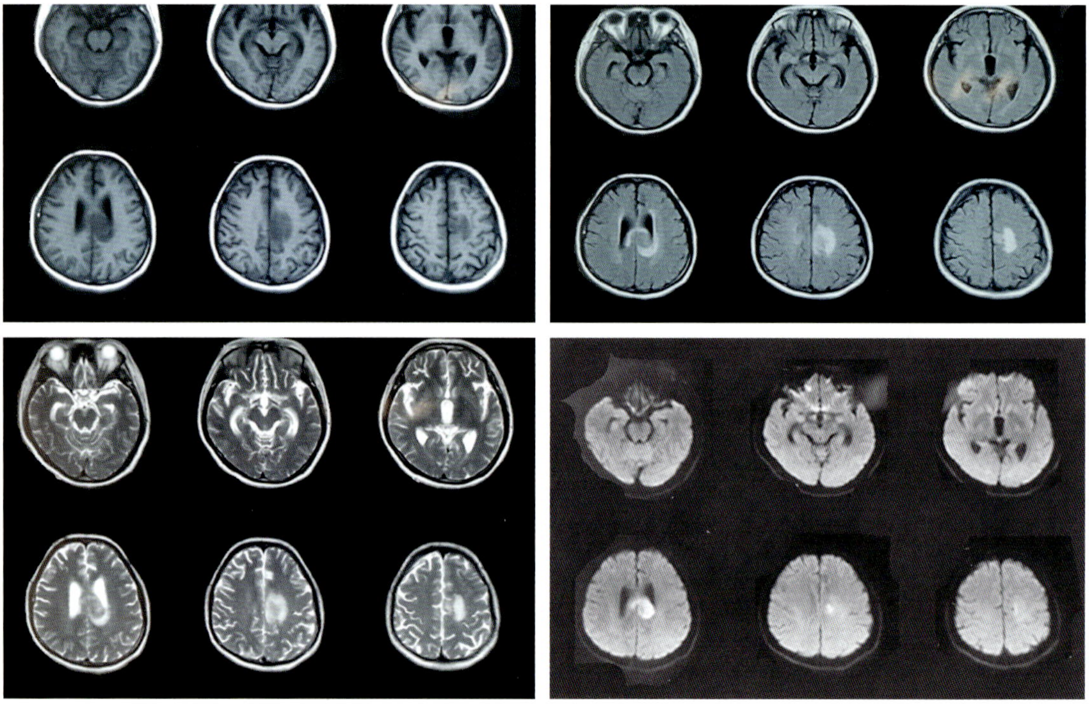

图23-5A　头颅MR平扫（2021-03-11）。

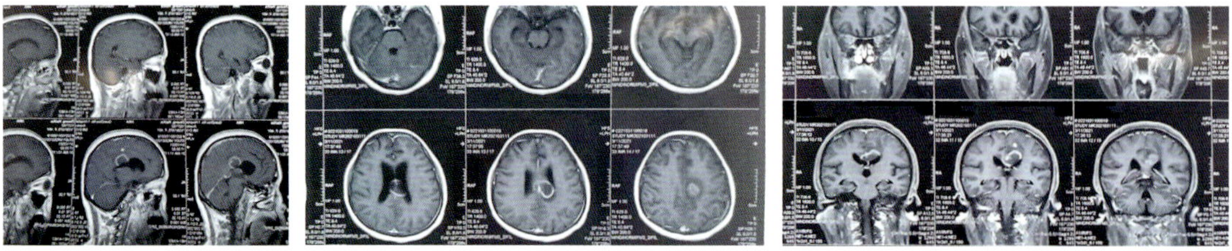

图23-5B　头颅MR增强（2021-03-11）：左侧额叶、胼胝体体部结核可能，部分病灶新增，部分较前增大。

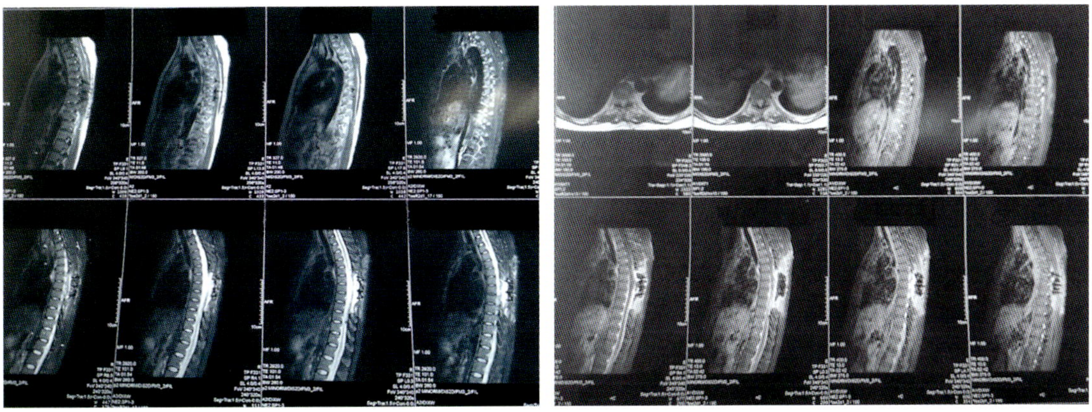

图23-5C　胸椎MR平扫+增强（2021-03-11）：胸椎内固定术后，局部后背软组织弥漫性感染；T5 ～ T6后方脊髓背侧异常信号，结核可能，较前缩小；T3-T12背侧硬脊膜结核，范围较前增大，部分病灶缩小。

表23-2　患者脑脊液指标变化情况（2020-12 ～ 2021-03）

日　期	细胞数（$\times 10^6$/L）	糖（mmol/L）	蛋白质（mg/L）	氯化物（mmol/L）	糖皮质激素
2020-12-30	0	1.84	26 333.6	115.3	地塞米松10 mg/d
2021-01-04	6	2.04	23 736	113.5	地塞米松10 mg/d
2021-03-09	12	1.75	9 487	108.8	泼尼松20 mg/d

患者下肢肌力仍进行性下降，右下肢肌力逐渐为0级。2021-04-19复查头颅及胸腰椎MR增强（图23-6），提示"考虑左侧额叶、胼胝体体部结核可能，胼胝体病灶较前增大，左额叶病灶较前缩小，脑白质少许脱髓鞘改变。部分空泡蝶鞍、双侧上颌窦、筛窦少许炎症。胸椎内固定术后、后背软组织感染较前吸收，T5 ～ T11水平脊髓内水肿信号与前相仿，脊膜强化较旧片减轻，原上胸段脊髓背侧异常信号未见明显显示。胸腰骶椎硬脊膜及马尾神经根多发结核感染，与前相仿，L3/L4、L4/L5棘突间异常强化灶，与前相仿"。加用"沙利度胺片50 mg bid"口服。

患者于2021-05到我院MDT门诊就诊，将乙胺丁醇调整为吡嗪酰胺0.5 g tid口服。为进一步治疗，于2021-05-17收入我科。患病以来患者精神萎，胃纳差，睡眠好，大小便正常，无体重明显下降。

既往史

患者在2009年诊断为系统性红斑狼疮并狼疮肾，予环磷酰胺（CTX）、激素治疗，近3 ～ 4年予泼尼松2片qd口服。2020-08曾出现反复口腔溃疡。否认家族遗传病史。否认食物、药物过敏史。已婚，育有两女。

入院查体

体温37.1℃，心率62次/分，呼吸20次/分，血压124/86 mmHg。

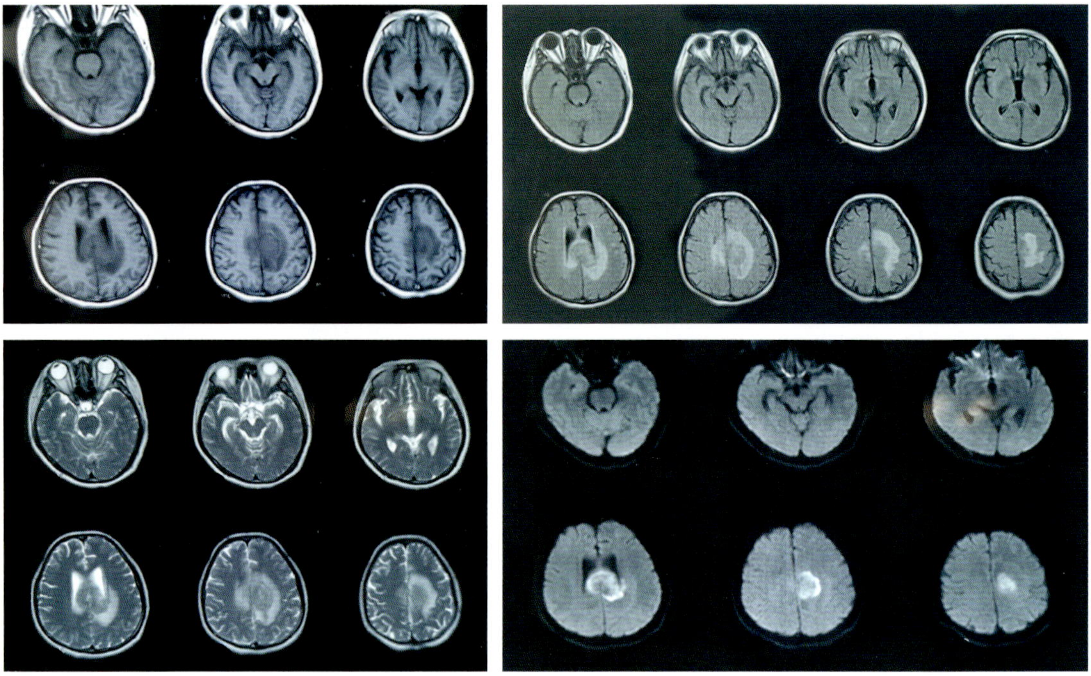

图23-6A 头颅MR平扫（2021-04-19）。

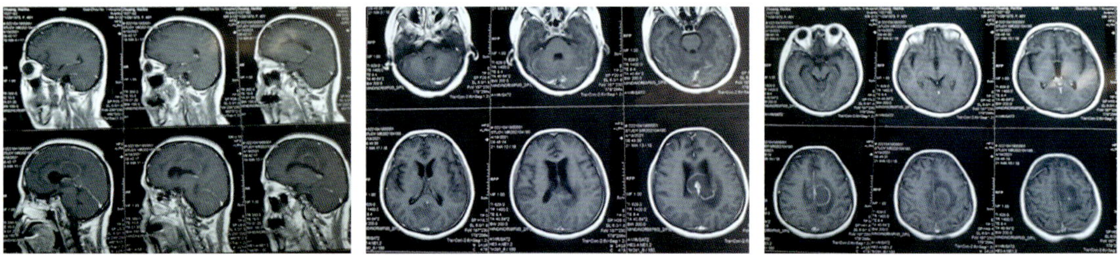

图23-6B 头颅MR增强（2021-04-19）：考虑左侧额叶、胼胝体体部结核可能，胼胝体病灶较前增大，左额叶病灶较前缩小。

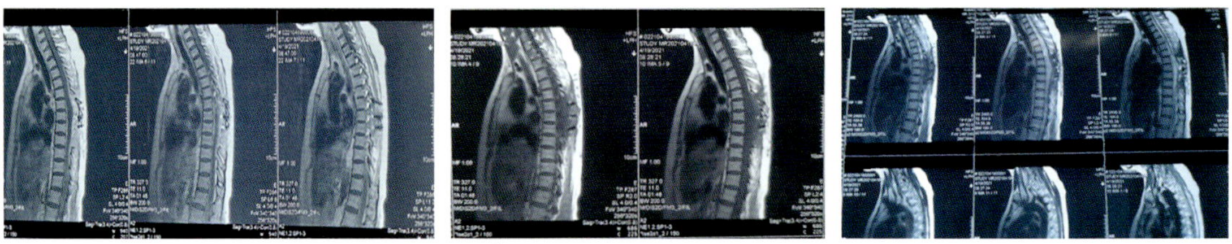

图23-6C 胸椎MR增强（2021-04-19）：胸椎内固定术后、后背软组织感染较前吸收，T5～T11水平脊髓内水肿信号与前相仿；脊膜强化较旧片减轻，原上胸段脊髓背侧异常信号未见明显显示。

神志清，精神萎，营养一般，回答切题，语言不流畅，被动体位，查体部分合作。颈软，无抵抗，颈静脉无怒张，气管居中，甲状腺无肿大。双肺呼吸音粗，未闻及干、湿性啰音，心率62次/分，律齐；腹平坦，腹壁软，全腹无压痛反跳痛，肝脾肋下未触及，肠鸣音4次/分。脐部上有痛觉过敏区，双手震颤。右上肢肌力4级，左上肢肌力5级，右下肢0级，左下肢3级，双侧巴氏征阳性。

神经内科专科查体：右侧鼻唇沟浅，右上肢肌力3级，右下肢肌力0级，左上肢肌力5级，左下肢肌力3级，胸6以下浅感觉减退，右侧肱二头肌、肱三头肌反射（+++），双下肢腱反射（++），踝阵挛（+），双侧Hoffman（+），双侧病理征（+）。

入院后实验室检查和辅助检查

- 胸、腰椎MR增强（2021-05-18）：胸椎术后改变，T5 ～ T12节段脊髓肿胀伴脊膜强化。T11 ～ T12椎体水平髓内异常信号灶，腰段少许脊膜强化，L5/S1椎间盘膨隆。
- 胸部CT（2021-05-19）：双肺纹理增多，右肺中叶纤维条索灶。
- 下肢彩超（2021-05-19）：双下肢动脉内膜表面散在硬化斑点，血流通畅，双下肢深静脉未见明显血栓。
- 头颅MR增强（2021-05-20）：双侧额顶叶、胼胝体后部异常信号灶，结合病史，考虑结核性脑脓肿，两额顶叶多发缺血灶。
- 心脏彩超（2021-05-21）：未见明显异常，左心收缩功能正常，左心舒张功能正常。

入院后诊疗经过

患者入院后继续抗结核治疗的同时，完善了头颅MR增强（图23-7）及胸腰椎MR增强（图23-8）检查。抗结核治疗方案为异烟肼（0.6 g qd ivgtt）、利福平（0.6 g qd ivgtt）、吡嗪酰胺（0.5 g tid po）、莫西沙星（0.4 g qd po）、环丝氨酸（0.25 g q12h po）、利奈唑胺（0.6 g qd po）、醋酸泼尼松（20 mg qd po）。

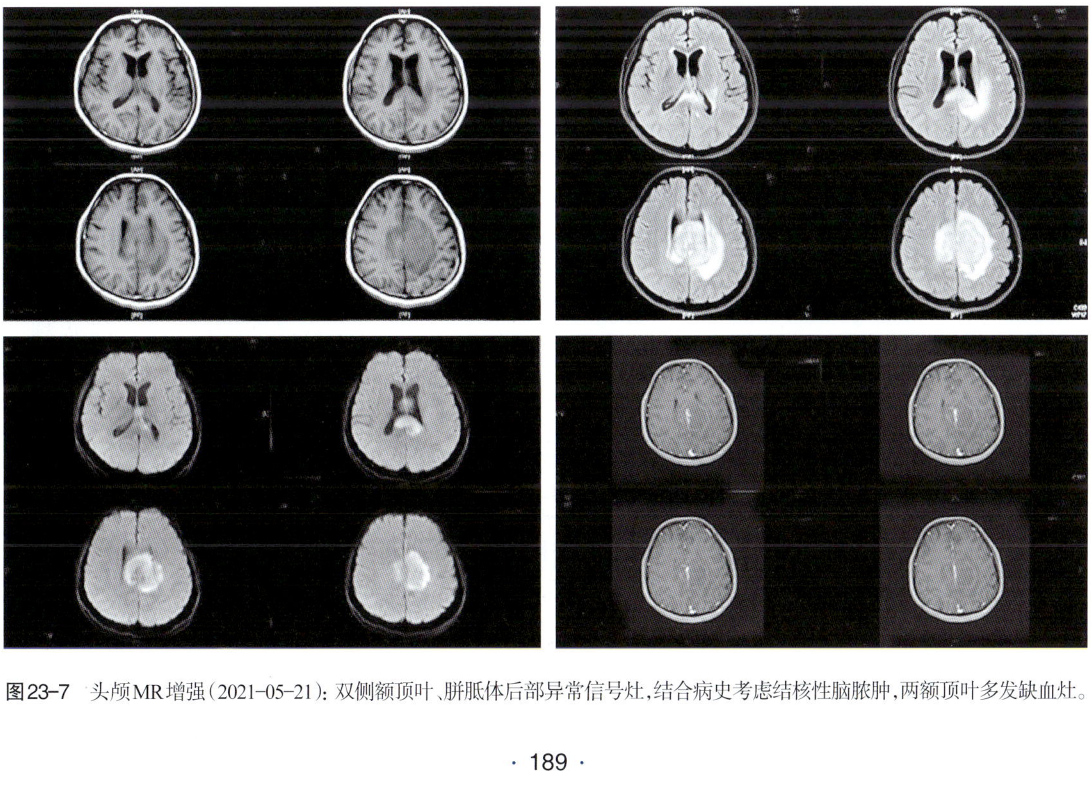

图23-7 头颅MR增强（2021-05-21）：双侧额顶叶、胼胝体后部异常信号灶，结合病史考虑结核性脑脓肿，两额顶叶多发缺血灶。

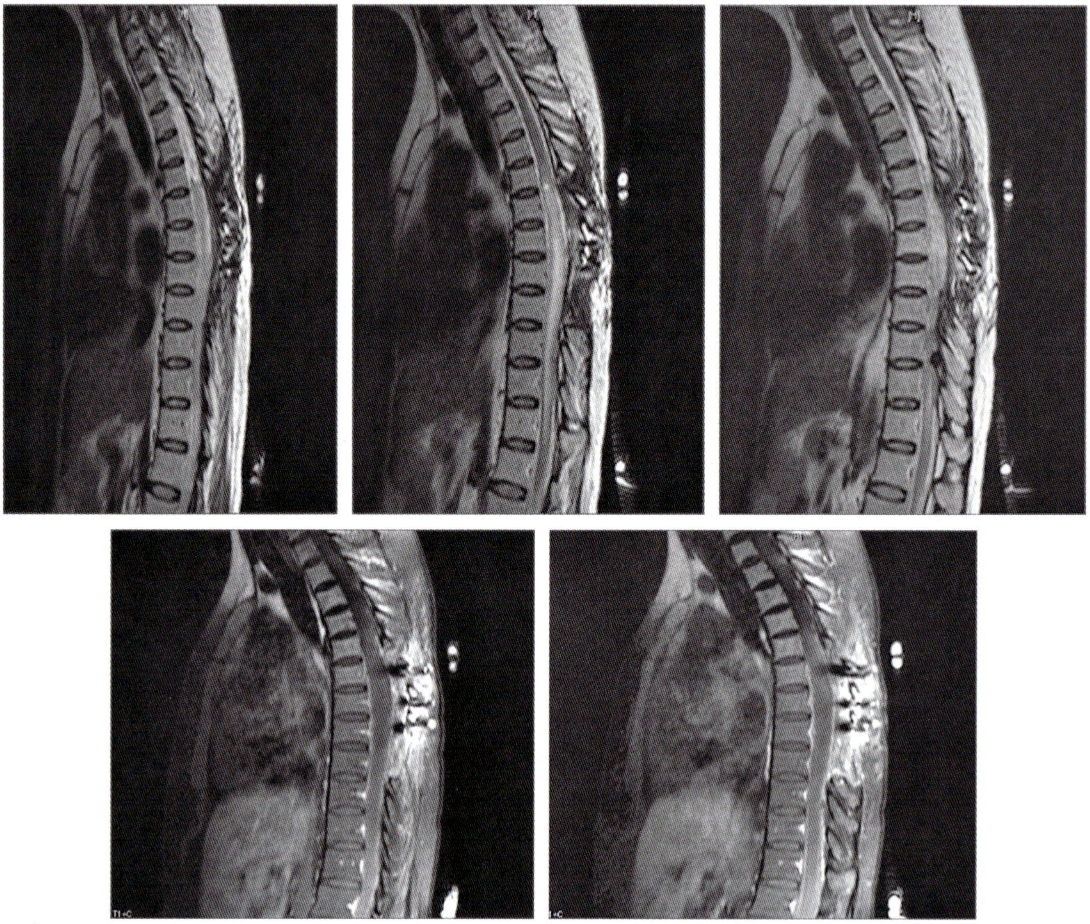

图23-8　胸椎MR增强（2021-05-18）：胸椎术后改变，T5 ～ T12阶段脊髓肿胀伴脊膜强化。

临床关键问题及处理

关键问题　患者在外院脑脊液mNGS提示结核分枝杆菌复合群，胸椎手术术后病理提示符合结核性肉芽肿且抗酸染色见阳性杆菌，具备病原学和病理学依据，结核性脑膜炎和胸椎结核诊断明确，但经7个月充分抗结核治疗后，患者双下肢肌力进行性下降，颅内病灶进行性增大。患者的诊断到底是一元论？还是二元论？患者颅内胼胝体病灶到底是什么性质？继续抗结核治疗还是外科手术干预？

治疗后患者仍有双下肢乏力，未见明显好转。2021-05-28进行疑难病例讨论，考虑患者充分抗结核治疗后效果不佳，颅内病灶增大，建议脑外科行病灶活检或切除手术，明确诊断。与脑外科进行多次病例讨论后，进一步完善了头颅磁共振波谱分析（MRS）（图23-9）、磁共振加权成像（SWI）（图23-10）等检查，头颅MRS提示“双侧额顶叶及大脑镰病灶肿瘤依据不足”；头颅SWI提示“双侧额顶叶占位，累及胼胝体，左额叶微出血灶可能”。患者继续抗结核治疗2周后，于2021-06-02复查头颅MR增强，病灶与前相仿（图23-11），患者肌力仍在下降，右上肢肌力逐渐降为0。

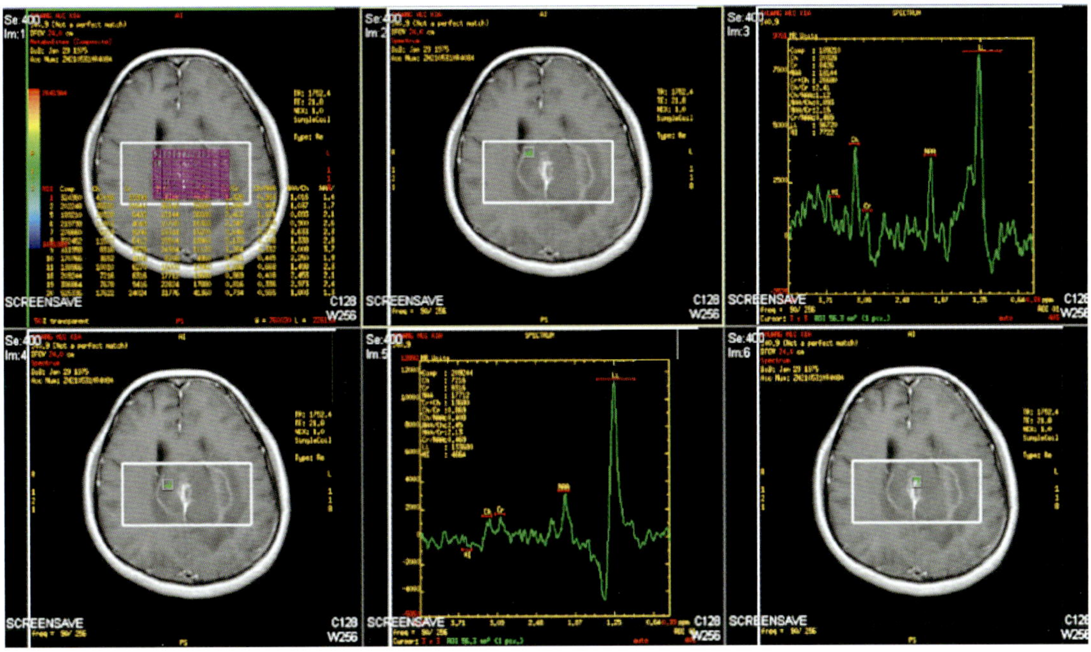

图23-9　头颅MRS增强：双侧额顶叶及大脑镰病灶肿瘤依据不足。

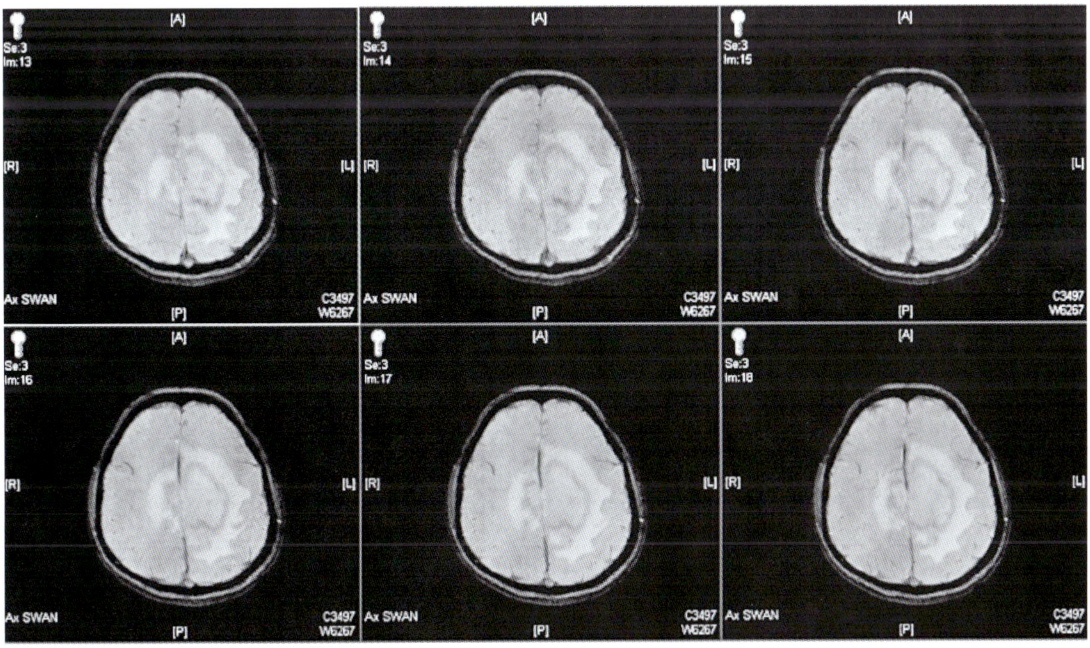

图23-10　头颅SWI增强：双侧额顶叶占位，累及胼胝体，左额叶微出血灶可能。

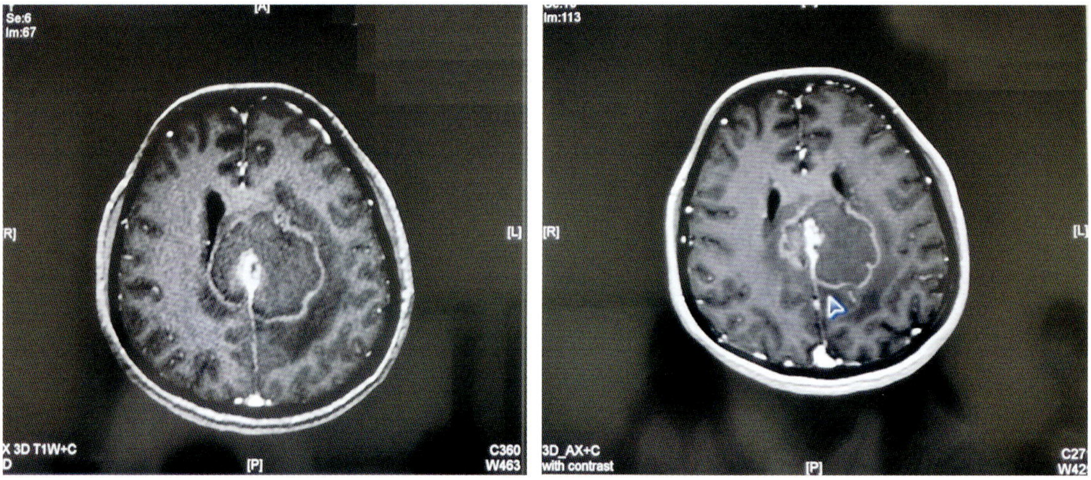

图23-11　头颅MR增强。

2021-06-24，患者在全麻下导航及电生理检测下，行右侧额顶部开颅病灶活检术。术中病灶软，血供稀少，边界不清，逐步分离后大部切除，术中冰冻提示提示大片坏死伴核异性，淋巴瘤不能除外（图23-12）。患者术后GCS评分15分，鼻饲，肌力较前有所恢复。07-01病理报告提示弥漫大B淋巴细胞瘤（图23-13）。07-05患者转血液科拟行化疗，但因患者一般情况差，拟先行放疗，后患者病情急剧恶化，自动出院。07-13患者去世。

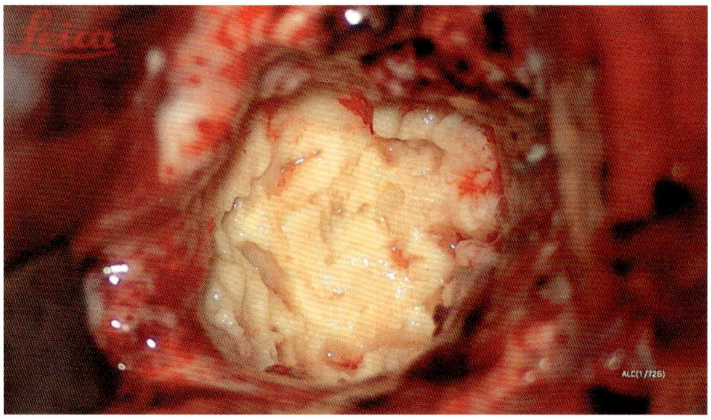

图23-12　术中病灶。

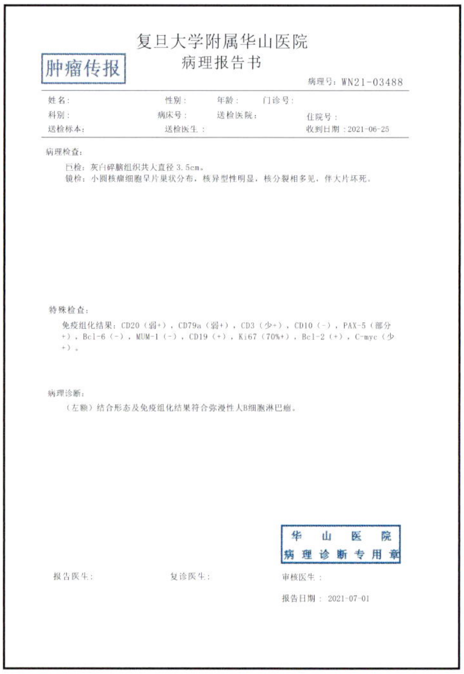

肿瘤传报

复旦大学附属华山医院
病理报告书

病理号：WN21-03488

姓名：　性别：　年龄：　门诊号：
科别：　病床号：　送检医院：　住院号：
送检标本：　送检医生：　收到日期：2021-06-25

病理检查：
巨检：灰白碎脑组织共大直径3.5cm。
镜检：小圆核瘤细胞呈片巢状分布，核异型性明显，核分裂相多见，伴大片坏死。

特殊检查：
免疫组化结果：CD20（弱+），CD79a（弱+），CD3（少+），CD10（-），PAX-5（部分+），Bcl-6（-），MUM-1（-），CD19（+），Ki67（70%+），Bcl-2（+），C-myc（少+）。

病理诊断：
（左颞）结合形态及免疫组化结果符合弥漫性大B细胞淋巴瘤。

华山医院
病理诊断专用章

报告医生：　复诊医生：　审核医生：
报告日期：2021-07-01

图23-13　术后病理（2021-07-01）。

背景知识介绍

原发性中枢神经系统淋巴瘤(primary central nervous system lymphoma, PCNSL)是一种罕见的仅原发于中枢神经系统的淋巴瘤,包括脊髓、脑神经、软脑膜、硬脑膜、视神经等部位,属于结节外非霍奇金淋巴瘤(NHL)。约95%为弥漫性大B细胞淋巴瘤(DLBCL),发病机制尚不清楚。预后较差,中位无进展生存期(PFS)约12个月,大部分患者中位总生存期约3年。

PCNSL可在免疫抑制患者(HIV/AIDS、器官移植、免疫抑制剂)或免疫正常的患者中发生。具有正常免疫能力的患者,PCNSL很少见,占所有颅内肿瘤的4%,结外淋巴瘤的4%～6%。在美国,每年约有1 500名新患者被诊断出患有此病,一般在五六十岁被诊断,男女比例为1.2∶1.7。近10年来,60岁以上患者的发病率呈上升趋势,其中70～79岁的发病率最高,为每年4.3/10万。

PCNSL亚急性起病,在数周内出现神经体征,包括局灶性神经功能缺损(56%～70%)、精神状态和行为改变(32%～43%)、颅内压升高的症状(头痛、恶心、呕吐、视神经乳头水肿,32%～33%)和癫痫发作(11%～43%),具体取决于中枢神经系统受累的部位。PCNSL很少累及到中枢神经系统以外,可累及脑脊液(7%～42%)、眼睛(15%～25%),极少数情况下脊髓也会受累。脑脊液很少正常,75%的患者蛋白质升高,脑脊液中淋巴瘤细胞的检出率为10%～30%。15%的PCNSL同时或随后出现眼睛受累,眼内淋巴瘤(intraocular lymphoma, IOL)涉及视网膜、脉络膜或玻璃体,表现为飞蚊和/或视力模糊,可以单独出现(10%),也可以与脑部症状并存(10%～20%)。然而,多达一半的PCNSL患者眼部受累没有视觉症状。眼内淋巴瘤通常起病隐匿,诊断延迟。

影像学检查有助于明确病灶部位和大小,MRI是首选的影像学检查方法。影像学通常显示均匀强化的肿块病变,最常见的是单个大脑病变(66%),位于幕上(87%),并累及额顶叶(39%)。在具有免疫功能的宿主中,约2/3的PCNSL患者存在单一的幕上病变,病变通常位于大脑半球灰白质交界处附近(49%),另有15%位于基底神经节和丘脑,多达12%的PCNSL病变发生在胼胝体,这是一个特别提示诊断的部位。病变通常>1 cm,界限清楚。病灶很少出血,据报道只有2%～8%的比例出血。

明确PCNSL诊断需要病理确诊。可对颅内或脊髓内的实体病灶进行立体定向活检或手术切除,如果累及眼睛或脑脊液,可进行玻璃体切除或脑脊液细胞学检查。手术前尽量不要使用激素。如果因病情需要使用激素,导致病灶消失或者活检取材失败,则MRI密切随访,等待病灶出现后再次活检。脑脊液可进行离心甩片,进行细胞形态学检查;或持续引流脑脊液,离心沉渣包埋,行病理学检查;脑脊液检测IL-6、IL-10等细胞因子水平,可以辅助诊断。原发性眼内淋巴瘤(PIOL)/原发性玻璃体视网膜淋巴瘤(PVRL),可行玻璃体活检进行形态学检查及细胞学检测,或者行视网膜活检。

病理分型以弥漫性大B细胞淋巴瘤（DLBCLs）为主，表达CD20、CD19、CD79a和免疫球蛋白轻链等B细胞标记物。大约10%的病例是惰性B细胞淋巴瘤、外周T细胞淋巴瘤或Burkitt淋巴瘤。与其他原发性脑肿瘤不同，PCNSL对皮质类固醇、放疗和一些化疗药物，如甲氨蝶呤和阿糖胞苷更敏感。然而，由于药物对中枢神经系统的穿透力差，且不能穿过血脑屏障（BBB），最常用的用于系统性DLBCL的联合化疗方案已被证明在PCNSL中无效。因此，PCNSL是一种侵袭性疾病，预后较差，5年生存率为30.1%。

PCNSL的治疗以往主要集中在与系统性DLBCL治疗相似的方案上，但因为这些药物穿透血脑屏障的能力很差，被证明是无效的。目前治疗原则为以化疗为主的综合治疗，不建议手术切除。一线治疗方案是以大剂量甲氨蝶呤（HD-MTX > 3.5 g/m^2）为基础的联合化疗。手术切除无治疗获益，不推荐，除非病灶较大和具有脑疝急性症状的情况，但首选立体定位活检明确诊断。全脑放疗（WBRT）不能明显改善生存期，且神经毒性增加。

过去的几十年里，PCNSL的治疗取得了重大进展。对PCNSL的新认识表明，B细胞受体和toll样受体通路以及免疫逃逸和抑制肿瘤免疫微环境是PCNSL发病的关键机制。针对这些异常通路的小分子和新药物越来越多地被引入复发或难治性PCNSL患者的治疗，如BTK抑制剂（伊布替尼）、mTOR抑制剂（西罗莫司）、PI3K抑制剂（buparlisib）、免疫调节剂（来那度胺）等，其中一些药物已被纳入NCCN指南。另外，免疫检查点抑制剂以及CAR-T细胞疗法也有望在PCNSL中进行评估。

点评

本例患者存在多种疾病，包括系统性红斑狼疮、结核性脑膜炎、胸椎结核和原发性中枢神经系统淋巴瘤，实为一例罕见病例。该患者出现症状后，mNGS和病理均提示结核，病原学依据充分，诊断明确。但经7个月充分抗结核治疗后，治疗效果不佳，究竟是出现了耐药结核还是诊断另有蹊跷，颅内的病灶是结核性脑脓肿还是肿瘤？鉴于患者进行了正规足疗程的抗结核治疗，且是否存在结核耐药诊断比较困难，加之患者有系统性红斑狼疮的病史，存在免疫功能紊乱，经多学科讨论，一致认为应首先明确颅内病灶的性质。后在脑外科大力支持下，病灶活检证实为弥漫大B细胞淋巴瘤。病理结果出乎意料又在意料之中。通过该病例的诊疗经过，提示我们建立正确诊疗思路的重要性。针对患有自身免疫性疾病的患者，病情往往复杂多变，需密切监测，动态观察病情变化。

（刘袁媛　高　岩　周　晛　虞胜镭　张咏梅　阮巧玲
金嘉琳　黄玉仙　秦智勇　邵凌云　张文宏）

参·考·文·献

[1] Grommes C DL. Primary CNS Lymphoma[J]. J Clin Oncol, 2017, 35(21): 2410–2418.

[2] Grommes C, Rubenstein JL, DeAngelis LM, et al. Comprehensive approach to diagnosis and treatment of newly diagnosed primary CNS lymphoma[J]. Neuro Oncol 2019, 21(3): 296–305.

[3] Shao L, Xu C, Wu H, et al. Recent Progress on Primary Central Nervous System Lymphoma-From Bench to Bedside[J]. Front Oncol, 2021, 11: 689843.

[4] Citterio G, Reni M, Gatta G, et al. Primary central nervous system lymphoma[J]. Crit Rev Oncol Hematol, 2017, 113: 97–110.

[5] Sinicrope K, Batchelor T. Primary Central Nervous System Lymphoma[J]. Neurol Clin, 2018, 36(3): 517–532.

[6] Grommes C, Nayak L, Tun HW, et al. Introduction of novel agents in the treatment of primary CNS lymphoma[J]. Neuro Oncol, 2019, 21(3): 306–313.

24

青年男性反复发热伴寒颤，最终基因诊断为家族性地中海热

题记

家族性地中海热是自身炎症性疾病的一种，通常起病于幼年，临床表现以反复发作性发热和浆膜炎为特征。本例患者就诊时已近40岁，发病时表现为明显畏寒、寒颤，每次发热约持续1小时，后可自行缓解，间隔一段时间后有类似发作，发热时白细胞、中性粒细胞及C-反应蛋白、降钙素原明显升高，血培养、血mNGS和其他病原学检查结果均阴性，热退后白细胞、炎症指标可自行下降，诊断感染依据不足。住院期间经过仔细检查，进一步排除了肿瘤性疾病和自身免疫性疾病。追问病史，患者曾在青春期有类似发作，不排除自身炎症性疾病可能，基因检测发现*MEFV*基因中2个罕见错义突变杂合位点，最终诊断为家族性地中海热。

病史摘要

入院病史

患者，男性，37岁，汉族，2021-12-01收入我科。

主诉

间歇高热伴寒颤2个月。

现病史

患者2021-10初海南三亚旅居1周后自觉头晕乏力，后出现畏寒、寒颤，寒颤持续约半小时，后出现发热，当时未测量体温，约1小时后体温下降，伴大汗淋漓，未予特殊处理。患者在11-08、11-10、11-15和11-17共发作高热寒颤4次，体温最高41℃，每次症状均可自行缓解。2021-11-18患者至某三甲医院急诊就诊，血常规：白细胞9.24×10^9/L，中性粒细胞比例77.4%，血红蛋白156 g/L；C-反应蛋白43 mg/L（↑），降钙素原4.68 ng/mL（↑）；肝肾功能未见明显异常；胸部CT未见明显异常；上腹部CT示肝脏数枚小低密度影，脾脏大小正

常，左肾小结石。其间，患者未予任何药物治疗。入院前1周内，患者自诉仍有反复发热，体温峰值维持在38.3 ～ 38.5℃，无明显其他不适，未予特殊处理。现患者为进一步诊治，收入我科。

患病以来，患者精神好，胃纳可，睡眠好，大小便正常，无体重明显下降。

既往史及个人史

患者否认肝炎、结核等传染病史。否认手术史。否认输血史。否认食物、药物过敏史。各系统回顾无特殊。出生于原籍。否认疫区接触史、否认疫情接触史。否认化学性物质、放射性物质、有毒物质接触史。否认吸毒史。否认吸烟史。否认饮酒史。否认冶游史。否认家族遗传病史。否认家族肿瘤史。

入院查体

体温36.6℃，心率62次/分，呼吸18次/分，血压123/72 mmHg。神志清楚，发育正常，营养好，回答切题，自动体位，查体合作，步入病房，全身皮肤、黏膜未见异常，无肝掌，全身浅表淋巴结无肿大。未见皮下出血点，未见皮疹。巩膜无黄染，双侧瞳孔等大等圆，对光反射灵敏，口唇无发绀。颈软，无抵抗，颈静脉无怒张，气管居中，甲状腺无肿大。胸廓对称，双肺呼吸音清晰，未闻及干、湿啰音。心率62次/分，律齐，各瓣膜听诊区未闻及病理性杂音。腹平坦，腹壁软，全腹无压痛，无肌紧张及反跳痛，肝脾肋下未触及，肝肾区无叩击痛，肠鸣音4次/分。双下肢无水肿，四肢肌力正常，肌张力正常，生理反射正常，病理反射未引出。

入院后实验室检查和辅助检查

- 血常规：白细胞5.2×10^9/L，中性粒细胞58.5%，单核细胞4.9%，血红蛋白147 g/L，血小板252×10^9/L。
- 尿常规：红细胞计数1.3/μL，白细胞酯酶（－），白细胞计数1.3/μL，蛋白质（－）。
- 凝血功能：凝血酶时间16.5秒，纤维蛋白原降解产物1.7 μg/mL，部分凝血活酶时间37.9秒，国际标准化比值0.96，D–二聚体0.2 FEU mg/L，纤维蛋白原定量2.3 g/L，凝血酶原时间12.8秒。
- 自身抗体：ANA 1 320，ENA抗体谱（－）。
- 补体C3、C4正常范围内。
- 免疫球蛋白：IgM 0.6 g/L，IgG 11.70 g/L，IgA 1.99 g/L，IgE <42.48 g/L。
- 病原学相关指标：血G试验<10 pg/mL，血GM试验0.102，血隐球菌荚膜抗原检测（－），结核感染T细胞检测（－），EBV DNA（血浆和全血）低于检测下限，CMV DNA低于检测下限。
- 炎症指标：中性粒细胞CD64指数0.24；降钙素原0.17 ng/mL，白介素–6 0.5 pg/mL，血沉2 mm/h，C–反应蛋白0.22 mg/L，白介素–2受体323 U/mL。
- B超：甲状腺未见明显异常。双侧颈部、锁骨上、腋下、腹股沟区淋巴结未见明显异常肿大。肝囊肿。胆囊、胰腺、双肾未见明显异常。双侧输尿管未见明显扩张。膀胱未充盈。
- PET–CT：① 全身（包括脑）PET显像未见FDG代谢明显异常增高灶，建议结合临床。

② 右侧上颌窦炎；鼻咽炎；双侧颈部淋巴结炎。③ 有肺大疱。④ 肝脏脂肪浸润；肝脏囊肿。⑤ 轻度肠炎，必要时结合内镜检查；左肾结石。⑥ 骨髓反应性改变。

入院后诊疗经过

患者入院时体温平，一般情况可，无不适主诉。完善相关检查，血常规、肝肾功能、肿瘤标志物、自身免疫指标等无明显异常，EBV病毒、巨细胞病毒、G试验、GM试验、T-SPOT.*TB*均为阴性，B超未见明显异常。入院第2天下午患者突发畏寒、寒颤，后出现发热，体温最高39.4℃，持续1～2小时后体温逐渐自行下降至正常。在患者高热、寒颤时，抽取外周血送检血常规、炎症指标、血培养和mNGS，留取痰涂片和培养，尿培养，排查可疑的感染灶。血常规：白细胞12.51×10^9/L（↑），中性粒细胞88.7%（↑），血红蛋白151 g/L，血小板213×10^9/L；C-反应蛋白3.33 mg/L，降钙素原0.29 ng/mL；血培养回报阴性，血mNGS未见可疑病原体。痰培养、尿培养均阴性。患者在住院期间一共出现2次畏寒、高热（图24-1），表现相似。因患者粪隐血1+，PET-CT提示轻度肠炎，进一步完善胃肠镜排查消化系统有无病灶，胃镜示胃窦炎（充血渗出型，中-重度），胃底胃体黏膜炎症，HP（+）；肠镜示升结肠可见大小约4 mm × 4 mm的息肉，活检咬除后病理回报（胃窦）中度慢性非萎缩性胃炎，（升结肠）管状腺瘤。

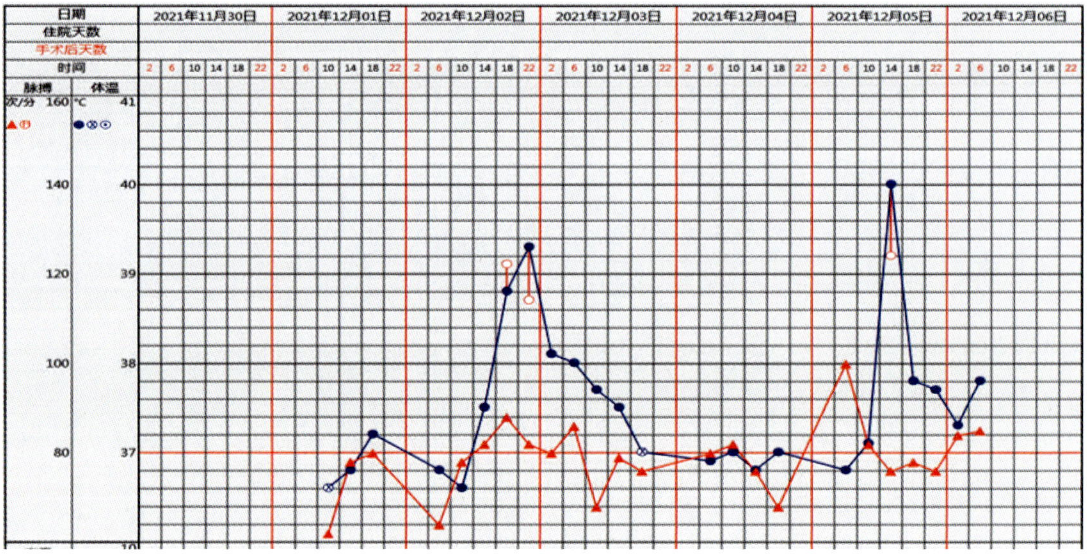

图24-1　患者入院后体温单。

临床关键问题及处理

关键问题　如何考虑该患者的诊断？

综合患者入院后的所有检查结果，无明确感染、自身免疫性疾病或肿瘤的依据。患者以高热伴明显畏寒、寒颤为主要临床表现，发作时白细胞、中性粒细胞、炎症指标（C-反应蛋白、降钙素原等）明显升高。持续时间约1～2天后症状可自行缓解，血象亦恢复正常。追问病史，患者自幼年起有反复发热病史，20年前青春期时曾有类似发作。虽然患者此次发病时年龄偏大，已近40岁，我们仍然需要考虑自身炎症性疾病（autoinflammatory diseases，AIDs）的可能。

任何AIDs的诊断都需要考虑以下3方面：① 患者的病史与临床表现；② 基因检测结果的判读；③ 与感染、肿瘤和其他风湿免疫疾病的鉴别。AIDs诊断评估的流程见图24-2。

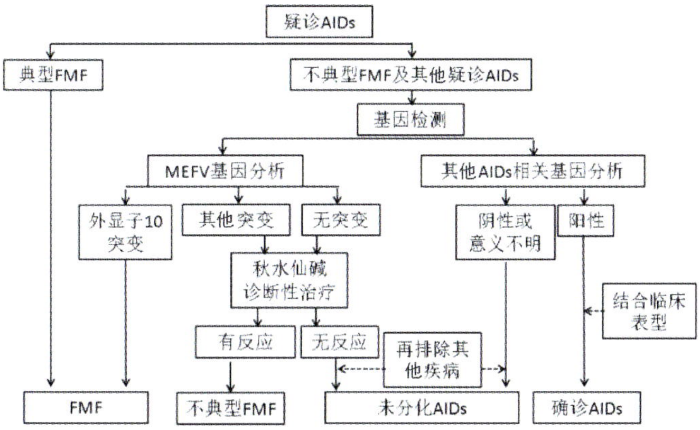

图24-2　AIDs诊断评估的流程（注：FMF，家族性地中海热；MEFV，家族性地中海热基因）。

部分特征性症状或体征有助于指向某些AIDs（表24-1），从而引导临床医生决定下一步基因检测，并正确判读基因分析结果。

表24-1　AIDs部分特征性症状

诊断要素	详细要点	特征性症状指向某种AIDs
家族史	地中海裔	FMF
	AD	*NLRP3*-AID，TRAPS，HA20
	AR	MKD，DADA2
	散发	PFAPA，Still病，AOSD
起病年龄	早（婴幼儿期，儿童期）	*NLRP3*-AID，MKD，DADA2
发作持续时间	<3天	FMF
	5～8天	MDK
	1～3周	TRAPS
	>2～4周	Still病，AOSD

续　表

诊断要素	详细要点	特征性症状指向某种AIDs
临床表现	皮肤（荨麻疹，红斑，口腔溃疡，网状青斑）	*NLRP3*-AID（荨麻疹），HA20（口腔、外阴溃疡），DADA2（网状青斑）
	关节（关节痛/炎）	Still病，AOSD，TRAPS，Blau综合征（指挛缩）
	消化系统（腹痛）	FMF，TRAPS，MKD
	神经系统（脑膜炎）	*NLRP3*-AID
	眼（结膜炎，葡萄膜炎）	*NLRP3*-AID（结膜炎），Blau综合征（葡萄膜炎）
	耳鼻喉（听力下降）	*NLRP3*-AID
	免疫缺陷	DADA2
炎症指标	发作期C-反应蛋白或中性粒细胞计数升高，发作间期正常（或降低）	所有自身炎症性疾病（除干扰素病外）

注：AIDs，自身炎症性疾病；FMF，家族性地中海热；NLRP3，核苷酸结合寡聚华结构域样受体蛋白3；TRAPS，肿瘤坏死因子受体相关周期性综合征；HA20，A20单倍体剂量不足综合征；MKD，甲羟戊酸激酶缺乏症；DADA2，腺苷脱氨酶2缺乏症；PFAPA，周期性发热-阿弗他口炎-咽喉炎-颈部淋巴结肿大综合征；AR，常染色体隐性遗传；AD，常染色体显性遗传。

该患者目前暂时排除了感染、自身免疫性疾病及肿瘤性疾病，从临床症状来考虑高度怀疑自身炎症性疾病，此时基因检测对帮助患者最终确诊并确定适宜的治疗非常关键。我们进一步完善了该患者AIDs相关的基因测序，结果回报：在本例患者的535个基因的外显子区域Panel测序数据中，检测到*MEFV*基因中2个罕见错义突变杂合位点（图24-3）。最终诊

检测结果

基因	染色体位置	突变信息	分型	疾病名称	遗传模式	变异来源
MEFV	chr16：3299468	MEFV:NM_000243:exon3:c.G1223A:p.R408Q	Het	Familial Mediterranean fever, AD [134610] 地中海热，常染色体显性遗传 Familial Mediterranean fever, AR [249100] 地中海热，常染色体隐性遗传	AD/AR	未知
MEFV	chr16：3299586	NM_000243:exon3:c.C1105T:p.P369S	Het	Familial Mediterranean fever, AD [134610] 地中海热，常染色体显性遗传 Familial Mediterranean fever, AR [249100] 地中海热，常染色体隐性遗传	AD/AR	未知

家系验证结果

基因	位点	突变信息	受检者	其父亲	其母亲
MEFV	chr16：3299468	MEFV:NM_000243:exon3:c.G1223A:p.R408Q	GA 杂合	未知	未知
MEFV	chr16：3299586	NM_000243:exon3:c.C1105T:p.P369S	CT 杂合	未知	未知

图24-3　该患者基因测序检测报告。

断为家族性地中海热。

背景知识介绍

家族性地中海热（familial Mediterranean fever，FMF）是一种以反复发作性发热和浆膜炎为特征的遗传性自身炎症性疾病，多见于犹太人、阿拉伯人、亚美尼亚人、土耳其人和意大利人后裔，亚洲人群亦有报道。大多数FMF患者在儿童期早期首次发作，10岁前和20岁前的初次发作率分别为65%和90%，极少数情况下，50岁以后出现初次发作。

发热是FMF最常见的特征之一，几乎所有病例在发作期间都有次表现，大多数FMF患者的体温可达38～40℃。发热的持续时间往往持续12小时到3天。发热可能是FMF的首发也是唯一的症状。多数病例伴浆膜炎（如腹膜炎、胸膜炎），部分病例有关节炎、丹毒样皮肤损害、肌痛、头痛及皮肤和口腔溃疡等表现。部分患者最终发展为系统性淀粉样变。通常认为，FMF属于常染色体隐性遗传性疾病，位于16号染色体的*MEFV*是唯一已知致病基因，但约20%确诊FMF的患者并未发现*MEFV*基因突变，临床特征仍是诊断FMF的重要部分。

FMF发作期的实验室检查主要是非特异性全身炎症指标的升高，包括中性粒细胞计数增高，急性期反应物如血沉、C-反应蛋白、SSA、纤维蛋白原升高，发作间期上述指标降至正常。

FMF的诊断主要基于临床表现，或患者具有典型发作并满足以下组合标准，则诊断为FMF：① ≥1条主要标准；② ≥2条次要标准；③ 1条次要标准+5条支持标准；④ 1条次要标准+前5条支持标准中至少4条。

典型发作定义为存在以下所有特征：浆膜炎所致疼痛、反复发作（同样类型的发作≥3次）、出现发热和持续时间短（持续12小时至3天）。

主要标准：

- 腹膜炎（弥漫性）；
- 胸膜炎或心包炎；
- 单关节炎（髋、膝或踝）；
- 仅有发热。

次要标准（累及一个或多个以下部位的不典型发作）：

- 腹部；
- 胸部；
- 单关节炎；
- 劳力性腿痛；
- 对秋水仙碱有良好的治疗反应。

支持标准：

- FMF家族史；

- 一定的种族来源；
- 发病年龄<20岁；
- 需要卧床休息的重度发作；
- 发作可以自行缓解；
- 发作间期无症状；
- 发作伴有一过性炎症反应，表现为一个或多个实验室检查结果异常：白细胞计数、血沉、血清淀粉样蛋白A和/或纤维蛋白原；
- 阵发性蛋白尿/血尿；
- 剖腹探查未见异常或切除的阑尾正常；
- 父母为血亲联姻。

基因检测用于支持FMF的诊断，检出个体*MEFV*基因的2个致病突变可确诊。不过，约33%符合FMF临床标准的患者只有一个可识别的突变。此外，符合临床诊断标准的患者中有10%～20%不携带任何已知可导致*FMF*的基因突变。

FMF的治疗目标是预防急性发作，尽量减少发作间期的亚临床炎症，以及防止淀粉样变性的发生和进展。推荐所有FMF患者使用秋水仙碱进行初始治疗。启用秋水仙碱后，应密切随访FMF患者3～6个月，观察其对发作频率及严重程度的治疗效果。

点评

自身炎症性疾病是一组因基因变致其编码蛋白改变、固有免疫失调，最终导致机体出现全身或器官炎症反应的疾病。由于临床表现多样，无特征性症状，不易识别，患者往往多年不能确诊。既往自身炎症性疾病多数见于儿童及青少年，本例患者就诊时已近40岁，在临床诊断时很难考虑到这类疾病。入院后经过一系列全面、系统的实验室和辅助检查后，主管医生在基本排除了常见的感染、免疫及肿瘤性疾病后，考虑到该病的可能。而近年来基因检测技术的发展也为我们了解罕见病、遗传病带来了巨大的便利，最终通过仔细的病史询问、详细的体格检查以及基因检测结果，将诊断锁定在家族性地中海热这种自身炎症性疾病。

（喻一奇　朱浩翔　王新宇）

参·考·文·献

[1] 沈敏，青玉凤，史晓飞，等．自身炎症性疾病诊断规范[J]．中华内科杂志，2021，60（12）：10.

[2] Sohar E, Gafni J, Pras M, et al. Familial Mediterranean fever. A survey of 470 cases and review of the literature[J]. The American Journal of Medicine, 1967, 43(2): 227–253.

[3] Lidar M, Yaqubov M, Zaks N, et al. The prodrome: a prominent yet overlooked pre-attack manifestation of familial Mediterranean fever[J]. Journal of Rheumatology, 2006, 33(6): 1089–1092.

[4] Aksentijevich I, Centola M, Deng Z M, et al. Ancient missense mutations in a new member of the RoRet gene family are likely to cause familial Mediterranean fever[J]. Cell, 1997, 90(4): 797–807.

[5] Booty M G, Chae J J, Masters S L, et al. Familial Mediterranean fever with a single MEFV mutation: where is the second hit?[J]. Arthritis & Rheumatology, 2014, 60(6): 1851–1861.

[6] Zervou M I, Sidiropoulos P, Petraki E, et al. Clinical and diagnostic value of genetic testing in 216 Israeli children with Familial Mediterranean fever[J]. Journal of Rheumatology, 2003, 30(1): 185–190.

25

普通变异型免疫缺陷病导致反复肝功能异常及血小板减少

题记

慢性乙型肝炎病毒感染(CBI)是我国常见病,CBI患者反复肝功能损害合并血小板减少,应怎样考虑?是一元论还是二元论?本病例为年轻男性CBI患者,肝脏炎症较轻的情况下出现反复肝功能损害和重度血小板减少,通过多种诊疗方法明确诊断,并成功治疗。本病例为临床常见病提供完整的诊疗思路,希望能对临床医生的日常工作有帮助。

病史摘要

入院病史

患者,男性,31岁,2020-11-18收入我科。

主诉

发现HBsAg阳性12年,反复肝功能异常1年余。

现病史

患者12年前无明显诱因下出现乏力、纳差伴有尿黄,诊断为“慢性乙型病毒性肝炎”,此后未定期复诊。2019-08出现乏力、尿黄,保肝治疗20余天后症状好转出院,当时查血小板正常;2019年底查血小板也正常;2019年肝脏MR增强检查未见明显异常。2020-11出现活动后乏力,肝功能:丙氨酸氨基转移酶967 U/L,天冬氨酸氨基转移酶282 U/L,γ-谷氨酰转移酶374 U/L,碱性磷酸酶157 U/L;乙肝表面抗原149 IU/mL;甲胎蛋白21.1 ng/mL;腹部B超:慢性肝病,脾略大;肝脏FibroScan E 13.6 kPa;患者未抗乙肝病毒治疗;为进一步诊治收入院。

既往史及个人史

否认其他传染病史,否认手术外伤输血史;否认药物食物过敏史;系统回顾阴性。饮酒7～8年,平均150 g/d,常饮白酒,已戒酒1年余。

婚育史/家族史

未婚未育，否认家族遗传病史。

入院查体

神志清，全身皮肤黏膜未见异常，无肝掌，巩膜无黄染。肺听诊阴性。心率90次/分，律齐；腹平软，全腹无压痛、反跳痛，肝脾肋下未触及，双下肢无水肿。

入院后实验室检查和辅助检查

- 血常规（2020-11-18）：白细胞2.30×10^9/L，淋巴细胞4%，血红蛋白147 g/L，血小板70×10^9/L，异型淋巴细胞3/50，单核细胞20%。
- 肝肾功能（2020-11-18）：丙氨酸氨基转移酶835 U/L，天冬氨酸氨基转移酶217 U/L，碱性磷酸酶136 U/L，γ-谷氨酰转移酶336 U/L，白蛋白46 g/L，总胆红素20.7 μmol/L，直接胆红素9.7 μmol/L，尿素4.0 mmol/L，肌酐66 μmol/L。
- 甲、丙、丁、戊型病毒性肝炎抗体均阴性。
- 乙型肝炎病毒表面抗原：168.48 IU/mL，e抗体（+），e抗原阴性；HBV DNA<50 IU/mL。
- EBV DNA及CMV DNA均阴性；HIV抗体阴性。
- 自身免疫性肝病抗体谱：抗线粒体M2亚型抗体阴性，抗RO-52抗体阴性，抗肝肾微粒体抗体阴性，抗肝细胞溶质抗原I型抗体阴性，抗可溶性肝/胰抗体阴性，抗丙酮酸脱氢酶复合物（M2-3E（BPO）抗体阴性，抗可溶性磷酸化核蛋白（Sp100）抗体阴性，抗核孔膜糖蛋白（gp210）抗体阴性，抗早幼粒细胞白血病抗原（PML）抗体阴性。
- ANA抗体、ENA抗体谱、抗中性粒细胞胞浆抗体、抗心磷脂抗体、抗平滑肌抗体均为阴性。
- 免疫球蛋白：血免疫球蛋白M 0.30 g/L，血免疫球蛋白G 7.00 g/L，血免疫球蛋白A 0.88 g/L，免疫球蛋白G4 0.005 g/L。
- 铜蓝蛋白：0.144 g/L。
- 甲状腺功能正常。
- 超声（2020-11-24）：慢性肝病（早期硬化？）胆囊、胰腺、脾脏、双肾未见明显异常。颈部、锁骨上、腋下、腹股沟各处软组织内未见明显占位性病灶。
- 常规经胸心超（2020-11-24）：静息状态下经胸超声心动图未见明显异常；功能诊断：左心收缩功能正常，左心舒张功能正常。

临床关键问题及处理

关键问题1　该患者的诊断是什么，如何进一步明确？

目前入院后初步诊断为肝功能异常原因待查，分析如下。

（1）慢性HBV感染：患者HBsAg阳性，e抗原阴性，HBV DNA阴性，肝功能异常，需考虑慢性乙型肝炎病毒性肝炎，且B超提示慢性肝病、早期肝硬化可能，结合肝脏弹性超声等检查，需排查有无肝硬化导致脾大、脾功能亢进导致血小板减低可能。

（2）非嗜肝病毒感染累及肝脏：如EB病毒、巨细胞病毒等，目前检查均阴性。

（3）药物性肝损害：目前无明确依据。

（4）非酒精性脂肪肝病（NAFLD）或非酒精性脂肪肝炎（NASH）：需肝脏病理提供依据。

（5）酒精性肝病：患者有饮酒病史，需考虑。

（6）自身免疫肝病：需肝脏病理提供依据。

（7）胆汁淤积性肝病：肝功能指标不符合。

（8）遗传代谢性肝病：铜蓝蛋白降低，需排查有无Wilson病依据。

（9）血管性肝病：暂无依据。

（10）其他系统疾病累及：暂无依据。

根据诊疗思路，予以眼科会诊，提示K-F环阴性。为进一步明确诊断拟予以肝穿刺检查，肝脏病理明确诊断。

诊疗经过：病程中2020-11-25复查血小板61 × 10^9/L；经过保肝治疗，2020-11-25复查肝功能：丙氨酸氨基转移酶286 U/L，天冬氨酸氨基转移酶66 U/L，碱性磷酸酶107 U/L，γ-谷氨酰转移酶268 U/L，较前明显好转。考虑血小板仍较低，肝穿刺风险较大，予以保肝治疗，待病情稳定后再行肝穿刺活检术。2020-12-09复查肝功能：丙氨酸氨基转移酶602 U/L，天冬氨酸氨基转移酶199 U/L，碱性磷酸酶124 U/L，γ-谷氨酰转移酶290 U/L；血常规：白细胞2 × 10^9/L，血红蛋白157 g/L，血小板33 × 10^9/L；患者肝功能损害再次加重且血小板重度减少。

关键问题2　患者无明显诱因反复肝功能损害，且血小板持续性减少，临床怎么应对以明确诊断并纠正肝功能损害和血小板减少？

（1）为明确病因，完善检查明确血小板减少原因，检查结果如下。2020-12-14血小板特异性和相关性抗体阳性；铜蓝蛋白0.183 g/L正常；免疫球蛋白（2020-12-14）：IgG 7.61 g/L（↓），IgA 0.91 g/L（↓），IgM 0.46 g/L，IgG4 0.005 g/L（↓）；TBNK细胞（2020-12-14）：淋巴细胞群 16.73%（↓），$CD3^+$ 83.87%（↑），$CD4^+$ 9.08%（↓），$CD8^+$ 68.89%（↑），NK+12.17%，$CD19^+$ 3.80%（↓），CD4/CD8 0.13（↓），$CD5^+$ 82.38%，$CD20^+$ 3.50%（↓）；超声（2020-12-15）：慢性肝病，脾脏未见明显异常，门静脉、肝静脉、脾静脉未见明显异常，未见腹水（肝脏形态大小正常，包膜光滑，内实质回声增粗，分布欠均匀，肝内管道结构显示清晰）。上腹部CT（2020-12-16）：肝脾未见明显异常（图25-1）。

（2）予以升血小板治疗，阿伐曲泊帕40 mg qd口服联合血小板生成素15 000 U qd 皮下注射后，血小板较前稍有升高，2020-12-30血小板55 × 10^9/L，行B超引导下肝穿刺活检术。

（3）肝脏病理提示：肝穿刺标本显示小叶结构保留，小叶内散在点灶状坏死，门管区轻度炎症伴轻度界面肝炎，网染、Masson染色显示门管区轻度纤维化。诊断：HBeAg（－）CHB-G2S1（图25-2）。

（4）根据上述结果，不考虑肝脏原因引起血小板减少，HBeAg（－）CHB-G2S1也不能解释患者反复肝功能损害，文献常见报道的血小板减少原因如下。

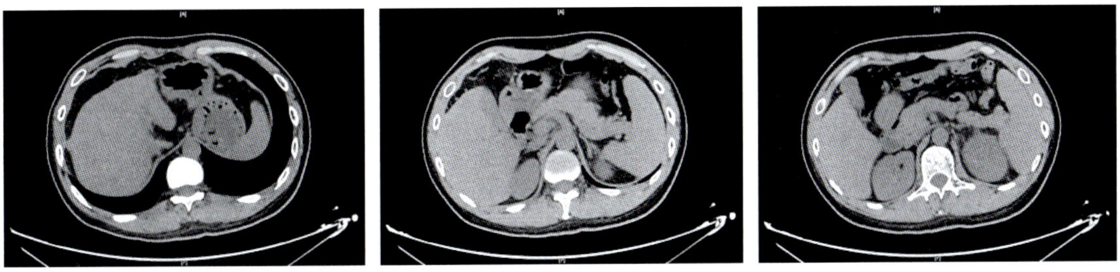

图25-1　上腹部CT：肝脾未见明显异常。

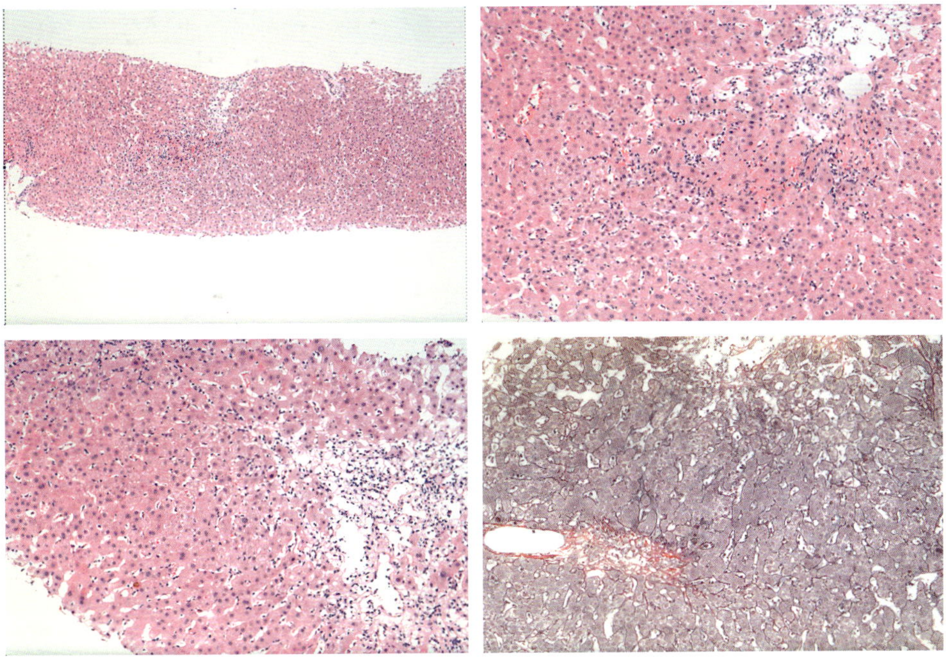

图25-2　患者肝脏病理：HBeAg（−）CHB-G2S1。

1）原发性血小板减少症（ITP）。

2）药物诱导的免疫性血小板减少症（DITP）：如肝素、奎宁、磺胺类、对乙酰氨基酚等。

3）感染性血小板减少：如HIV、HCV、EBV、幽门螺杆菌、脓毒血症及寄生虫如疟疾、巴贝虫等。

4）慢性病所致的脾功能亢进。

5）酒精性血小板减少。

6）营养不良性：缺乏维生素B_{12}、叶酸或铜等。

7）自身免疫性：系统性红斑狼疮、类风湿关节炎等。

8）妊娠、特发性血小板减少、重度子痫前期。

9）肿瘤性。

10）血栓性微血管病（TMA）：如血栓性血小板减少（TTP）、溶血尿毒综合征（HUS）等。

11）抗磷脂综合征（APS）。

12）再生障碍性贫血（AA）。

13）遗传性血小板减少症等。

进一步完善骨髓检查，骨髓流式细胞学未见明显异常；骨髓涂片：骨髓象增生轻度活跃。粒系部分有退行性变，NAP积分升高；巨核细胞增生欠活跃。骨髓病理：骨髓活检示2～3个髓腔，造血细胞约占20%，巨核细胞偶见，各系造血细胞未见明显异常，请结合临床。网状染色（－），刚果红（－），PAS（散在+）。提示：骨髓巨核系增生欠活跃。

关键问题3　目前已完善检查，根据以上检查结果，能明确诊断吗？

患者病史小结：男性，31岁；慢性HBV感染病史，HBsAg阳性，e抗原阴性，HBV DNA阴性；肝脏病理：CHB-G2S1；骨髓巨核系增生欠活跃。外周血血小板特异性和相关性抗体阳性；血IgG及IgA明显降低，B细胞数量减少；$CD8^+$ T细胞比例增加。

2021-01-20血液科就诊，根据骨髓检查结果、抗血小板抗体阳性，考虑患者白细胞、血小板减少或有免疫因素相关，诊断为原发性免疫性血小板减少症（ITP）；根据骨髓检查结果，结合近期血小板下降幅度偏快，建议丙种球蛋白治疗；若改善不明显，可给予环孢素治疗；考虑患者白细胞及血小板下降与乙肝活动无相关性。

诊疗经过：2021-01-28诊断为e抗原阴性CHB-G2S1、免疫性血小板减少症；予静注人免疫球蛋白0.4 g/kg × 3d，利可君片口服升白细胞及血小板治疗。经治疗后，2021-02-01白细胞1.18×10^9/L（↓），血红蛋白91 g/L（↓），血小板24×10^9/L（↓）。免疫球蛋白治疗效果不佳。且上述疾病不能解释反复肝功能异常原因，再次送检丁型肝炎抗体阴性。予以送检基因全外显子测序，结果为普通变异型免疫缺陷病2型（图25-3）。

检测结果

基因	染色体位置	突变信息	分型	疾病名称	遗传模式	变异来源
TNFRSF13B	Chr17:16875339	TNFRSF13B:NM_012452:exon1:c.G51C:p.Q17H	Het	Immunodeficiency; common variable; 2; OMIM[240500]; Autosomal recessive; Autosomal dominant 普通变异型免疫缺陷病2型 常染色体显性遗传 常染色体隐性遗传 Immunoglobulin A deficiency 2 OMIM[609529] 免疫球蛋白A缺乏症2型 常染色体显性遗传 常染色体隐性遗传	AD/AR	未知

图25-3　患者基因全外显子测序：普通变异型免疫缺陷病2型。

最终诊断为：① e抗原阴性慢性乙型病毒性肝炎；② 普通变异型免疫缺陷病2型：患者*TNFRSF13B*基因突变、免疫球蛋白低、B淋巴细胞减少，可伴有肝功能异常及ITP。

诊疗经过：明确诊断后，2021-2-9开始恩替卡韦0.5 mg qd口服抗乙肝病毒治疗、环孢素50 mg bid口服治疗。经过治疗后，患者肝功能正常，血小板正常（表25-1）。2022-2方案调整为：恩替卡韦0.5 mg qd口服、环孢素50 mg qd口服。

表25-1 患者肝功能、血小板及免疫球蛋白水平

日期	丙氨酸氨基转移酶（U/L）	天冬氨酸氨基转移酶（U/L）	碱性磷酸酶（U/L）	γ-谷氨酰转移酶（U/L）	血小板（$\times 10^9$/L）	IgG（g/L）	IgA（g/L）
2019-08-23					122		
2020-11-11	967	282	157	374（↑）			
2020-11-18	835	217	136	336（↑）	70	7.0（↓）	0.88（↓）
2020-11-25	286	66	107	268（↑）	61		
2020-12-09	602	199	124	290（↑）	33		
2020-12-14	356	110	110	208（↑）	34	7.61（↓）	0.91（↓）
2020-12-30	86	30	89	137（↑）	55		
2021-02-01	34	19	74	48	24		
2021-03-30					154	10.1	0.99（↓）
2021-07-23					108		
2021-10-26	32	25	114	34	136	8.51（↓）	
2022-03/-26	14	21	129	19	115		

背景知识介绍

普通变异型免疫缺陷病

原发性免疫缺陷病（primary immunodeficiency diseases，PID）是一类主要由基因突变导致免疫细胞或免疫分子缺陷，出现免疫功能降低、缺如或免疫调节功能失衡。其中，普通变异型免疫缺陷病（common variable immunodeficiency，CVID）是一种严重的初级抗体免疫缺陷病，是成人最常见的原发性免疫缺陷病。CVID发病率约1/25 000，临床表现多变，但潜在的共同点是低丙种球蛋白血症。

一、CVID相关自身免疫性疾病发病机制

CVID是一组异质性疾病，30%患者为单基因缺陷异常，也可表现为多基因遗传缺陷，相关缺陷基因主要参与：B细胞抗原的信号转导、活化、存活、迁移和向浆细胞成熟转化，导

致受体、激活因子或者共刺激因子的缺陷，都可能导致B细胞缺陷，最终导致低丙种球蛋白血症。CVID可能存在的基因缺陷可见表25-2。该病例患者为TACI缺陷，与表达记忆B细胞，参与浆细胞增殖和抗体的分泌的*TNFRSF13B*基因缺陷相关。

表25-2 导致CVID表型的遗传缺陷

缺陷类别	功能说明（编码基因）
ICOS（inducible T-cell co-stimulator）缺陷	参与B细胞抗原递呈和B细胞分化（ICOS）
BAFF（B-cell activating factor of the tumor necrosis family）受体缺陷	参与B细胞成熟（TNFRSF13C）
TACI[transmembrane activator and CAML（calcium-modulating Cyclophilin ligand）interactor]缺陷	表达于记忆B细胞，参与浆细胞增殖和抗体的分泌（TNFRSF13B）
B细胞共刺激分子缺陷	B细胞表面受体：CD19、CD21和CD81（CD19复合体）、CD20（MS4A1）、CD27（TNFRSF7）、IL21R和配体（IL21）
TWEAK（TNF-like weak inducer of apoptosis）缺陷	参与BAFF信号传导和B细胞存活（TNFSF12）
IKAROS蛋白缺陷	转录因子，参与淋巴细胞分化的主要调节因子（IKZF1）
IRF2BP2（interferon regulatory factor-2 binding protein 2）缺陷	促进淋巴细胞形成B细胞浆细胞群（IRF2BP2）
主要组织相容性基因和MSH5	IgA缺陷
与免疫调节相关的基因缺陷	
LRBA（lipopolysaccharide-responsive beige-like anchor protein）	参与B细胞增殖、活化、向浆细胞转化
CTLA-4（cytotoxic T lymphocyte antigen-4）	参与抗原提呈功能
PI3K（phosphoinositide 3-kinase）	*PIK3CD*、*PIK3R1*
NF-κB（nuclear factor kappa-B）	*NFKB1*、*NFKB2*
具有综合征特征的低免疫球蛋白血症	*PTEN*、*TRNT1*、*TTC37*、*ATP6AP1*、*PLCG2*

二、免疫细胞异常

CVID患者存在适应性和先天性免疫系统缺陷，B细胞和T细胞数量异常，CVID典型免疫缺陷与浆细胞减少有关。CVID的免疫细胞特征是B细胞分化和类开关重组失败，分化为记忆细胞和浆细胞存在缺陷，继而免疫球蛋白生成减少。尽管CVID的病理机制似乎与产生免疫球蛋白的B细胞缺陷有关，但T细胞亚群中也存在T细胞缺陷，如T调节细胞减少、$CD4^+$减少和$CD8^+$T细胞增加。表25-3描述了CVID患者存在的免疫细胞异常。

三、临床表现与诊断

CVID最常见临床表现为反复感染，如呼吸道感染、胃肠道感染等；25%患者合并自身免疫性疾病，可累及血液系统如自身免疫性细胞减少（5%～20%），典型表现为原发性免疫

表25-3 CVID患者不同免疫细胞的异常与功能

细胞类型	亚群	增加/减少
B细胞	transitional B cells	增加
	$CD21^{low}$ B细胞	增加
	IgM记忆性B细胞（$CD19^+/CD27^+$）	减少
	class switched memory B cells（$CD19^+/CD27^+/IgD^-/IgM^-$）	减少
	浆细胞	减少
T细胞	naive $CD4^+$ T细胞	减少
	effector memory $CD4^+$ T细胞	增加
	central memory $CD4^+$ T细胞	增加
	活化$CD4^+$ T细胞	增加
	Th17细胞	减少
	滤泡T辅助细胞（$CD4^+/CXCR5^+$）	增加/减少
	Treg细胞	无变化/减少
	naive $CD8^+$ T细胞	减少
	effector memory $CD8^+$ T细胞	增加
	central memory $CD8^+$ T细胞	增加
	活化$CD8^+$ T细胞	增加
	$\gamma\delta^+$ T细胞	增加
树突细胞	树突细胞	减少
单核细胞/巨噬细胞	IL-12^+单核细胞	增加
NKT细胞	自然杀伤T（NKT）细胞	无变化
iNKT细胞	恒定自然杀伤T（iNKT）细胞	减少
固有淋巴细胞（ILC）	IL-17^+CD127^+Thy-1^+ Lin^-细胞	减少
	Lin^-CD127^+细胞分泌IFN-γ、IL-17A和IL-22	增加
	$CD3^-CD16^+CD56^+CD28^+$ NK细胞	增加
	$CD3^-CD16^+CD56^+CD28^-$ NK细胞	减少

性血小板减少（ITP），自身免疫性溶血；合并胃肠道疾病如恶性贫血、萎缩性胃炎、自身免疫性肠病等，皮肤如脱发、白癜风、银屑病等，合并内分泌系统如甲状腺功能亢进、胰岛素依赖型糖尿病等，及其他如系统性红斑狼疮、抗磷脂综合征、多发性硬化、恶性淋巴瘤等。CVID

常见诊断年龄为20～50岁，通常既往有提示免疫异常的病史。最新国际共识（ICON）与欧洲免疫缺陷学会（ESID）的诊断标准有所不同（图25-4）。

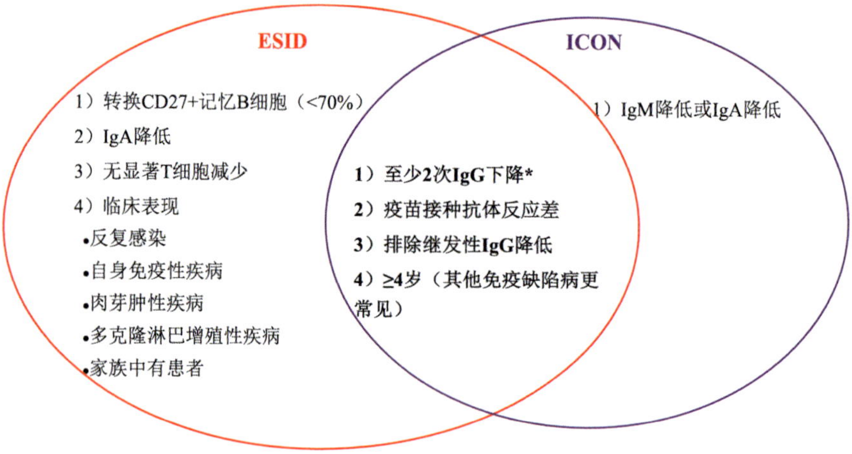

图25-4 CVID诊断标准：ESID，欧洲免疫缺陷学会；ICON，最新国际共识；Ig，免疫球蛋白；*免疫球蛋白降低的标准：2次间隔3周以上的检测IgG水平低于年龄相关的参考值2SD。

临床CVID诊断流程可参照图25-5。

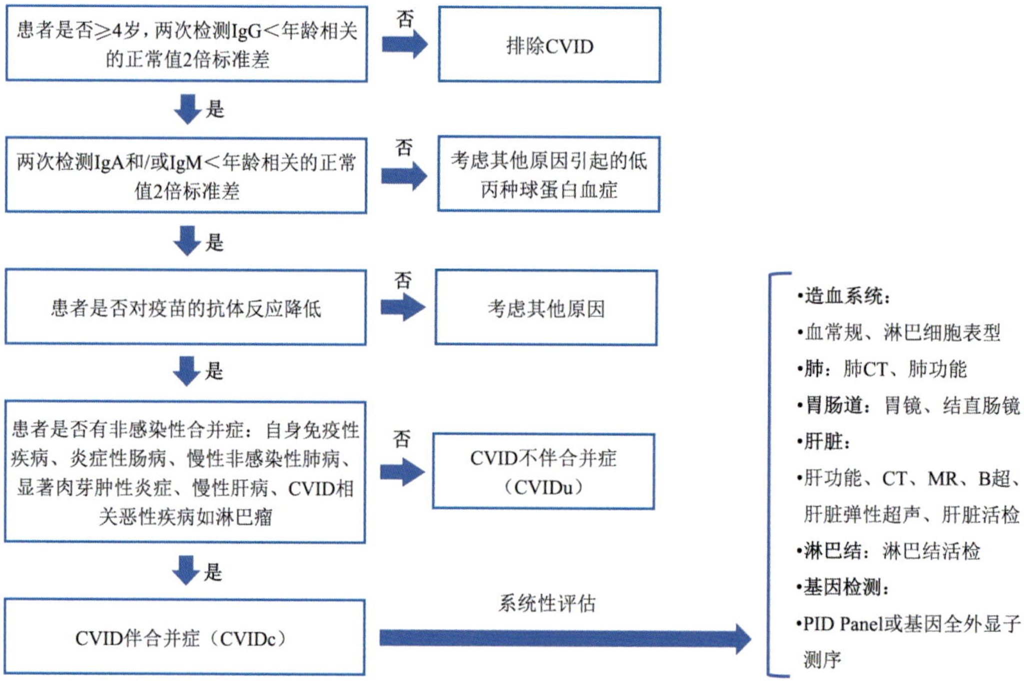

图25-5 推荐CVID诊断流程。

四、CVID与肝病

10% ～ 40% CVID患者存在肝脏受累。已报道的CVID肝脏累及因素包括感染、自身免疫反应、淋巴细胞增殖性疾病和恶性肿瘤、肉芽肿、炎性细胞浸润和肝内胆管梗阻等。此外，CVID患者的肝损伤与胃肠道炎症性疾病密切相关，提示肠肝轴的致病作用。CVID肝脏累及可表现为碱性磷酸酶（ALP）升高、结节再生增生（NRH）、肝硬化和门脉高压等，部分CVID患者可能会发展成肝癌。CVID患者输注免疫球蛋白可引起丙型肝炎病毒感染，从而造成肝功能异常。

CVID肝脏受累的患者可能无症状，也可表现为疲劳、恶心、呕吐、黄疸、瘙痒、腹水、水肿、肝肿大、脾肿大和食管静脉曲张等。临床上，可诊断为慢性肝炎、自身免疫性肝炎、PBC、原发性硬化性胆管炎（PSC）、继发于隐源性肝病的肝肺综合征、门脉高压、肝硬化，甚至肝衰竭。CVID患者有低丙种球蛋白血症，特异性自身抗体水平通常较低或检测不到。因此，CVID中特定肝脏疾病的诊断可能很困难，通常需要肝活检。表25-4总结了CVID肝脏受累的临床表型。

CVID患者肝脏活检指征包括肝酶升高、肝肿大和/或脾肿大等。活检典型表现为轻度门静脉和轻度至中度小叶慢性炎症，伴有轻微或无界面活动，浆细胞缺失或浆细胞数量显著减少。浆细胞缺失是CVID患者肝脏病理的特征性表现。

表25-4　CVID累及肝脏的临床表现、实验室和检查结果及可能原因

临床症状	实验室检验异常	肝脏检查异常	肝脏受累可能原因
A：无症状	A：肝功能异常	A：影像学异常	• 感染*
B：有临床症状	• ALP、γ-GT升高	• B超、CT或MRI提示肝脏结构改变	• 自身免疫性疾病
• 疲乏	• ALT、AST及胆红素升高	• 内镜发现食管静脉曲张	• 淋巴细胞增生
• 恶心	• 白蛋白降低	B：肝脏组织学改变	• 恶性肿瘤
• 呕吐	B：凝血功能异常	• 非特异性炎症	• 代谢异常（铜、铁或脂肪沉积）
• 黄疸	• PT、APTT延长	• NRH肝结节再生性增生	• 药物性因素
• 瘙痒	• 纤维蛋白原降低	• 肉芽肿	• 毒物
• 腹水		• 门静脉高压	• 酒精性
• 水肿		• 肝脏纤维化	
• 肝肿大			
• 脾肿大			
• 食管静脉曲张引起的消化道出血			

*感染包括细菌、寄生虫、肝炎病毒A ～ G、EB病毒、CMV、HIV等。

五、治疗与预后

低免疫球蛋白血症是CVID感染的主要潜在原因。免疫球蛋白替代疗法和抗感染治疗是CVID的主要临床手段，还需要对其他并发症进行治疗。CVID主要治疗方法为静脉注射免疫球蛋白（IVIG）或皮下注射免疫球蛋白（SCIG）。推荐剂量为0.4 ～ 0.6 g/kg静脉注射，每3 ～ 4周0.4 ～ 0.6 g/kg或0.1 ～ 0.2 g/kg皮下注射，每周0.1 ～ 0.2 g/kg，以维持血免疫球蛋白IgG水平高于7 g/L。使用血源性免疫球蛋白时，需警惕可能发生血源性传播性感染。

免疫球蛋白似乎不能预防或治疗非感染性炎症并发症，如功能性和结构性肺病、自身免疫、肉芽肿性疾病或癌症或淋巴瘤的发展。自身免疫性和炎症性并发症通常很难治疗。虽然自身免疫性血小板减少症和溶血性贫血等自身免疫性细胞减少症可能会对大剂量免疫球蛋白和/或糖皮质激素产生反应，利妥昔单抗注射液、血小板生成素受体激动剂可用于治疗血细胞减少症。脾切除术可用于脾脏肿大或淋巴瘤患者。

CVID患者炎症性肠病的治疗与免疫功能正常的患者相似，包括抗生素（如甲硝唑、替硝唑、环丙沙星）、5-氨基水杨酸和/或非口服吸收类固醇（如布地奈德），但这些治疗在CVID患者中似乎不太成功。低剂量皮质类固醇激素如泼尼松10 mg/d低剂量下使用，更高的剂量可能会导致严重的感染风险。免疫调节剂（如硫唑嘌呤或6-巯基嘌呤）、生物制剂（如英夫利昔单抗）等对严重肠病有一定疗效。

对于肉芽肿性疾病患者，糖皮质激素是最常用的药物；其他疗法包括环磷酰胺、羟基氯喹、利妥昔单抗和甲氨蝶呤，但效果有限。硫唑嘌呤、环孢素、霉酚酸酯、西罗莫司、英夫利昔单抗和沙利度胺，部分患者或治疗无反应。部分CVID患者，实施造血干细胞移植（HSCT）治疗后，预后有所改善，但大部分患者预后不佳。

CVID确诊后，20年生存率男性患者为64%，女性患者为67%。男性和女性的中位死亡年龄分别为42岁和44岁，肺衰竭、淋巴瘤、癌症和严重感染是主要死亡原因。CVID的预后取决于多种因素，包括发病和诊断年龄、诊断延迟、恶性肿瘤，以及外周血IgG和B细胞计数的初始水平。非感染性并发症，如肉芽肿、胃肠道和肝脏受累，以及肺部疾病可能表明预后不良。

点评

CVID是一类低免疫球蛋白血症为特征的疾病，包括反复感染、自身免疫性疾病、多发性硬化、恶性肿瘤等。文献报道10% ～ 40%患者有肝脏累及，主要表现为血碱性磷酸酶升高、结节再生增生（NRH）、肝硬化和门脉高压等。该患者基础疾病为慢性乙型病毒性肝炎，有饮酒病史，表现为反复发作肝功能异常、血细胞减少，诊断时需考虑慢性HBV感染及酒精性肝病。病程中经过肝脏活检、肝脾B超、骨髓检查等排除慢性HBV感染导致，临床考虑与免疫性致病因素有关。同时发现有不明原因低球蛋白血症及B淋巴细胞。进一步基因检测发现*TNFRSF13B*基因突变，确诊为CVID。我们希望通过对这一病例的描述，成人肝病科或感染科医生能够多了解有遗传性疾病背景的成人肝病，从而对临床诊治过程提供帮助。

（于 洁 阮巧玲 李 谦 张继明）

参·考·文·献

[1] Lee Theodore K, Gereige Jessica D, Maglione Paul J. State-of-the-art diagnostic evaluation of common variable immunodeficiency[J]. Ann Allergy Asthma Immunol, 2021, 127(1): 19–27.

[2] Xiao X, Miao Q, Chang C, et al. Common variable immunodeficiency and autoimmunity — an inconvenient truth[J]. Autoimmun Rev, 2014, 13(8): 858–864.

[3] Cunningham-Rundles C. Common variable immune deficiency: Dissection of the variable[J]. Immunol Rev, 2019, 287(1): 145–161.

[4] Yazdani R, Habibi S, Sharifi L, et al. Common Variable Immunodeficiency: Epidemiology, Pathogenesis, Clinical Manifestations, Diagnosis, Classification, and Management[J]. J Investig Allergol Clin Immunol, 2020, 30(1): 14–34.

[5] Song J, Lleo A, Yang GX, et al. Common Variable Immunodeficiency and Liver Involvement[J]. Clin Rev Allergy Immunol, 2018, 55(3): 340–351.

[6] Daniels JA, Torbenson M, Vivekanandan P, et al. Hepatitis in common variable immunodeficiency[J]. Hum Pathol, 2009, 40(4): 484–488.

26

以发热伴多浆膜腔积液为表现的 Castleman 病

题记

Castleman病(Castleman disease, CD)又称巨大淋巴结增生症或血管滤泡性淋巴组织增生，是一类罕见的、具有特征性病理改变、高临床异质性的淋巴增生性疾病。本例患者以发热伴多浆膜腔积液为主要表现，临床主要问题为多浆膜腔积液、高凝状态和肾功能异常。最终通过淋巴结活检诊断明确为Castleman病。

病史摘要

入院病史

患者，男性，52岁，2021-11-18收入我科。

主诉

腹胀1月余，发热3周，咳嗽、咳痰5天。

现病史

患者2021-10-15无明显诱因下出现腹胀，当时患者未予重视，10-28开始出现发热，体温最高38.5℃，伴畏寒，腹胀进行性加重，无头痛、头晕，无胸闷、气喘，无咳嗽、咳痰，无恶心、呕吐，无腹痛、腹泻，无关节疼痛或新发皮疹。11-09患者就诊于某三甲医院，血常规：红细胞 3.77×10^{12}/L，血红蛋白104 g/L；炎症指标：血沉17 mm/h，全血C-反应蛋白169 mg/L(↑)，降钙素原1.02 ng/mL；肝功能：丙氨酸氨基转移酶22 U/L，天冬氨酸氨基转移酶29 U/L，白蛋白25 g/L(↓)；肾功能：肌酐102 μmol/L(↑)；国际标准化比值1.21；血培养回报阴性。自身抗体均阴性。结核杆菌γ-干扰素检测阴性。脑脊液常规：无色透明，白细胞0；生化：糖4.4 mmol/L，蛋白质276 mg/L。B超显示左肾小结石。肺部CT：右肺中叶钙化灶，炎性纤维灶，两肺胸腔少量积液。胃镜：慢性非萎缩性胃炎伴糜烂。肠镜：直结肠多发息肉。腋窝淋巴结活检显示坏死性淋巴结炎。予以哌拉西林/他唑巴坦、米诺环素、亚胺培南抗感染，复方甘草酸苷(美能)保肝,艾司奥美拉唑护胃等治疗。患者症状无明显好转,仍有反复发热,为进一步明确发热原因,收入我科。

患病以来,患者精神好,胃纳可,睡眠好,大小便正常,无体重明显下降。

既往史及个人史

患者否认有肝炎、结核等传染病史。否认手术史。否认输血史。否认食物、药物过敏史。接种新冠疫苗2剂。各系统回顾无特殊。出生于原籍。否认疫区接触史、否认疫情接触史。否认化学性物质、放射性物质、有毒物质接触史。否认吸毒史。否认吸烟史。否认饮酒史。否认冶游史。否认家族遗传病史。否认家族肿瘤史。

入院查体

体温36.8℃,心率80次/分,呼吸20次/分,血压129/81 mmHg,身高175 cm,体重70 kg。神志清楚,发育正常,营养好,回答切题,自动体位,查体合作,步入病房,全身皮肤黏膜未见异常,无肝掌,全身浅表淋巴结无肿大。未见皮下出血点,未见皮疹。头颅无畸形,眼睑正常,睑结膜未见异常,巩膜无黄染。双侧瞳孔等大等圆,对光反射灵敏,耳郭无畸形,外耳道无异常分泌物,无乳突压痛。外鼻无畸形,鼻通气良好,鼻中隔无偏曲,鼻翼无扇动,两侧鼻旁窦区无压痛,口唇无发绀。双腮腺区无肿大,颈软,无抵抗,颈静脉无怒张。气管居中,甲状腺无肿大。胸廓对称无畸形,胸骨无压痛。双肺呼吸音清晰,未闻及干、湿啰音。心率80次/分,律齐。腹膨隆,腹壁软,全腹无压痛,无肌紧张及反跳痛,肝脾肋下未及,肝肾脏无叩击痛,肠鸣音4次/分。移动性浊音阴性。肛门及外生殖器未见异常,脊柱、四肢无畸形,关节无红肿,无杵状指(趾),双下肢轻度凹陷性水肿。肌力正常,肌张力正常,生理反射正常,病理反射未引出。

入院后实验室检查和辅助检查

- 血常规:白细胞8.04×10^9/L,中性粒细胞73.9%,单核细胞10.3%(↑),血红蛋白105 g/L(↓),血小板166×10^9/L(↓)。
- 尿常规:红细胞计数63.5/μL(↑),红细胞信息:非均一性红细胞(?),白细胞脂酶阴性,上皮细胞计数5.5/μL(↑),潜血微量,白细胞计数9.2/μL,pH 5.0(↓),管型计数4.44/μL(↑),病理性管型阴性。
- 尿蛋白定量:尿总蛋白1.58 g/L,尿总蛋白2.21 g/24 h(↑),尿量1.400 L/24 h。
- 肝功能:丙氨酸氨基转移酶40 U/L,天冬氨酸氨基转移酶49 U/L(↑),总胆红素8.8 μmol/L,直接胆红素3.9 μmol/L,碱性磷酸酶250 U/L(↑),γ-谷氨酰转移酶83 U/L(↑),白蛋白31 g/L(↓),球蛋白29 g/L,二氧化碳结合力22.1 mmol/L。
- 肾功能:尿素7.4 mmol/L,尿酸0.386 mmol/L,肌酐118 μmol/L(↑),eGFR(MDRD公式计算)60.0 mL/min(↓)。
- 电解质:钠135 mmol/L(↓),氯化物99 mmol/L,钾3.7 mmol/L,血镁0.63 mmol/L(↓),血钙2.06 mmol/L(↓),无机磷1.04 mmol/L。
- 凝血功能:凝血酶时间15.8秒,纤维蛋白原降解产物255.1 μg/mL(↑),部分凝血活酶时间39.6秒（↑），国际标准化比值1.35（↑），D–二聚体>70.40FEUmg/L（↑），纤维蛋白原定量3.6 g/L（↑），凝血酶原时间15.0秒（↑）。

- 炎症指标：血沉19 mm/h（↑），C–反应蛋白100.88 mg/L（↑），降钙素原1.51 ng/mL（↑），白介素–6 24.63 pg/mL（↑），铁蛋白928.00 ng/mL（↑），乳酸脱氢酶160 U/L，nCD64 0.52，白介素–2受体2253 U/mL（↑）。
- 免疫球蛋白：IgM 0.43 g/L，IgG 11.70 g/L，IgA 1.38 g/L，IgG4 0.741 g/L。
- 补体：补体C4 0.320 g/L，补体C3 1.130 g/L（↓）。
- 血培养（–）。
- 病原学相关指标：巨细胞病毒IgM抗体（–），G试验（–），EBV DNA（全血）4.17×10^3 copies/mL（↑），EBV DNA（血浆）低于检测下限，血乳胶凝集试验（–），血GM试验（–），结核分枝杆菌特异性细胞免疫反应检测（–）。
- 肿瘤标志物：糖类抗原125 31.90 U/mL（↑），余指标均阴性。
- 自身抗体均阴性。
- 血、尿免疫固定电泳阴性。
- B超：肝脏、胆囊、胰腺、脾脏、双侧输尿管、膀胱未见明显异常。双肾未见明显异常。双下肢动脉血流通畅，未见明显异常。双侧胸腔少至中量积液。腹腔少–中等量积液。双侧颈部、锁骨上及腋下多发淋巴结肿大，部分形态欠规则。双侧腹股沟区未见明显异常肿大淋巴结及未见明显占位。后腹膜大血管周围未见明显肿大淋巴结。双下肢伴行深静脉未见明显血栓。
- 头颅MR增强：双侧额顶叶少许小缺血灶；两额颞部硬脑膜稍增厚。
- 胸部CT平扫：左肺上叶及双肺下叶炎症，右肺中叶内段钙化灶；纵隔腋窝多发淋巴结，双侧胸膜腔、心包较多积液；右侧腋窝区低密度灶。附件腹膜腔较多积液。
- 腹水常规：淡黄色，有核细胞28×10^6/L，透明度微浑，间皮细胞7.14%，红细胞270×10^6/L，淋巴细胞71.43%，李凡它试验1+，中性粒细胞21.43%；腹水生化：总蛋白24 g/L。

入院后诊疗经过

患者入院后虽然结核分枝杆菌特异性细胞免疫反应检测结果阴性，但结合患者有反复发热病史，入院后查有胸腹腔积液，全身浅表多发淋巴结肿大，11–19 ～ 11–26予以异烟肼0.6 g qd，利福平0.45 g qd，左氧氟沙星0.5 g qd联合利奈唑胺0.6 g qd诊断性抗结核治疗。经治疗，患者仍有反复低热（图26–1），复查炎症指标无明显好转，D–二聚体进行性升高，胸腹腔积液无吸收。

临床关键问题及处理

关键问题1　患者诊断性抗结核治疗后，仍有反复发热伴多浆膜腔积液，实验室检查显示贫血、D–二聚体明显升高和肾功能损害，诊断和治疗方面应如何考虑和调整？

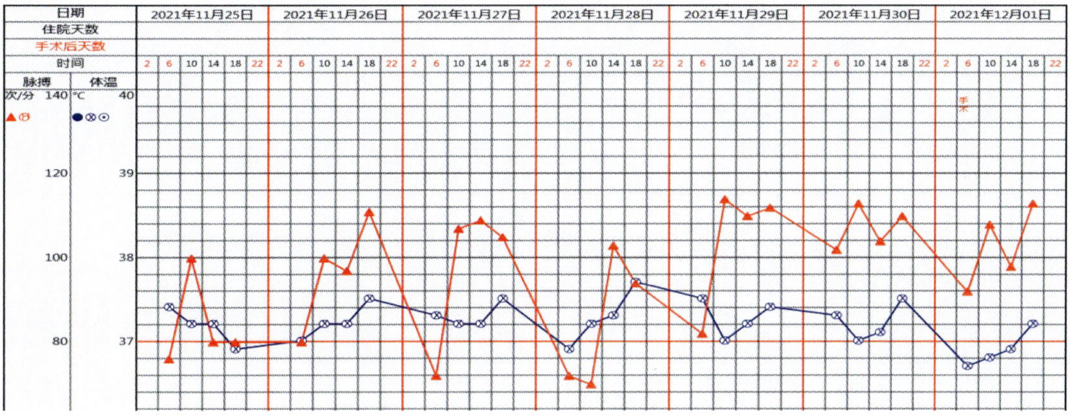

图26-1　诊断性抗结核治疗期间体温变化。

患者入院后仍有反复发热，每日体温峰值波动于37.5～38℃，除此之外，还存在以下问题。① 多浆膜腔积液：患者入院后查B超提示胸腹腔积液，行腹腔穿刺术，腹水常规：淡黄色，有核细胞28×10^6/L，透明度：微浑，间皮细胞7.14%，红细胞270×10^6/L，淋巴细胞71.43%，李凡它试验1+，中性粒细胞21.43%；腹水生化：总蛋白24 g/L。腹穿后患者出现腹壁出血，复查血红蛋白60 g/L（腹穿前血红蛋白76 g/L），2021-12-08患者右下腹有压痛，完善下腹部CT显示盆腔右侧血肿（图26-2）。外科会诊建议先内科止血治疗，若有活动性出血，保守治疗无效或血肿继发感染考虑手术治疗。共输血6个单位红细胞悬液后血红蛋白有所上升，血肿未进一步增大。再次行胸腔穿刺后，胸腔积液同样显示为血性胸腔积液，胸腔穿刺置管后胸腔积液由黄色转为洗肉水样。进一步完善骨髓穿刺，骨髓涂片和流式未见明显异常。② 高凝状态：患者入院后查D-二聚体>70 FEU mg/L，予低分子肝素1支q12h皮下注射（11-20～11-29），11月29日行腹穿后因出现腹壁有出血表现停用。停药后，D-二聚体再次升高，因患者病程中反复出现穿刺后血性胸腔积液、腹水，盆腔右侧血肿，腹腔穿刺置管渗血，右侧腋窝下囊性包块需要行穿刺明确诊断等各种原因，低分子肝素治疗反复中断，12-16起因患者血红蛋白水平逐渐稳定（维持于80～90 g/L），开始低分子肝素1支qd皮下注射治疗。③ 肾功能不全：患者入院时肌酐118 μmol/L（↑），并进行性升高，最高时达185 μmol/L。结合上述3点，诊断考虑免疫系统疾病（如血管炎）或血液系统疾病可能，进一步明确诊断需要有病理学依据。因患者国

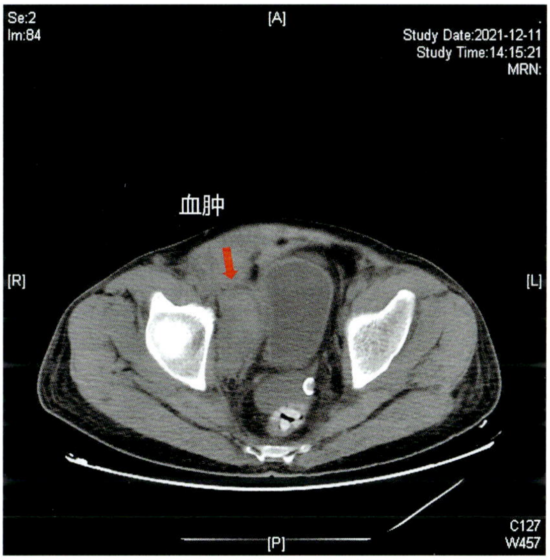

图26-2　腹部CT。

际标准化比值高，血小板偏低，盆腔右侧血肿形成，肾穿刺的风险较大，故选择右侧腋下淋巴结行活检。同时完善骨髓穿刺，骨髓涂片和流式均未见明显异常。在等待病理活检报告回报的同时，治疗上，2021-12-09起予甲泼尼龙40 mg q12h ivgtt治疗，12-13起予丙种球蛋白25 g qd治疗5天。因患者存在肠壁和肠系膜水肿，发生肠道菌群移位风险高，且有盆腔血肿及胸腔积液、腹水，降钙素原升高，经验性给予哌拉西林/他唑巴坦2.25 g q6h ivgtt联合利奈唑胺600 mg q12h口服治疗（考虑患者肠杆菌科和肠球菌感染风险高）。

经治疗，患者体温逐渐平稳，肌酐和D-二聚体有缓慢下降的趋势，血小板一度好转，但后又出现下降趋势（图26-3）。淋巴结活检病理回报：(右侧腋下前哨淋巴结）反应性增生伴生发中心萎缩，伴血管显著增生。分子病理结果：EBER（−）；免疫组化结果：BCL2（部分+），BCL6（少+），CD23（少+），CD21（少+），CD34（血管+），CD138（少+），Kappa（少+），λ（少+），Ki67（15%），CD20（部分+），CD2（部分+），CD10（少+），CD68（部分+），CD1a（−），S-100（部分+），CD30（少+），CK（−），PAX-5（部分+）。

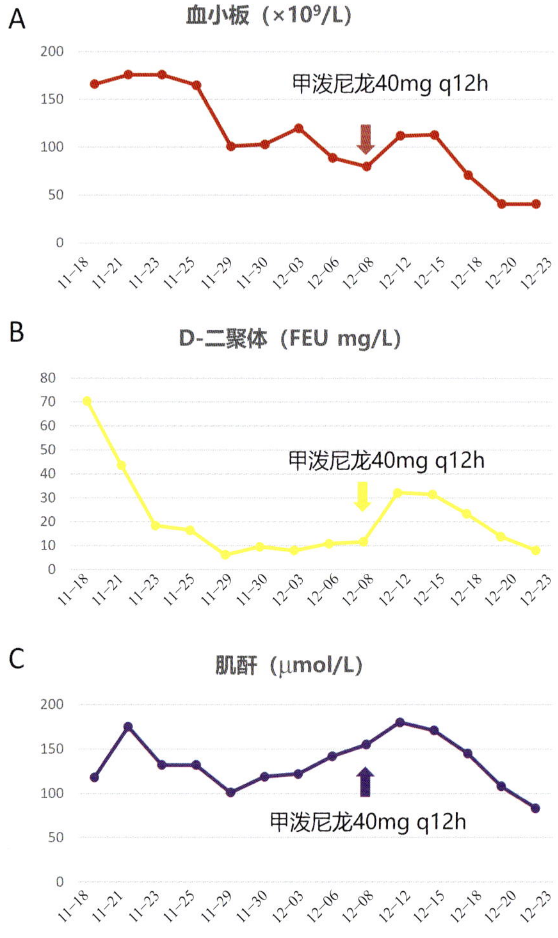

图26-3　患者实验室指标变化（A. 血小板；B. D-二聚体；C. 肌酐）。

关键问题2　患者淋巴结活检病理回报反应性增生伴生发中心萎缩，伴血管显著增生。激素治疗后部分指标较前好转，但仍有部分指标不稳定，下一步应如何考虑？

患者目前的疾病累及多系统和器官，激素治疗有一定疗效。结合淋巴结病理结果，初步考虑Castleman病可能，进一步完善血血管内皮生长因子、人类疱疹病毒8型（HHV-8）及其他病原体检测，腹水沉渣流式细胞学检查以排除淋巴瘤。患者腹水流式见FSC/SSC较大的$CD45^{+}strCD30^{+}$的T淋巴细胞占有核细胞的3.53%：$CD3^{+}CD4^{+}$part $CD8^{+}CD5^{+}CD7^{+}CD2^{+}$。血HHV-8阴性，外周血mNGS未提示有其他病原体，血VEGF回报：750.7（参考范围0～142），支持Castleman病。淋巴结活检标本送瑞金医院病理科会诊，结果仍符合Castleman病。患者转入血液科进一步治疗，2021-12-25开始予R-COP方案化疗：利妥昔单抗600 mg+环磷酰胺1.0 g+长春地辛4 mg+甲泼尼龙60 mg D1-D5，2022-2-24再次予利妥昔单抗600 mg+甲泼尼龙60 mg治疗，目前病情平稳。

背景知识介绍

Castleman病（Castleman disease，CD），又称巨大淋巴结增生症或血管滤泡性淋巴组织增生，是一类罕见的、具有特征性病理改变、高临床异质性的淋巴增生性疾病。

根据淋巴结受累区域的不同，可将CD分为单中心型CD（unicentric CD，UCD）和多中心型CD（multicentric CD，MCD）（图26-4）。UCD的病理类型以透明血管型CD多见，但有10%～30%的患者为浆细胞型CD或混合型CD。大多数UCD患者无伴随症状，少数患者伴淋巴结压迫症状、全身症状（如发热、盗汗、贫血等）和合并副肿瘤天疱疮等。MCD以浆细胞型CD和混合型CD多见。MCD患者往往还伴有发热、盗汗、乏力、体重下降、贫血、肝功能不全、肾功能不全、容量负荷过多（全身水肿、胸腔积液、腹水等）等全身表现。根据是

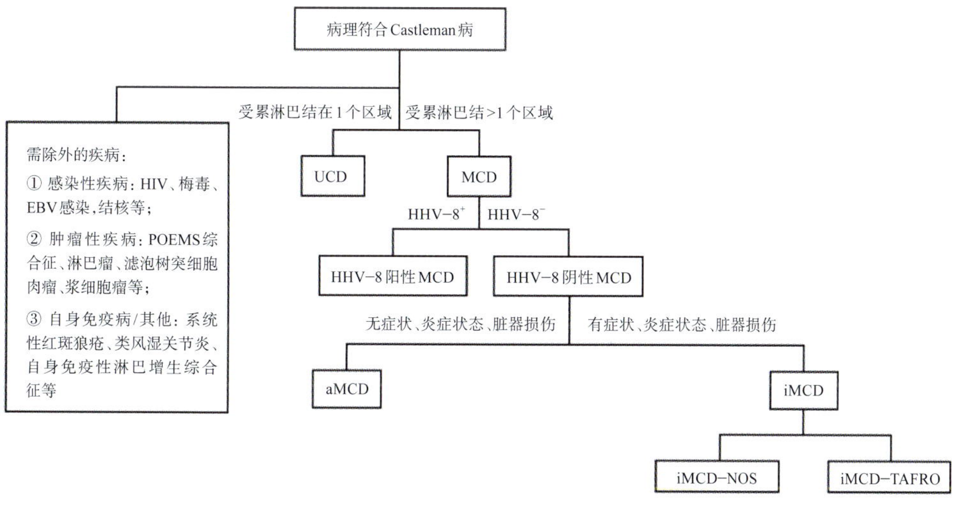

图26-4　Castleman病的临床分型。

否感染HHV-8，MCD可进一步分为HHV-8阳性MCD及HHV-8阴性MCD。HHV-8阴性MCD又可以进一步分为无症状性MCD（aMCD）和特发性MCD（iMCD）。iMCD还可以进一步分为iMCD-非特指型和iMCD-TAFRO亚型。

有多种疾病（包括恶性肿瘤、感染性疾病及自身免疫性疾病等）也会伴发淋巴结的“Castleman样”病理改变。因此，诊断CD的第一步是排除可能会伴发类似CD淋巴结病理改变的相关疾病，包括（但不限于）感染性疾病（如HIV、梅毒、EB病毒感染、结核等）、肿瘤性疾病（如POEMS综合征、淋巴瘤、滤泡树突细胞肉瘤、浆细胞瘤等）、自身免疫性疾病（如系统性红斑狼疮、类风湿关节炎、自身免疫性淋巴细胞增生综合征等）。

诊断CD的第二步是根据全身查体和影像学检查明确淋巴结受累范围，将患者分型为UCD和MCD。淋巴结病理检查是CD诊断的金标准。CD的病理诊断推荐病变淋巴结完整或部分切除。病理形态上，CD可分为透明血管型CD（HV-CD），浆细胞型CD（PC-CD）及混合型CD（mixed type of CD）。HV-CD镜下形态改变主要包括淋巴滤泡增多、生发中心缩小、套细胞区增宽及滤泡间区血管增生。PC-CD镜下可见HV-CD样淋巴滤泡，但部分病例或部分病灶的滤泡生发中心萎缩不明显，甚至出现生发中心增生或扩大，伴有数量显著增多的浆细胞浸润，部分病例可表现为滤泡间区弥漫性、致密的浆细胞增生并完全取代滤泡间区正常结构。对于MCD患者，可根据淋巴结组织病理的LANA-1免疫组化染色和/或外周血中HHV-8 DNA检测结果判断是否为HHV-8阳性，如果前述两项检测中任一阳性即可诊断为HHV-8阳性MCD；若无HHV-8感染证据，则诊断为HHV-8阴性MCD。

对于有可能完整切除病灶的UCD患者，首选外科手术完整切除病灶。绝大多数UCD患者在病灶完整切除后可以达到治愈，极少数病例可能复发。

HHV-8阳性MCD可以采用利妥昔单抗为基础的治疗（如利妥昔单抗 ± 脂质体阿霉素/阿霉素 ± 糖皮质激素）。aMCD可以进行观察随诊。iMCD依据危险度分层采取不同的治疗策略。

点评

Castleman病是一类罕见的、具有特征性病理改变、高临床异质性的淋巴增生性疾病。本文患者以多浆膜腔积液和肾功能损害为主要表现，淋巴结肿大并不突出，属于罕见疾病的少见表现，易被误诊。本病例在细致排除了如结核感染、自身免疫性疾病等发热伴多浆膜腔积液的常见病因后，通过多学科讨论敏锐地注意到本病的可能，最终通过淋巴结活检获得确诊。

本病例对普通内科医生尤其是肝病、感染科医生更好地了解Castleman的疾病特征，扩展腹水病因诊断的思路颇有借鉴。

（喻一奇　张咏梅　毛日成　虞胜镭　陈　澍）

参·考·文·献

[1] Fajgenbaum D C, Uldrick T S, Bagg A, et al. International, evidence-based consensus diagnostic criteria for HHV-8-negative/idiopathic multicentric Castleman disease[J]. Blood, 2017, 129(12): 1646-1657.

[2] 中华医学会血液学分会淋巴细胞疾病学组，中国抗癌协会血液肿瘤专业委员会，中国Castleman病协作组.中国Castleman病诊断与治疗专家共识(2021年版)[J]. 中华血液学杂志，2021，42(7): 6.

[3] Dong Y, Wang M, Nong L, et al. Clinical and laboratory characterization of 114 cases of Castleman disease patients from a single centre: paraneoplastic pemphigus is an unfavourable prognostic factor[J]. British Journal of Haematology, 2015, 169(6): 834-842.

[4] Rhee F V, Oksenhendler E, Srkalovic G, et al. International evidence-based consensus diagnostic and treatment guidelines for unicentric Castleman disease[J]. Blood Advances, 2020, 4(23): 6039-6050.

27

红细胞生成性原卟啉病导致的反复腹痛伴肝功能异常

题记

本例患者因反复腹痛伴肝功能异常就诊，外院肝脏病理考虑卟啉病，但基因检测为阴性，保肝治疗效果不佳。后转我院进一步诊疗，外送血浆荧光检测及再次外送基因检测后，确诊患者为红细胞生成性原卟啉病，经过调整治疗方案，患者腹痛缓解，肝功能等指标也较前好转。卟啉病是罕见病，多数临床医生的诊治经验有限，分享其诊疗过程有一定借鉴意义。

病史摘要

入院病史

患者，女，55岁，2021-10-18入我院。

主诉

反复腹痛、皮肤黄染4月余，再发腹痛10天。

现病史

患者2021-06中旬无明显诱因出现全腹痛，中下腹为主，变换体位后无缓解，伴头晕、乏力，伴皮肤稍黄染，不伴发热、恶心、呕吐、腹胀、腹泻、皮肤瘙痒等不适。患者至当地诊所就诊，按"胃炎"予输液治疗等（具体不详），症状无明显缓解。患者遂于06-28当地就诊，肝功能：丙氨酸氨基转移酶335 U/L，天冬氨酸氨基转移酶171 U/L，总胆红素44.8 μmol/L，直接胆红素30.6 μmol/L，碱性磷酸酶336 U/L，γ-谷氨酰转移酶700 U/L，白蛋白49 g/L；腹部B超：肝胆胰脾声像图未见明显异常；腹部CT平扫：肝S6段小囊肿可能。予相关治疗（具体不详）后无缓解。患者至当地另一家医院就诊，肝功能：丙氨酸氨基转移酶230 U/L，天冬氨酸氨基转移酶321 U/L，总胆红素77.6 μmol/L，直接胆红素59.9 μmol/L，碱性磷酸酶473 U/L，γ-谷氨酰转移酶2 387 U/L，白蛋白40 g/L；胃镜提示慢性萎缩性胃炎

(C2)伴糜烂;腹部B超示左肾多发囊肿,双肾多发结石。予抗感染、解痉、保肝等治疗后腹痛稍缓,但仍间断发作,伴皮肤黄染加深,巩膜出现黄染。遂于07-07再次就诊,肝功能:丙氨酸氨基转移酶426 U/L,天冬氨酸氨基转移酶518 U/L,总胆红素292 μmol/L,直接胆红素170 μmol/L,碱性磷酸酶559 U/L,γ-谷氨酰转移酶2 737 U/L,白蛋白43 g/L,予屈他维林解痉,熊去氧胆酸、腺苷蛋氨酸等保肝退黄,红光治疗改善肝脏循环等治疗后,患者腹痛症状好转,但肝功能相关指标仍欠佳,丙氨酸氨基转移酶波动于300 U/L左右,天冬氨酸氨基转移酶波动于200 U/L左右,总胆红素波动于300 μmol/L左右,直接胆红素波动于200 μmol/L左右,γ-谷氨酰转移酶波动于2 000 U/L左右,碱性磷酸酶波动于500 U/L左右,于07-13行肝脏穿刺,结果:(肝穿刺组织)轻度慢性肝炎(G2S2)伴中度淤胆,并于毛细胆管、肝巨噬细胞(枯否细胞)及细胆管内见多量的深棕色色素沉积,偏振光下见"马耳他十字"样形态,考虑卟啉病,建议行基因检测进一步明确。07-16外送基因检测,基因检测结果:未检测到明确与临床表型相关的致病/疑似致病性变异。患者因腹痛症状缓解,遂出院,出院后继续熊去氧胆酸、腺苷蛋氨酸等药物保肝退黄,其间患者仍偶有腹痛,疼感较轻,性质大致同前。患者10天前无明显诱因再次出现剧烈腹痛,右下腹为甚,不伴发热、恶心、呕吐、腹胀、腹泻等,再次至当地医院就诊,肝功能:丙氨酸氨基转移酶197 U/L,天冬氨酸氨基转移酶143 U/L,总胆红素251 μmol/L,直接胆红素138 μmol/L,碱性磷酸酶418 U/L,γ-谷氨酰转移酶1 970 U/L,白蛋白38 g/L。予屈他维林解痉,熊去氧胆酸、腺苷蛋氨酸等保肝退黄,红光治疗改善肝脏循环、奥美拉唑抑酸护胃等治疗后,患者仍右下腹疼痛,食欲、食量差,尿黄如浓茶样。现为进一步诊治,遂于我院就诊。

患病以来患者精神、食欲欠佳,睡眠差,大便正常,小便黄如浓茶样,体重下降约5～10斤。

既往史

反复头痛10余年,长期口服"酚氨咖敏"治疗。10余年前体检发现"肾结石",无不适,未特殊处理。6年前因"先天性心脏病"行"房间隔缺损封堵术",术前血压收缩压高达220 mmHg,术后口服降压药物一年,血压正常,遂自行停药,患者入院血压112/76 mmHg。

个人史

否认化学性物质、放射性物质、有毒物质接触史。否认饮酒史。

入院查体

体温36.2℃,心率85次/分,呼吸14次/分,血压112/76 mmHg,身高150 cm,体重39 kg。全身皮肤、巩膜黄染,无肝掌、蜘蛛痣,全身浅表淋巴结无肿大。腹软,右下腹轻压痛,肝脏于右锁骨中线肋缘下5 cm可触及,表面光滑,有轻压痛,Murphy征阴性,脾肋下未触及,移动性浊音阴性。双下肢无浮肿。

入院后实验室检查和辅助检查

- 血常规:白细胞5.79 × 10^9/L,中性粒细胞4.98 × 10^9/L,中性粒细胞86.0%(↑),淋巴细胞8.5%(↓),红细胞2.18 × 10^{12}/L,(↓),血红蛋白66 g/L(↓),红细胞压积21.0%(↓),血小板104 × 10^9/L。

• 肝功能：丙氨酸氨基转移酶137 U/L（↑），天冬氨酸氨基转移酶119 U/L（↑），总胆红素241.8 μmol/L（↑），直接胆红素175.5 μmol/L（↑），总胆汁酸65 μmol/L（↑），碱性磷酸酶764 U/L（↑），γ-谷氨酰转移酶3248 U/L（↑）。

• 凝血功能：国际标准化比值1.08，凝血酶原时间12.3秒，部分凝血活酶时间27.3秒，D-二聚体0.67 FEU mg/L（↑），纤维蛋白原定量3.3 g/L，纤维蛋白原降解产物<2.5 μg/mL，凝血酶时间18.9秒，抗凝血酶Ⅲ 111.1%。

• 尿常规：颜色深黄，红细胞计数8.8/μl，细菌计数13.1/μl，酮体阴性，白细胞脂酶阴性，潜血1+，pH 6.5，葡萄糖阴性，蛋白质微量，尿胆原阴性，胆红素2+。

• 特殊蛋白：转铁蛋白1.90 g/L（↓），免疫球蛋白G4 0.187 g/L，铜蓝蛋白0.358 g/L（↑），β_2微球蛋白3.42 mg/l（↑）。

• 补体、风湿因子：类风湿因子<10.50 IU/mL，血免疫球蛋白M 2.82 g/L（↑），血免疫球蛋白E 372.00 g/L（↑），血免疫球蛋白G 10.10 g/L，血免疫球蛋白A 3.51 g/L，补体C4 0.217 g/L，抗链球菌溶菌素“O” 120.00 IU/mL，补体C3片段1.300 g/L。

• ENA抗体谱：抗核抗体（+），滴度1 100，余为阴性。

• 自身免疫性肝病抗体谱阴性。

CMV DNA：阴性，EBV DNA阴性。HBV标记物阴性，HCV抗体阴性。

入院后诊疗经过

患者因反复腹痛伴肝功能异常入院，外院肝组织病理见“马耳他十字”样形态，考虑卟啉病，但基因检测为阴性。卟啉病有尿色在太阳下暴晒颜色加深的现象，因此入院后将患者尿液反复置于阳光下暴晒，但未见其变色。借患者外院肝穿刺组织于我院病理科会诊，结论:(肝)肝小叶毛细胆管、Kuffer&hering管内见棕黑色结晶样物沉积，偏振光下见明显折光效应马耳他十字；Zone3区显著胆汁淤积；门管区轻度水肿，炎症反应，胆管反应性改变，符合卟啉病累及肝脏，伴胆汁淤积。注意：请结合临床与基因检测确定迟发性皮肤卟啉病或系统红细胞生成性原卟啉症（EPP）累及肝脏；病理示明显胆汁淤积，需考虑卟啉病可继发胆汁流障碍（包括结石等）（图27-1，图27-2）。将患者的血浆送崔莹教授处行荧光发射峰检测，结果回示荧光发射峰在634 nm处（图27-3），提示红细胞生成性原卟啉病或X连锁原卟啉病。我们对患者第一次行基因检测的数据进行分析，发现患者2个EPP内含子区域的致病相关位点都是纯合的，另有一个不明意义的少见内含子杂合变异，可能出于谨慎考虑，第一次结果回报为阴性。为了确认这个结果，我们送了第二次全

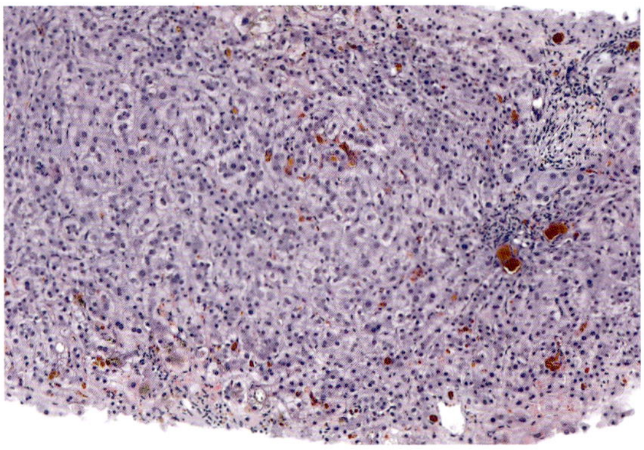

图27-1　肝脏病理：见（肝）肝小叶毛细胆管、Kuffer&hering管内见棕黑色结晶样物沉积。HE染色，放大倍数100×。

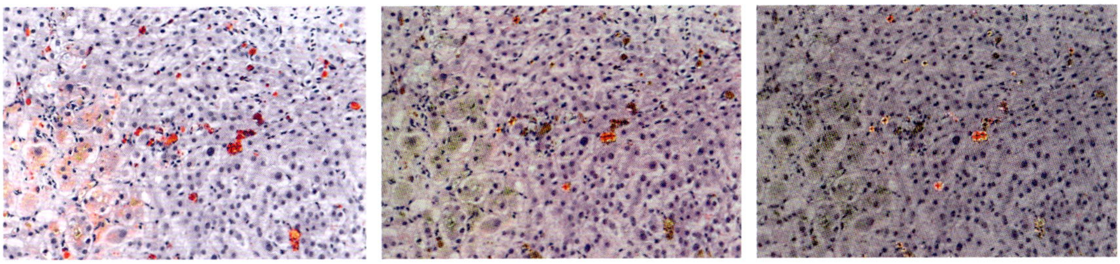

图27-2 肝脏病理：偏振光下见明显折光效应马耳他十字。从左至右3张病理图片是偏振光下逐渐调暗时看到的“马耳他十字”现象，放大倍数200×。

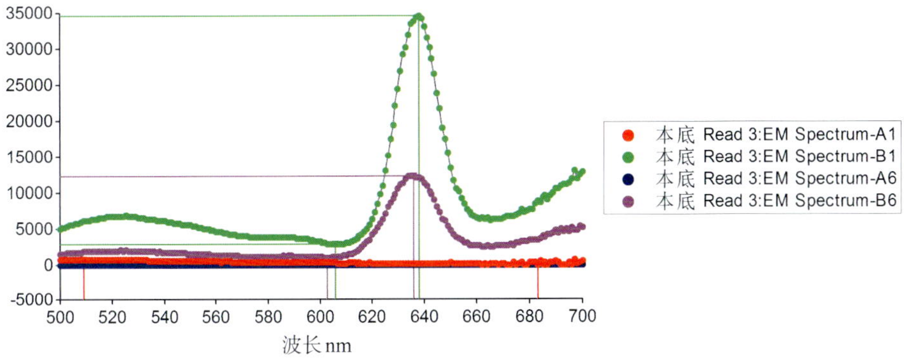

图27-3 血浆荧光检测示荧光发射峰在634 nm处。

外显子基因检测，结果发现*FECH*基因纯合突变，变异位点为c.333-48A>G，以及*UGT1A1*基因杂合突变（图27-4，图27-5），*FECH*基因纯合突变符合红细胞生成性原卟啉病。患者红细胞生成性原卟啉病诊断明确后，予羟氯喹100 mg qd、β-胡萝卜素30 mg qd、腺苷蛋氨酸1 000 mg qd、熊去氧胆酸250 mg tid和头孢哌酮/舒巴坦3 g q12h等治疗，患者腹痛明显缓解，肝功能等各项指标也较前好转。但后期患者总胆红素下降趋缓，维持在200 μmol/L左右，INR也从原来的1.16延长到4.14，考虑系头孢哌酮/舒巴坦抑制维生素K_1的肠道吸收，从而引起凝血功能障碍所致，遂停用头孢哌酮/舒巴坦并肌注维生素K_1，后复查患者凝血功能指标，国际标准化比值逐渐恢复正常。11-23加用利福平胶囊0.15 g qd口服诱导胆汁酸转运酶的活性，患者的总胆红素持续下降。复查血常规：血红蛋白66 g/L；肝功能：丙氨酸氨基转移酶28 U/L，天冬氨酸氨基转移酶46 U/L，总胆红素66 μmol/L，直接胆红素56.8 μmol/L，总胆汁酸31 μmol/L，碱性磷酸酶443 U/L，γ-谷氨酰转移酶1 033 U/L，肝功能较前好转（图27-6～图27-11）。患者于2021-12-13出院，嘱出院继续羟氯喹片0.1 g qd、熊去氧胆酸胶囊500 mg bid、β-胡萝卜素30 mg qd、消胆胺8 g bid治疗。患者1个月后再次入院复查相关指标，血常规：血红蛋白81 g/L；肝功能：丙氨酸氨基转移酶33 U/L，天冬氨酸氨基转移酶42 U/L，总胆红素33.7 μmol/L，直接胆红素26.8 μmol/L，总胆汁酸15 μmol/L，碱性磷酸酶322 U/L，γ-谷氨酰转移酶848 U/L。患者肝功能好转，停用利福平，继续羟氯喹等药物治疗。

主要检测结果								
序号	基因	染色体位置	转录本编号 核苷酸变化 (氨基酸变化)	基因亚区	基因型	致病性分类	相关疾病/遗传模式	参考文献
1	*FECH*	chr18:55238820	NM_001012515.2:c.333-48A>G	IVS3/IC3	纯合	致病	红细胞生成性原卟啉病(OMIM:177000)/AR	[1-9]

图27-4　全外显子检测：*FECH*基因纯合突变。

UGT1A1	chr2:234665659	NM_000463.2:c.-3275T>G	PROMOTER	杂合	-	血清胆红素水平数量性状基因座1(OMIM:601816)/- Crigler-Najjar 综合征 1 型(OMIM:218800)/AR Crigler-Najjar 综合征 2 型(OMIM:606785)/AR Gilbert 综合征(OMIM:143500)/AR 家族性暂时性新生儿高胆红素血症(OMIM:237900)/AR	[10-14]

图27-5　全外显子测序还发现*UGT1A1*基因杂合突变。

ALT

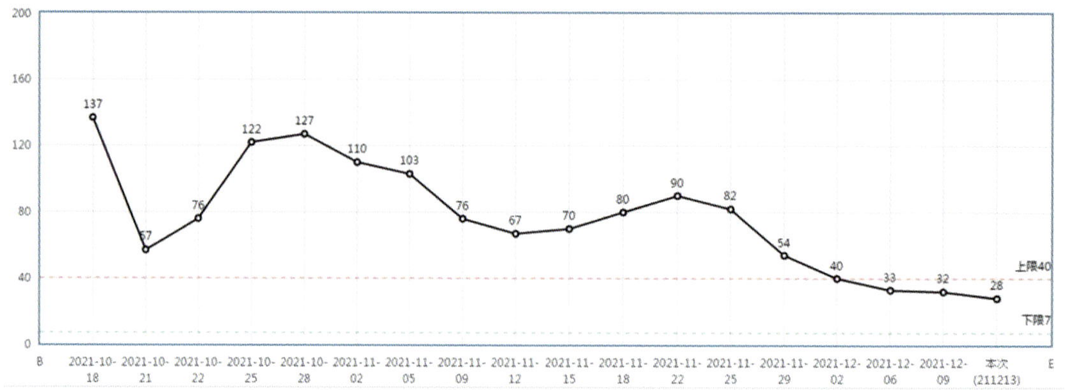

图27-6　患者肝功能中丙氨酸氨基转移酶（ALT）水平的变化。

AST

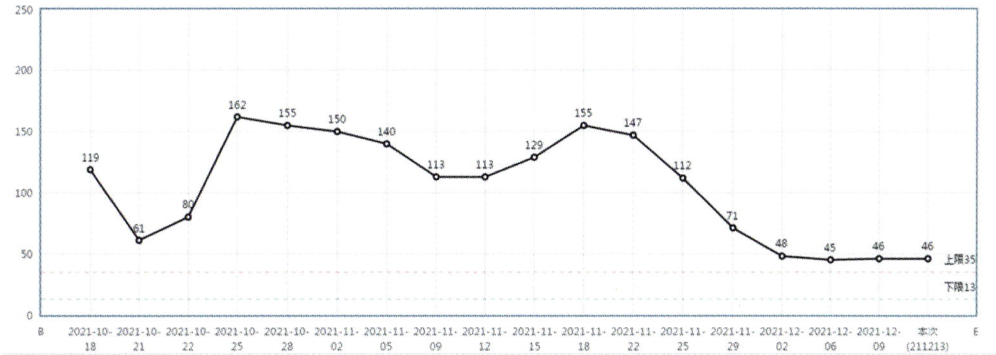

图27-7　患者肝功能中天冬氨酸氨基转移酶（AST）水平的变化。

TBIL

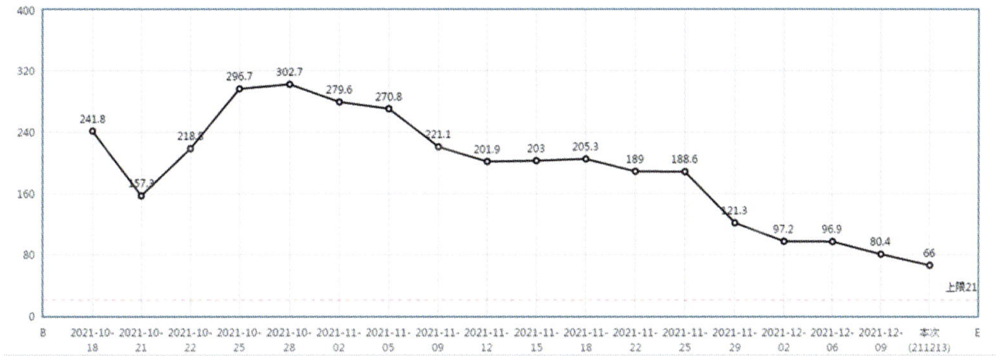

图27-8　患者肝功能中总胆红素（TBiL）水平的变化。

DBIL

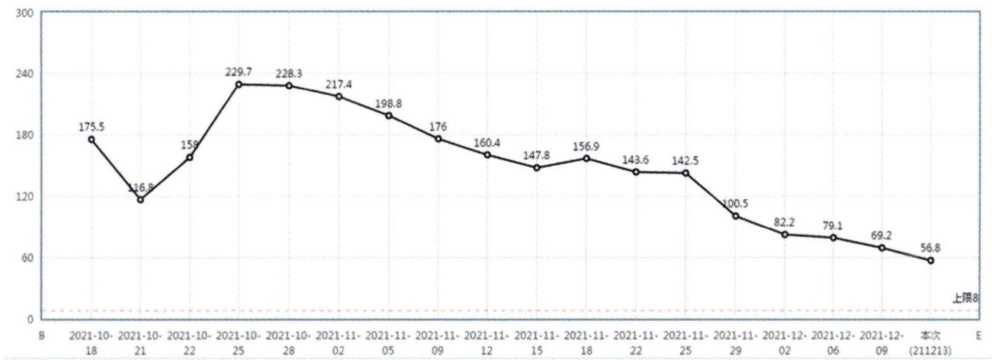

图27-9　患者肝功能中直接胆红素（DBiL）水平的变化。

ALP

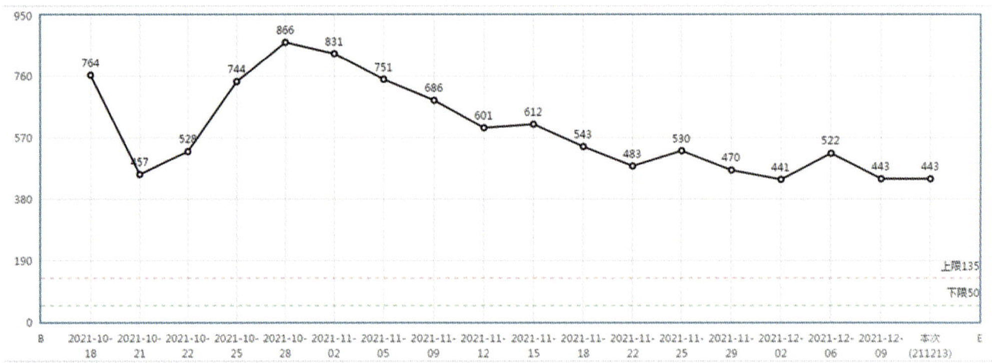

图27-10　患者肝功能中碱性磷酸酶（ALP）水平的变化。

GGT

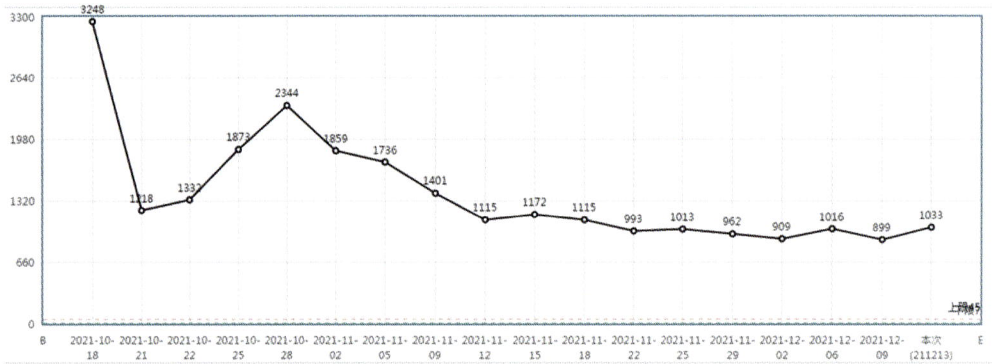

图27-11　患者肝功能中 γ-谷氨酰转移酶（GGT）水平的变化。

临床关键问题及处理

关键问题1　患者的尿液为什么在阳光下晒后不变色？为什么第一次基因检测呈阴性？

并不是所有类型的卟啉病患者的尿液在日晒后都会变色，日晒检测的原理是患者尿中无色的卟胆原（PBG）经光照后可转变为有色卟啉类，从而呈棕红或酒红色。患者血浆荧光发射峰在634 nm处，考虑红细胞生成性原卟啉病（EPP）或X连锁原卟啉病（XLPP）可能，而这两种类型尿液中都不含有PBG，故患者的尿液反复在阳光下暴晒也未见其变色。结合第二次基因检测结果，患者*FECH*基因异常，最终诊断患者为红细胞生成性原卟啉病（EPP）。患者第二次全外显子基因检测结果为*FECH*基因纯合突变，变异位点为c.333-48A>G，变异位点位于非编码区中起始密码子ATG上游333位置，这个位置距离ATG比较远，可能数据分析人员未将其异纳入有意义的突变，因此第一次基因检测报为阴性的。

关键问题2 利福平有一定肝损伤的副作用，患者现在的肝功能已经较差，还能用利福平吗？

有文献报道利福平可以改善胆汁淤积引起的瘙痒，肝毒性小，研究组105例患者平均使用利福平131天，仅有5例发生利福平相关的药物性肝炎。另一研究发现大多数持续性肝细胞分泌衰竭（PHSF）患者存在*UGT1A1*缺陷，这可能是利福平治疗的靶点。患者的第二次基因检测结果除发现存在与卟啉病相关的*FECH*基因异常外，还存在*UGT1A1*缺陷。故在患者总胆红素僵持在200 μmol/L左右时，我们加用了利福平胶囊0.15 g qd。患者的总胆红素开始继续下降，在总胆红素33.7 μmol/L时停用利福平。

背景知识介绍

卟啉病（porphyria）是一组由血红素生物合成酶功能异常引起的代谢紊乱疾病，以卟啉及其前体的过度积累从而造成细胞损伤为特征。根据卟啉的生成部位可分为红细胞生成性卟啉病和肝性卟啉病，而根据生成卟啉这一过程中受影响酶的不同又可分为急性间歇性卟啉病（AIP）、迟发性皮肤卟啉病（PCT）和红细胞生成性原卟啉病（EPP）等类型。不同类型的卟啉病临床表现亦有所差异，常见的临床表现主要包括皮肤的光敏现象、急性腹痛等神经内脏症状，有的患者尿液经阳光暴晒后会变酒红色或者棕色，部分患者也会有肝功能异常等表现。实验室检查结果可见患者的血浆及尿液、粪便等排泄物中卟啉及其前体含量的异常升高，相应的组织活检也有协助诊断的价值，如肝脏活检可见深棕色的原卟啉沉积，偏光显微镜可见到特征性的双折射“马耳他十字”。通过患者血浆荧光发射峰检测，可初步确定患者卟啉病的分型，如红细胞生成性原卟啉病和X连锁原卟啉病（XLPP）血浆荧光峰值在接近634 nm波长处，变异性卟啉病（VP）峰值在接近626 nm处，急性间歇性卟啉病、遗传性粪卟啉病（HCP）、迟发性皮肤卟啉病和先天性红细胞生成性卟啉病（CEP）的血浆峰值在接近620 nm处。基因测序可明确具体突变位点，从而确定卟啉病具体类型。除了物理性防晒霜、皮肤防护服等避光支持治疗外，不同类型的卟啉病也有其特异的治疗。如迟发性皮肤卟啉病可以考虑静脉放血疗法，当难以进行或患者难以耐受时，可尝试口服羟氯喹100～200 mg，每周两次，直至缓解；红细胞生成性原卟啉病可口服β-胡萝卜素每日100～300 mg治疗，病情严重者，则可以尝试肝移植或骨髓移植。

点评

本例患者辗转多家医院均未明确腹痛伴肝损伤的病因，这与卟啉病发病率较低，临床医生难以考虑到该病有关，后因肝功能损害进行性加重行肝穿刺，肝组织病理见深棕色色素沉积，偏振光下见“马耳他十字”样形态，此时如果病理科医生将深棕色色素误以为胆汁淤积的胆汁湖表现，未行偏振光检测，可能漏诊本病。血浆荧光检测可以协助分辨大概的疾病类型，基因检测能协助确立具体的类型。本例患者在当地已经倾向于卟啉病，可惜未能通过基因证实，但如果再坚持不懈地追究下去，或经血浆荧光发射峰检测或去追寻原始数据，那就更值得表扬。这例患者虽一波三折，但最终得到确诊，并经过羟氯喹、β-胡萝卜素治疗后，病情好转，且在胆红素僵持阶段，使用利福平治疗可谓是神来之笔。

（刘甜甜　崔　莹　徐晶莹　薛　红　韩笑笑　郭亚亚　朱圣涛　郭　琴
吐尔逊那衣·吾买尔　杨清銮　张咏梅　喻一奇　郑建铭　黎　环
潘　晨　韩　悦　杜尊国　马　雄　张继明）

参·考·文·献

[1] Webb GJ, Rahman SR, Levy C, et al. Low risk of hepatotoxicity from rifampicin when used for cholestatic pruritus: a cross-disease cohort study[J]. Aliment Pharmacol Ther, 2018, 47(8): 1213–1219.

[2] Shi M, Sheng L, Lian M, et al. Efficacy and safety of rifampicin in patients with persistent hepatocellular secretory failure[J]. J Gastroenterol Hepatol, 2021, 36(11): 3233–3238.

[3] Puy H, Gouya L, Deybach JC. Porphyrias[J]. Lancet, 2010, 375(9718): 924–937.

[4] 中华医学会血液学分会红细胞疾病（贫血）学组.中国卟啉病诊治专家共识（2020年）[J]. 中华医学杂志，2020，（14）：1051–1056.

28

甲状腺功能亢进导致慢加急性肝衰竭晚期

题记

甲状腺功能亢进症(后简称甲亢)引起的肝损害临床并不少见,从无症状的肝功能异常到症状性黄疸,乃至肝衰竭都可能发生,原因与过量的甲状腺激素引起自身免疫性肝损伤有关,特别是当甲亢患者伴有基础肝脏疾病时更易导致肝衰竭。虽然甲状腺功能亢进症引起肝衰竭临床不多见,但是该病严重,治疗困难,预后不佳,病死率高。本病例为慢性乙型病毒性肝炎合并甲状腺功能亢进导致的肝衰竭,疾病快速进展,进入肝衰竭晚期,后经内科治疗好转。

病史摘要

入院病史

患者,男,27岁,2021-04-20收入院。

主诉

皮肤、巩膜黄染,尿色加深1年余。

现病史

2020-03患者无明显诱因出现皮肤、巩膜黄染,尿色加深,呈浓茶水色,伴有腹胀、腹泻,每日排便3～4次,稀糊状,有恶心、呕吐,无腹痛,无发热,未特殊治疗,后皮肤、巩膜黄染,尿色加深进行性加重。2020-08在外院查血常规示:白细胞4.32×10^9/L,中性粒细胞44.5%,血红蛋白136 g/L,血小板51×10^9/L,丙氨酸氨基转移酶(ALT)93 U/L,天冬氨酸氨基转移酶(AST)51 U/L,总胆红素(TBiL)87 μmol/L,直接胆红素(DBiL)70.9 μmol/L,碱性磷酸酶(ALP)189 U/L,γ-谷氨酰转移酶(GGT)44 U/L,甲胎蛋白10 μg/L;乙肝两对半:乙型肝炎表面抗原阳性,乙型肝炎e抗原阳性,乙型肝炎核心抗体阳性,乙型肝炎病毒DNA(HBV DNA)定量2.76×10^6 IU/mL。上腹部MRI示:脾肿大,腹腔少量积液,附见右侧大量胸腔积液。住院期间完善甲状腺功能示：促甲状腺素（TSH）0 mIU/L，总三碘甲状腺原氨酸（TT3）4.51 nmol/L，甲状腺素（TT4）4.51 nmol/L，游离三碘甲状腺原氨酸（FT3）14.45 pmol/L，游离甲状腺素（FT4）83.45 pmol/L，甲状腺球蛋白（TG）>500 ng/mL，甲状腺过氧化物酶抗体（ATPO）>1 300 IU/mL，心脏彩超示：心脏增大，中–重度三尖瓣关闭不全。外院诊断：乙肝肝硬化失代偿期，甲状腺功能亢进。入院后予以富马酸替诺福韦300 mg qd抗病毒、护肝退黄等治疗，甲亢未予以治疗，嘱患者出院后待肝功恢复后予以同位素碘–131（^{131}I）治疗。后患者在门诊随诊，2020–12复查HBV DNA阴性。肝功能示：TBiL 37 μmol/L，DBiL 21 μmol/L，白蛋白（ALB）43 g/L，但未行^{131}I治疗。2021–03患者再次出现眼黄、尿黄较前明显加重，再次入当地医院住院治疗，肝功能：ALT 39 U/L，AST 68 U/L，TBiL 100 μmol/L，DBiL 73 μmol/L，ALB 34.5 g/L。国际标准化比值（INR）1.75。入院后继续抗乙肝病毒治疗，保肝退黄等治疗。2021–04–06复查：TBiL 256 μmol/L，DBiL 198 μmol/L，INR 2.06，患者肝衰竭进行性加重，遂转复旦大学附属华山医院普外科拟行肝移植术。因患者存在甲状腺毒血症，肝移植科评估后建议患者甲亢控制后再行肝移植。患者04–19无明显诱因出现发热，体温最高达39.5℃，伴寒颤不适，诉有咳嗽，痰少，伴有腹泻，5 ～ 6次/日，稀水样大便。复查肝功能：ALT 29 U/L，AST 59 U/L，TBiL 573 μmol/L，DBiL 325 μmol/L，ALB 26 g/L；INR 3.11，遂转至我科进一步诊治。

患病以来患者精神好，胃纳、睡眠好，腹泻，每日5 ～ 6次，体重下降约8 kg。

既往史

有乙肝表面抗原阳性病史20余年，反复肝功能异常，未予抗病毒治疗，予中草药治疗。

个人史

患者生于原籍，否认吸烟饮酒史。

入院查体

神志清楚，对答切题，皮肤、巩膜重度黄染，口腔可见散在白斑，双肺呼吸音粗，右下肺呼吸音减弱，未闻及干湿啰音。心律齐，各瓣膜区可闻及全收缩期吹风样杂音。腹部膨隆，腹壁紧张，无压痛、反跳痛，肝肋下2 cm可及，质韧，无压痛，脾肋下可扪及。移动性浊音阳性，双下肢中度凹陷性浮肿。

入院后实验室检查和辅助检查

- 血常规：白细胞4.00×10^9/L，中性粒细胞65.6%，血红蛋白106 g/L（↓），红细胞压积30.6%（↓），中性粒细胞3.28×10^9/L，单核细胞12.6%（↑），血小板33×10^9/L（↓）。

- 尿常规：胆红素3+，白细胞计数4.6/μL，红细胞计数48.9/μL（↑），pH 6.0，透明度澄清。

- 肝功能：丙氨酸氨基转移酶28 U/L，天冬氨酸氨基转移酶50 U/L（↑），总胆红素536.2 μmol/L（↑），直接胆红素>427.8 μmol/L（↑），总胆汁酸252 μmol/L（↑），碱性磷酸酶119 U/L，γ–谷氨酰转移酶15 U/L，总蛋白52.2 g/L（↑），白蛋白26.5 g/L（↓），前白蛋白：68 mg/L（↓），球蛋白25.7 g/L，白球比例：1.0（↓），透明质酸>1 000.00 ng/mL（↑），层粘连

蛋白310.12 ng/mL（↑）Ⅲ型前胶原N端肽26.17 ng/mL（↑），Ⅳ型胶原483.96 ng/mL（↑）。

- 凝血功能：纤维蛋白原定量1.23 g/L（↓），凝血酶时间20.8秒，凝血酶原时间26.3（↑），国际标准化比值2.49（↑），抗凝血酶Ⅲ 31.00%（↓），纤维蛋白原降解产物6.40 μg/mL（↑），部分凝血活酶时间69.3秒（↑），D-二聚体3.15（↑）μg/mL。
- 心肌标志物：肌钙蛋白T（TNT）0.015 ng/mL偏高，肌红蛋白（MYO）36.50 ng/mL，肌酸激酶同工酶MB质量（CKMB-MASS）0.89 ng/mL，脑利钠肽前体（NT-pro BNP）3520.0 pg/mL。
- 乙肝两对半：乙型肝炎表面抗原57.55 IU/mL（↑），乙型肝炎表面抗体0.24，乙型肝炎e抗原阴性，乙型肝炎e抗体阳性，乙型肝炎核心抗体阳性，乙型肝炎核心IgM抗体阴性。
- 乙肝病毒DNA定量低于检测下限。
- 甲胎蛋白10 μg/L。
- 自身免疫性肝病抗体谱阴性。
- 甲状腺功能：超敏人促甲状腺素（TSH）<0.01（↓）mIU/L，促甲状腺素受体抗体>40.00 U/L（↑），反三碘甲状腺原氨酸0.63 ng/mL，甲状腺球蛋白（TG）0.81（↓）ng/mL，甲状腺素（TT4）140.00 nmol/L，游离三碘甲状腺原氨酸（FT3）6.03 pmol/L，甲状腺球蛋白抗体（ATG）2006.0 IU/mL（↑），降钙素原（CT）3.30 pg/mL，甲状腺过氧化物酶抗体（ATPO）418.0 IU/mL（↑），游离甲状腺素（FT4）54.90 pmol/L（↑），总三碘甲状腺原氨酸（TT3）2.35 nmol/L。
- ECT甲状腺平面显像（2021-04-23）：甲状腺弥漫性肿大伴摄锝功能增高，可符合甲亢表现。
- 心脏彩超（2021-04-23）：左室增大二尖瓣前叶脱垂，瓣叶连枷，腱索断裂可能，重度二尖瓣反流，右房增大伴中度三尖瓣反流，中度肺高压，极少量心包积液。功能诊断：左心收缩功能正常。
- 甲状腺彩超（2021-04-23）：甲状腺肿大伴弥漫性病变。甲状旁腺未见明显增生或占位性病变。双颈部多发实质性结节，肿大淋巴结？
- SPECT-CT：甲状腺弥漫性肿大伴摄锝功能增高，可符合甲亢表现。
- 胸部CT（2021-04-23）：两肺少许渗出可能，左肺下叶纤维灶，双侧胸腔积液（右侧为著）。纵隔多发肿大淋巴结。附见脾大，腹水，后腹膜多发小淋巴结。

入院后诊疗经过

患者TBiL 573 μmol/L，INR 3.11，存在大量腹水，诊断为慢加急性肝衰竭晚期、甲状腺功能亢进、慢性乙型病毒性肝炎，由于患者HBV DNA低于检测下限，考虑肝衰竭与甲状腺功能亢进有关，继续美托洛尔控制甲亢症状，富马酸替诺福韦片抗乙肝病毒，予丁二磺酸腺苷蛋氨酸、熊去氧胆酸胶囊等药物保肝退黄，补充白蛋白纠正低蛋白血症，呋塞米联合螺内酯利尿减少腹水，并先后给予哌拉西林/他唑巴坦、头孢曲松抗感染，门冬氨酸鸟氨酸降血氨，维生素K_1纠正凝血功能异常。患者甲状腺功能亢进，但因肝衰竭存在使用抗甲亢药物禁忌证，也无法耐受甲状腺切除手术治疗，请核医学科会诊后，考虑可通过人工肝改善肝功能及甲亢毒性症状的同时，予以 ^{131}I 治疗。于04-21行人工肝血浆置换模式治疗，治疗过程顺利。但04-23再次行人工肝血浆置换模式治疗时，血浆置换治疗约5分钟后患者出现心慌、胸闷不适，血压下降至85/42 mmHg，心率110次/分，血氧饱和度降至80%，随后患者出现神志恍惚，考虑血浆过敏可能性大，予以吸氧，肾上腺素及地塞米松抢救治疗后患者神志恢复，生命体征稳定。因人工肝血浆置换后出现过敏性休克，暂缓人工肝治疗。患者因甲状腺功能亢进，致心功能衰竭，心超示心脏瓣膜瓣叶连枷，腱索断裂可能，请心外科会诊后：考虑患者基础状态差，无手术治疗的时机，继续药物治疗。住院期间患者体温波动在37.5℃左右，伴咳嗽、咳少量白痰，不易咳出，血象及C-反应蛋白均正常，痰培养示白念珠菌，真菌直接镜检阳性，加用卡泊芬净抗真菌治疗，后患者体温恢复正常。感染控制后，总胆红素降至280 μmol/L左右，但难以进一步下降。06-03核医学科根据患者摄碘率予以 ^{131}I 治疗（图28-1），治疗后复查肝功能、凝血功能和甲状腺功能等指标较前好转（表28-1）。2021-11-11行二尖瓣机械瓣置换手术（保留瓣下结构）+三尖瓣成形术，术顺。

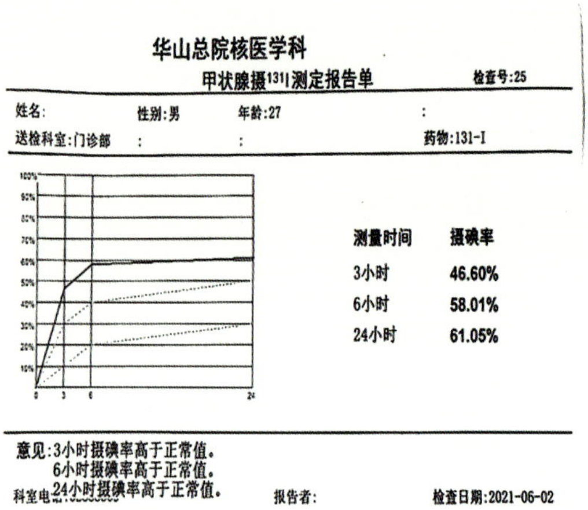
华山总院核医学科

甲状腺摄131I测定报告单　　检查号:25

姓名:　性别:男　年龄:27　:

送检科室:门诊部　:　:　药物:131-I

测量时间	摄碘率
3小时	46.60%
6小时	58.01%
24小时	61.05%

意见:3小时摄碘率高于正常值。
6小时摄碘率高于正常值。
24小时摄碘率高于正常值。

科室电话:　报告者:　检查日期:2021-06-02

图28-1　核医学科根据患者甲状腺吸碘率行 ^{131}I 治疗。

临床关键问题及处理

关键问题1　肝衰竭的原因？

甲亢状态下肝细胞需氧量增加，肝细胞将持续处于缺血缺氧的状态，导致肝损伤，而甲状腺素本身可对肝细胞产生直接的毒性作用。肝损伤后甲状腺激素的灭活受到影响，导致游离甲状腺素增多，故肝损伤与甲亢二者之间可呈相互促进和加重的关系。打破这个恶性循环，是解决问题的关键。

关键问题2　肝衰竭同时合并甲亢时，甲亢治疗的方案如何选择？

甲亢的治疗有抗甲状腺药物（ATD）、^{131}I 和甲状腺手术切除治疗。肝衰竭时，由于抗甲状腺药物存在加重肝损害的风险，不宜使用，而肝衰竭时亦不能进行甲状腺切除手术治疗，因此建议 ^{131}I 治疗。

关键问题3　^{131}I 治疗时，甲状腺滤泡破坏导致甲状腺毒素增加可能加重肝衰竭，应如何处理？

^{131}I 治疗时，甲状腺滤泡破坏，大量的甲状腺素释放，甲状腺素的毒性作用也可能会加重肝损伤。^{131}I 治疗前，行人工肝血浆置换模式治疗，改善肝功能，再行 ^{131}I 治疗更为安全。

表28-1 患者实验室检查结果

日期	TSH (mIU/L)	TT3 (nmol/L)	TT4 (nmol/L)	FT3 (pmol/L)	FT4 (pmol/L)	TG (ng/mL)	ATPO (IU/mL)	ATG (IU/mL)	促甲状腺素受体抗体	反三碘甲状腺原氨酸 (ng/mL)	降钙素 (pg/mL)	TBiL (μmol/L)	INR	备注
04-20	0.01	2.35	140	6.03	54.9	0.81	418	2006	40	0.63	3.3	536.2	2.49	PE
04-23	0.01	1.74	93.1	4.18	33.5	0.67	328	1745	39.1	0.568	3.73	590.3	3.11	
04-25	0.01	1.1	59.5	3.23	18.9	0.62	318	1549	37.7	0.428	4.46	570.7	2.39	
04-27	0.01	1.11	55.4	3.45	16.3	0.17	321	1776	37.5	0.421	3.25	555.9	2.01	
04-30	0.01	2.3	127	6.8	48.6	0.51	289	1525	35.6	0.908	5	613.6	1.62	
05-10	0.01	2.68	176	8.05	65.9	1.62	243	1380	29.7	0.812	5.26	508.6	1.87	
05-17	0.01	3.62	243	11.6	92.5	1.06	242	1396	29.3	1.65	4.38	413.2	1.67	
05-24	0.01	3.31	218	9.44	73.6	1.71	210	1372	25.4	1.34	3.25	331.3	1.61	
05-31	0.01	3.05	195	8.88	61.7	1.73	179	1288	22.4	1.13	2.6	267.9	1.66	
06-03	0.01	4.51	281	16.7	100	1.12	204	1310	23.7	2.25	4.39	289.8	1.58	^{131}I治疗
06-07	0.01	2.41	191	6.69	57.1	21.4	190	1209	22.3	0.714	3.82	275.4	1.55	
06-15	0.01	2.16	190	6.31	46.9	19.6	197	1302	23.5	0.8	3.25	214.6	1.3	
07-12	0.01	1.65	124.8	4.34	18.19	—	51.6	2122	—	—	—	73	1.09	

^{131}I治疗后可继续行人工肝血浆置换模式治疗，不仅改善肝功能，而且能将血液中增加的甲状腺素和甲状腺抗体置换出去，可减轻甲亢引起的肝损伤。本例患者由于在人工肝血浆置换模式治疗时发生过敏性休克，因此在同位素治疗后密切观察肝功能变化，未再行人工肝治疗。

背景知识介绍

肝衰竭是多种因素引起的严重肝脏损害，导致合成、解毒、排泄和生物转化等功能发生严重障碍或失代偿，出现以黄疸、凝血功能障碍、肝肾综合征、肝性脑病、腹水等为主要表现的一组临床症候群。中国肝衰竭诊治指南的诊断要点包括：① 有极度乏力，并有明显厌食呕吐和腹胀等严重消化道症状；② 黄疸进行性加深（血清TBil ≥ 171 μmol/L或每日上升 ≥ 17.1 μmol/L）；③ 有出血倾向，PTA ≤ 40%或INR ≥ 1.5；④ 肝性脑病（Ⅱ度以上）或其他并发症。甲亢并非肝衰竭的常见病因，但是一旦发生，治疗上较为困难。因为抗甲状腺药物存在加重肝损伤风险。甲巯咪唑（MMI）的肝毒性表现为胆汁淤积，而丙基硫氧嘧啶（PTU）的肝毒性为肝细胞性损伤，PTU引起肝衰竭的发生率为0.048%，高于MMI引起肝衰竭发生率的0.026%。而肝衰竭时，甲状腺切除手术也不宜施行。美国甲状腺学会指南推荐甲亢患者存在肝病基础时，优先选择同位素治疗，次选手术治疗，谨慎使用抗甲状腺药物治疗。因此，甲亢引起的肝衰竭应考虑^{131}I治疗。在^{131}I治疗前后，辅助人工肝支持治疗，能清除血浆中过多的甲状腺素及甲状腺抗体，不仅有助于肝衰竭的纠正，也有助于甲亢的缓解，建议可以考虑^{131}I联合人工肝的治疗方案。

点评

肝衰竭病死率高，祛除病因的治疗至关重要。甲状腺功能亢进导致的肝衰竭，存在肝损伤与甲亢之间相互加重的恶性循环，需要寻找妥善解决甲亢的治疗方案。由于抗甲状腺药物加重肝损伤的风险，以及肝衰竭时无法行甲状腺切除手术治疗，因此^{131}I治疗虽然风险也大，却是最优的方案。^{131}I治疗前后，辅助人工肝支持治疗，可以降低^{131}I治疗的风险，应考虑多学科联合治疗。在2013年本系列丛书中曾有一例甲亢合并严重肝损的患者经小剂量碘同位素治疗后迅速好转的病例。今年这例较之前病例肝损伤更严重，已达到肝衰竭，并一度被要求准备行肝移植，且在治疗过程中又出现血浆过敏、甲亢性心脏病和心衰，但在医生接连妙手之后，起死回生，实属不易。

（李嘉强　杨　玲　李兆明　朱　磊　梁晓婉　许旭东　尤　娜　王章云
覃建民　陈丹梅　范传奇　李发红　喻一奇　郑建铭　朱汇庆　蒋卫民）

参·考·文·献

[1] 中华医学会感染病学分会肝衰竭与人工肝学组，中华医学会肝病学分会重型肝病与人工肝学组[J]. 肝衰竭诊治指南(2018年版)，中华传染病杂志，2019，37(1): 1-9.

[2] Ross D S, Burch H B, Cooper D S, et al. 2016 American Thyroid Association Guidelines for Diagnosis and Management of Hyperthyroidism and Other Causes of Thyrotoxicosis[J]. Thyroid, 2016, 26(10): 1343-1421.

[3] 徐如意，唐红，白浪. 新发或未控制甲状腺功能亢进症导致肝损伤的诊断与治疗[J]. 中华肝脏病杂志，2021，29(10): 926-931.

29

遗传性球形红细胞增多症导致的继发性血色病

题记

一般遗传性疾病主要见于年幼的患者，但是有些遗传性疾病需要进展到一定程度才有临床表现，因此不能因为年龄大就轻易排除遗传性疾病。本例遗传性球形红细胞增多症导致的继发性血色病患者，至60岁左右才确立诊断，有一定的代表性，因此在此分享本病例的诊疗过程。

病史摘要

入院病史

患者，男，59岁，2021-11-18收入院。

主诉

皮肤、巩膜黄染13年。

现病史

患者于2008年无明显诱因出现尿色加深，巩膜黄染，伴有上腹部不适，为间断性疼痛，就诊当地医院考虑“黄疸型肝炎”，予以对症治疗，好转出院，当时检查结果及治疗情况不详。出院后仍间断出现尿黄及巩膜黄染，右上腹部不适反复发作，时轻时重，因无其他不适，未再进一步诊治。2012-04再次出现右上腹部不适加重伴巩膜黄染加重，就诊当地医院，考虑“慢性胆囊炎、胆囊结石”，2012-04-20予以经腹腔镜行胆囊切除+胆道造影术，术后症状稍好转。出院后上述症状仍反复发作，时轻时重，1～3次/年，持续时间约1周，原因不明，无特殊治疗。2019-01-15再次因上述症状就诊当地医院，肝功能：总胆红素84.5 μmol/L，直接胆红素10.6 μmol/L；尿常规：尿胆原2+，尿胆红素阴性(－)；乙肝、丙肝标志物阴性；自身免疫性肝病抗体谱阴性；IgG4在正常范围；铁蛋白1 744 ng/mL升高；溶血试验(－)；MRCP示胆囊切除术后，肝脏铁沉积表现，肝实质信号不均。患者黄疸原因不明，建议院外治疗。出院后再次前往当地另外一家医院住院，血红蛋白127 g/L，血清铁15.8 μmol/L，铁蛋白1 166 ng/mL，直接Cooms试验（－），间接抗人球蛋白试验（－），CD55阳性红细胞比率96%，CD59阳性红细胞比率100%，CD55阳性白细胞比率100%，CD59阳性白细胞比率100%；骨髓穿刺提示骨髓增生明显活跃，粒系巨核三系均增生明显活跃，骨髓活检组织未见异常。排除相关禁忌后于2019-02-25行超声引导下肝穿刺活检，肝穿刺病理：毛细胆管周围见铁质沉积（铁染色证实），分汇管区内见少量慢性炎症细胞浸润及轻度纤维化。结合病史，组织学不除外血色病。送检遗传性血色素沉着病*HFE*基因检测提示：*HFE*基因Exon2周围1处内含子变异，为单核苷酸多态性位点，无致病性。送检全血肝病Panel基因检测，结果示：*SPTA1*（基因），c.2671C>T、p.R891X、chr1：158627401（核苷酸变化、氨基酸变化、染色体位置），ACMG分级为致病，基因相关疾病为球形红细胞增多症3型。结合临床表现、影像学检查、肝脏病理和基因检测，考虑继发性血色病，予以甲磺酸去铁胺及苦黄等治疗后好转出院。2021-09-25因再次上腹部胀痛入院，予以去铁胺1200 mg × 7d减轻铁负荷，症状好转出院。1个月前院外复查肝功能：总胆红素67 μmol/L，铁蛋白1212 ng/mL，为进一步诊疗，收入我科住院。

患病以来患者精神好，胃纳正常，睡眠不好，夜间睡眠短，入睡困难，大小便正常，无体重明显下降。

既往史

2012年4月曾受“胆囊切除术”。

个人史

否认化学性物质、放射性物质、有毒物质接触史。否认饮酒史。

入院查体

体温36.5℃，心率80次/分，呼吸13次/分，血压111/73 mmHg，身高170 cm，体重65 kg。神志清楚，发育正常，全身浅表淋巴结无肿大。巩膜轻度黄染。心肺无殊，腹软，无压痛，肝脾触诊不满意，双下肢无水肿。

入院后实验室检查和辅助检查

- 血常规：白细胞3.7×10^9/L，血红蛋白114 g/L，红细胞3.14×10^{12}/L（↓），中性粒细胞2.8×10^9/L，嗜酸性粒细胞0.3%，血小板121×10^9/L。网织红细胞百分比5.65%（↑），网织红细胞绝对值0.1774×10^{12}/L（↑）。
- 尿常规：阴性。
- 生化检查：丙氨酸氨基转移酶14 U/L，总胆红素68.2 μmol/L（↑），直接胆红素6.4 μmol/L，总胆汁酸<6 μmol/L，碱性磷酸酶63 U/L，γ-谷氨酰转移酶21 U/L，总蛋白60 g/L，白蛋白41 g/L，前白蛋白266 mg/L，胆碱酯酶5435 U/L，乳酸脱氢酶155 U/L，胆固醇3.19 mmol/L，甘油三酯0.77 mmol/L。
- 血清铁23.4 μmol/L，总铁结合力33.2 μmol/L（↓），未饱和转铁蛋白铁结合力9.8 μmol/L（↓），铁饱和度70%（↑），铁蛋白1264.00 ng/mL（↑）。

• 凝血功能：国际标准化比值1.13，凝血酶原时间12.8秒，凝血酶时间17.1秒，部分凝血活酶时间29.8秒，纤维蛋白原降解产物<2.5 μg/mL，D-二聚体<0.19 FEU mg/L，纤维蛋白原定量1.8 g/L，抗凝血酶Ⅲ 78.5%。

• 血免疫球蛋白M 1.26 g/L，血免疫球蛋白G 9.33 g/L，血免疫球蛋白A 2.29 g/L。

• 肝脏MRI增强（图29-1）：肝脏铁沉积，脾大。

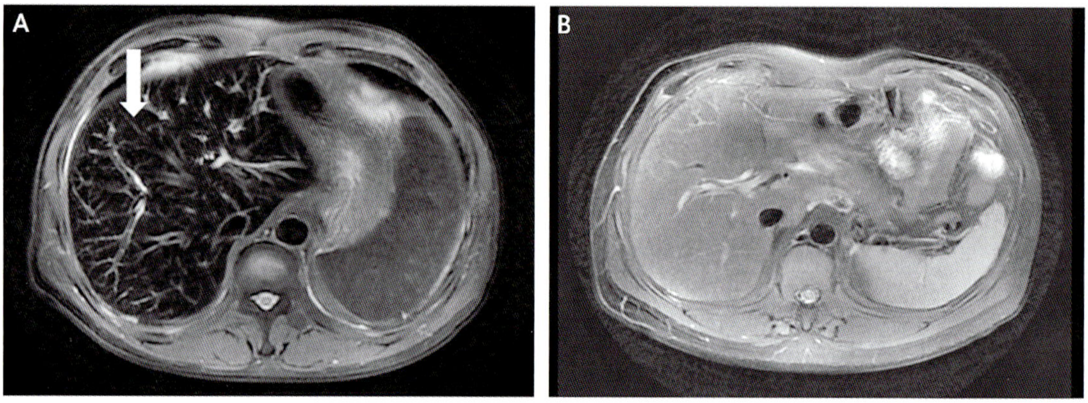

图29-1　肝脏MRI的T2加权显像。A.白色箭头所指的是患者肝脏呈现黑肝表现；B.为正常人的肝脏MRI。

入院后诊疗经过

患者中年男性，慢性病程，以黄疸及上腹部不适为突出症状，辅助检查中肝功能总胆红素升高，其中间接胆红素升高为主，轻度贫血，网织红细胞计数增多，铁蛋白升高，MRI提示肝脏铁沉积表现；骨穿刺提示骨髓增生活跃，骨髓活检组织未见异常；肝穿刺病理提示毛细胆管周围见铁质沉积；基因检测未检测出遗传性血色病相关的基因致病性变异常，但检测出球形红细胞增多症相关的基因致病性变异常，考虑遗传性球形红细胞增多症导致的溶血增加，间接胆红素升高，铁过度沉积于肝脏，导致继发性血色病。我院进一步查铁饱和度70%（↑），外周血涂片可见球形红细胞（图29-2）。红细胞渗透脆性试验阳性，诊断为继发性血色病、遗传性球形红细胞增多症，予以去铁胺0.5 g ivgtt qd，出院后餐前30分钟服用口服地拉罗司1 000 mg qd，嘱门诊定期随访血常规、网织红细胞计数、铁蛋白、肝功能、肾功能、肝脏彩超等相关检查，每月监测铁蛋白，如果连续2次铁蛋白小于1 000 mg/mL，减少地拉罗司剂量，如果铁蛋白小于500 mg/mL，停用地拉罗司。

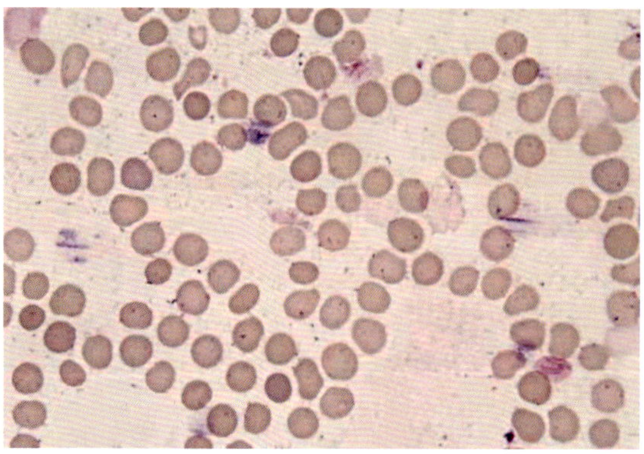

图29-2　外周血涂片见球形红细胞增多。

临床关键问题及处理

关键问题1 患者肝脏MRI和病理提示血色病，究竟是原发性血色病还是继发性血色病？

遗传性血色病为常染色体隐性遗传，根据染色体变异情况分为：1型（*C282Y*纯合子和*C282Y/H63D*变异），2型（幼年型血色病，*HJV*变异、*HAMP*变异），3型（*TFR2*变异）和4型（*FPN*变异，功能丧失或者功能获得）。根据基因检测，该患者遗传性血色病*HFE*基因无致病相关的突变，而遗传性球形红细胞增多症存在致病相关的突变。一般内含子突变往往无致病性，外显子突变与致病性关系大一些。基因突变不等于一定会有临床症状。正确看待基因检测结果应该是临床存在疾病，而检测到符合该疾病的基因突变。该患者以肝功能间接胆红素升高为主，网织红细胞升高，提示溶血性黄疸，进一步行外周血涂片见球形红细胞，行红细胞渗透脆性试验阳性，再结合*SPTA1*基因突变，从而确立诊断。患者起病年龄较大，与球形红细胞数量不多，以及血色病需要铁沉积到一定程度才有临床表现有关，最终诊断考虑遗传性球形红细胞增多症引起的继发性血色病。

关键问题2 血色病的治疗方案是放血治疗还是祛铁治疗？

遗传性血色病和继发性血色病的治疗方法不一样。遗传性血色病主要治疗手段是放血疗法，患者血红蛋白往往正常，每周放血1次，每次放血400 ～ 500 mL，放血后患者的血红蛋白常无明显下降，由于每500 mL血约含铁250 mg，需历时3 ～ 4年才能清除过多的铁。而继发性血色病需根据病因进行治疗，可予药物祛铁治疗。由于祛铁胺需静脉或肌注治疗，口服地拉罗司治疗更为方便。

背景知识介绍

血色病（haemochromatosis）是由于体内铁沉积过多导致组织损伤的疾病，分为遗传性和继发性两种情况。一般35 ～ 60岁发病，男 ： 女=10 ： 1，表现为非特异性症状、乏力、色素沉着、关节酸痛、性欲减退等，可有皮肤色素沉着、糖尿病、肝硬化和性腺功能减退。实验室检查结果见铁饱和度升高，血清铁升高，铁蛋白升高（往往>1 000 ng/mL），基因检测可以协助明确遗传性血色病的诊断。完整的血色病诊断必须包括肝组织学活检。当肝功能异常伴血清铁蛋白高于1 000 ng/mL时，应进行肝组织活检，协助诊断铁沉积的程度和纤维化分期。遗传性球形红细胞增多症引起的继发性血色病，可根据贫血、脾大、黄疸以间接胆红素升高为主，网织红细胞升高，外周血涂片见球形红细胞、红细胞渗透脆性试验阳性以及基因检测确立诊断。患者需注意避免摄入富含维生素C的饮食。如为继发性血色病，需尽量祛除病因，予去铁胺每日20 ～ 40 ng/kg，并复查肝活检，评价是否已移除足够的铁。地拉罗司（deferasirox）是美国食品药品监督管理局批准的第一个能够常规使用的口服驱铁剂，是地中海贫血铁过载患者的一线用药，也可用于包括输血等其他原因造成的慢性铁负荷过多的患者，其具有良好的安全性和耐受性，且能显著降低心脏、肝脏铁负荷，易被患者接受。血色病最初的临床表现是非特异性的，临床诊断时多是晚期，常见的并发症包括肝硬化、糖尿病、皮肤色素沉着和肝细胞癌等，需要定期随访相关检查。

点评

血色病最初的临床表现是非特异性的，这使得本例患者辗转多家医院才确立诊断。肝功能异常伴血清铁蛋白高于1 000 ng/mL时应考虑血色病可能，进一步MRI检查可以发现肝脏铁沉积，有重要提示意义。再通过肝脏病理和基因检测，可确立血色病的诊断。如遗传性血色病基因检测阴性，考虑继发性血色病时，就需要寻找原发因素，进一步检查来获得诊断依据。外周血涂片见球形红细胞及红细胞渗透脆性实验阳性，有助于确立遗传性球形红细胞增多症的诊断，有条件可结合基因检测。当患者铁过载并且存在贫血时，用于遗传性血色病的放血疗法并不适合，应选择祛铁治疗。

（陈艳玲　熊亚莉　庞春淼　王晓丽　郑玲玲　朱　磊
徐晶莹　吕　凡　郭　琴　张咏梅　郑建铭　张继明）

参·考·文·献

[1] Brissot P, Pietrangelo A, Adams P C, et al. Haemochromatosis[J]. Nat Rev Dis Primers, 2018, 4: 18016.

[2] Wu Y, Liao L, Lin F. The diagnostic protocol for hereditary spherocytosis-2021 update[J]. J Clin Lab Anal, 2021, 35(12): e24034.

[3] Bollig C, Schell L K, Rücker G, et al. Deferasirox for managing iron overload in people with thalassaemia[J]. Cochrane Database Syst Rev, 2017, 8(8): CD007476.

30

以肝损伤和肌肉损伤首诊的免疫检查点抑制剂相关不良反应

题记

免疫检查点抑制剂是针对相应的免疫检查点研发的单抗类药物，随着在肿瘤患者中的广泛应有，免疫检查点抑制剂相关不良反应亦逐渐引起关注，不良反应可以发生在任何器官或系统，最常见的可发生于皮肤、肝、肺、肠道、内分泌器官等。本病例患者接受免疫检查点抑制剂后，以肝损伤首诊，经临床评估后发现同时还引起甲状腺炎和肌炎。

病史摘要

入院病史

患者，男，47岁，2019-05-16入住复旦大学附属华山医院感染科。

主诉

肌肉酸痛半月伴胸闷、心悸1周。

现病史

患者2019-04-10因“右肾透明细胞癌根治术后2个月”至泌尿外科就诊，予PD-1/CTLA-4抑制剂［纳武利尤单抗（240 mg）/伊匹木单抗（1 mg/kg）］治疗，治疗前血常规、肝肾功能、血糖、甲状腺功能未见明显异常。治疗后出现左耳持续性耳痛，无耳鸣、听力下降，口服止痛药1周左右疼痛好转。04-25随访血常规、肝肾功能未见明显异常；甲状腺功能：促甲状腺素（TSH）0.45 mIU/L，游离三碘甲状腺原氨酸（FT3）7.73 pmol/L（↑），游离甲状腺素（FT4）22.7 pmol/L（↑）。次日予纳武利尤单抗（240 mg）第二次治疗，治疗后第2～3天出现发热伴肌肉酸痛，体温最高腋下37.3℃，上午开始发热，持续2小时左右自行退热，伴轻度畏寒、咳嗽、咳黄痰，无胸闷、胸痛、腹痛、腹泻、尿频、尿急、尿痛、头晕等不适，未治疗，约3天后体温正常。1周后开始出现明显乏力、大量出汗、胸闷、心悸、纳差，小便颜色加深，需搀扶行走，无发热、腰痛、尿量减少，无大小便失禁、恶心、呕吐等不适。05-06外院肝肾功能：丙氨酸氨基转移酶165 U/L（↑），天冬氨酸氨基转移酶300 U/L（↑），总胆红素14.7 μmol/L，肌酐94.4 μmol/L。2019-05-07住外院肝功能：丙氨酸氨基转移酶229 U/L（↑），肌酐66 μmol/L，C-反应蛋白40.6 mg/L（↑），铁蛋白360.8 μg/L（↑）；甲状腺功能：促甲状腺素<0.015 mIU/L（↓），游离三碘甲状腺素13.65 pmol/L（↑），游离甲状腺素61.61 pmol/L（↑）；胸部CT：两肺肺气肿伴肺大疱形成；两肺散在炎性灶；两肺散在结节，炎性考虑，随访；冠脉钙化；B超：肝脏弥漫性病变；两侧甲状腺偏大伴回声改变；心超：左室舒张功能轻度减退（LVEF 70.4%）；甲状腺摄碘率：2小时摄碘率1.9%，6小时摄碘率1.5%，提示甲状腺摄碘功能低下。考虑“肝功能异常、甲状腺炎”予保肝降酶及普萘洛尔降心率等治疗后，仍感胸闷伴乏力，为进一步治疗拟“肝功能异常原因待查，甲状腺炎”收住我院。

起病以来，患者精神欠佳，胃纳差，睡眠不佳，二便正常，体重明显下降，7天体重下降10余斤。

既往史

2019-02-01行“右侧肾癌根治术”，术后病理：透明细胞癌，核Ⅱ级，WHO/ISUP分级：Ⅱ级，脉管内未见癌栓，输尿管切缘未见肿瘤累及。腔静脉旁淋巴结3枚，均未见肿瘤转移（0/3）。免疫组化结果：CK7（－），VIM（+），CD117（－），HMB45（－），PAX-8（+），CD10（+），CK（－），P63（－）；十余年前发现肺大疱。

个人史

有吸烟史30年，平均1包／日，近期患病后戒烟；饮酒史30年，平均1～2瓶啤酒／日，偶饮白酒1～2两，近期患病后戒酒。

入院查体

体温36.5℃，心率120次/分，呼吸18次/分，血压125/70 mmHg，身高169 cm，体重62 kg。神清，精神萎靡，推车推入病房，全身皮肤、巩膜未见黄染，全身浅表淋巴结未触及。咽后壁无充血，双侧扁桃体无肿大。心率120次/分，律齐，各瓣膜区未闻及杂音。两肺呼吸音清，未闻及干湿性啰音。全腹软，中腹部有压痛，无反跳痛，墨菲征阴性，肝脾肋下未触及，肝肾区叩痛（－）。双下肢无水肿。双下肢近端肌力3级，其余肢体肌力及抬头肌肌力5级。病理反射未引出。

入院后实验室检查和辅助检查

- 血常规：白细胞15.27×10^9/L，红细胞4.33×10^{12}/L，血红蛋白124 g/L，中性粒细胞91.6%，淋巴细胞5.2%，血小板335×10^9/L。

- 生化检查：丙氨酸氨基转移酶266 U/L（↑），天冬氨酸氨基转移酶259 U/L（↑），总胆红素7.4 μmol/L，碱性磷酸酶144 U/L，γ-谷氨酰转移酶96 U/L；尿素氮10.1 mmol/L肌酐55 μmol/L；血钾5.3 mmol/L，钠141 mmol/L，氯化物99 mmol/L。肌酸激酶4 777 U/L（↑），乳酸脱氢酶787 U/L（↑），α-羟丁酸脱氢酶644 U/L（↑），肌钙蛋白0.764 ng/mL（↑），肌红蛋白>3 000.00 ng/mL（↑）。CK MB mass 117.40 ng/mL（↑），NT-pro BNP 142.4 pg/mL（↑）。

- 国际标准化比值0.97，凝血酶原时间10.8秒，部分凝血活酶时间20.3秒，纤维蛋白原定量7.9 g/L(↑),凝血酶时间16.4秒,D-二聚体3.58(↑)FEUmg/L,纤维蛋白原降解产物7.1 μg/mL(↑)。血沉72 mm/h(↑),C-反应蛋白35.60 mg/L(↑)。

- 免疫球蛋白:血免疫球蛋白E 130.56 g/L,血免疫球蛋白G 13.80 g/L,血免疫球蛋白A 1.73 g/L,血免疫球蛋白M 1.10 g/L;血尿免疫固定电泳(-)。
- 肝炎病毒血清标志物:HBsAg(-),HBsAb 48.7(+)IU/L,HBeAb(+),HBcAb(+);Anti-HCV(-);抗HAV IgM(-),抗HEV IgM(-),抗HEV IgG(-);EBV DNA(-),CMV DNA(-)。
- 肿瘤标志物:甲胎蛋白1.99 ng/mL,癌胚抗原1.31 ng/mL,糖类抗原125 17.30 U/mL,糖类抗原153 16.00 U/mL,糖类抗原199 4.92 U/mL,糖类抗原724 <1.50 U/mL,细胞角蛋白19片段 2.32 ng/mL,前列腺特异抗原1.200 ng/mL,游离前列腺特异抗原0.311,FPSA/PSA 0.259,神经元特异性烯醇酶20.40 ng/mL,鳞癌相关抗原1.9 ng/mL。
- 甲状腺球蛋白128.00 ng/mL(↑),甲状腺球蛋白抗体158.0 U/mL(↑),甲状腺过氧化物酶抗体12.2 U/mL,促甲状腺素受体抗体<0.80 IU/L促甲状腺激素<0.01 mIU/L(↓),三碘甲状腺原氨酸1.89 nmol/L,甲状腺素141.0 nmol/L,游离三碘甲状腺原氨酸 7.28 pmol/L(↑),游离甲状腺素42.40 pmol/L(↑)。
- 抗核抗体、抗核抗体谱及抗自免肝抗体全套:阴性。
- 神经元抗体谱(副癌综合征)及肌炎自身抗体谱:阴性。
- 心电图:窦性心动过速;T波改变。
- B超(腹部及甲状腺):肝脏弥漫性病变;两侧甲状腺偏大伴回声改变。
- 甲状腺摄碘率:2小时摄碘率1.9%,6小时摄碘率1.5%,提示甲状腺摄碘功能低下。
- 心超:左室舒张功能轻度减退(LVEF 70.4%)。
- 胸部CT:两肺肺气肿伴肺大疱形成;两肺散在炎性灶;两肺散在结节,炎性考虑,随访。
- 头颅MR增强:大枕大池,余头颅MRI增强未见明显异常,随访。

临床关键问题及处理

关键问题1　患者为47岁中年男性,因“右肾透明细胞癌根治术后”接受PD-1/CTLA-4抑制剂治疗,治疗后出现肝功能及甲状腺功能异常,首先考虑免疫检查点抑制剂相关不良反应,由于不良反应可累及多个不同部位,所以临床首先需要评估病变累及的部位及分级。

患者因“肾透明细胞癌术后”接受免疫检查点抑制剂治疗,治疗后出现胸闷伴心悸,肝功能及甲状腺功能异常,考虑免疫检查点抑制剂相关不良反应。由于免疫检查点抑制剂不良反应可以累及不同部位,除内分泌系统及肝脏外,还可累及肺、心脏、皮肤、消化系统、肌肉关节及中枢神经系统等,患者入院后首先予完善相关检查,发现肌酸激酶高达4 777 U/L(↑)、肌钙蛋白0.764 ng/mL(↑)、肌红蛋白>3 000.00 ng/mL(↑)及CK MB mass 117.40 ng/mL(↑),

提示肌肉累及，患者同时伴有肌钙蛋白及CK MB升高，需鉴别是否有心肌累及，但多次心电图检查显示窦性心动过速，仅轻度T波改变，心肌受累依据不足；其次患者入院肺部CT两肺肺气肿伴肺大疱形成，两肺散在炎性灶（图30-1），需要明确呼吸系统是否累及，遂与患者术前肺部CT比较，发现病变相仿，肺部累及依据不足，故患者因免疫检查点抑制剂引起的不良反应主要是肝功能损伤、肌病及甲状腺功能亢进。

明确不良反应所累及部位后，进一步需要评估不良反应严重程度，由于患者累及多个部位，当时根据2017年欧洲肿瘤内科学会（European Society for Medical Oncology，ESMO）制定的相关指南，本例患者药物不良反应的严重程度分级为3～4级。

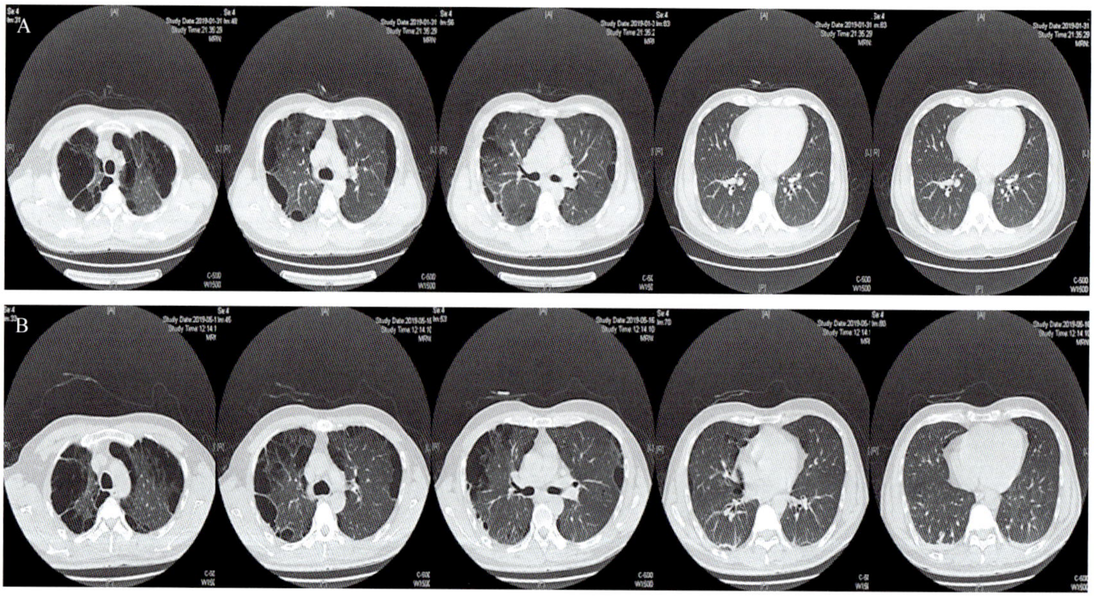

图30-1　患者术前及此次入院肺部CT。A.2019-01-31；B.2019-05-16。

关键问题2　明确免疫检查点抑制剂不良反应累及部位及严重程度后，下一步治疗方案的制定及疗效评估？

根据2017年EMSO推荐的治疗意见，本患者接受免疫检查点抑制剂后出现多部位不良反应，严重程度为3～4级，需要接受激素治疗，给予甲泼尼龙2 mg/（kg·d），根据患者实际体重每日甲泼尼龙120 mg静滴及其他保肝等对症治疗。由于患者存在甲状腺功能亢进，是否需要抗甲状腺药物治疗，请内分泌科会诊，建议：患者甲状腺摄碘功能低下，考虑免疫检查点抑制剂破坏甲状腺致甲状腺毒血症，患者FT3/FT4已逐渐回落，不需抗甲状腺药物治疗，仅以倍他乐克控制心率及忌碘饮食为主。经上述治疗后患者胸闷、心悸及肌无力等症状改善，定期复查相应指标逐渐好转（图30-2）。住院期间患者接受肝活检及肌肉活检，肝活检病理：标本显示小叶结构完好，小叶内偶见点灶状坏死，少许肝细胞轻度脂肪变性，个别门管区轻微炎症，肝细胞内胆汁淤积，诊断：结合临床，患者GGT升高，符合轻度胆汁淤积性肝炎；患者

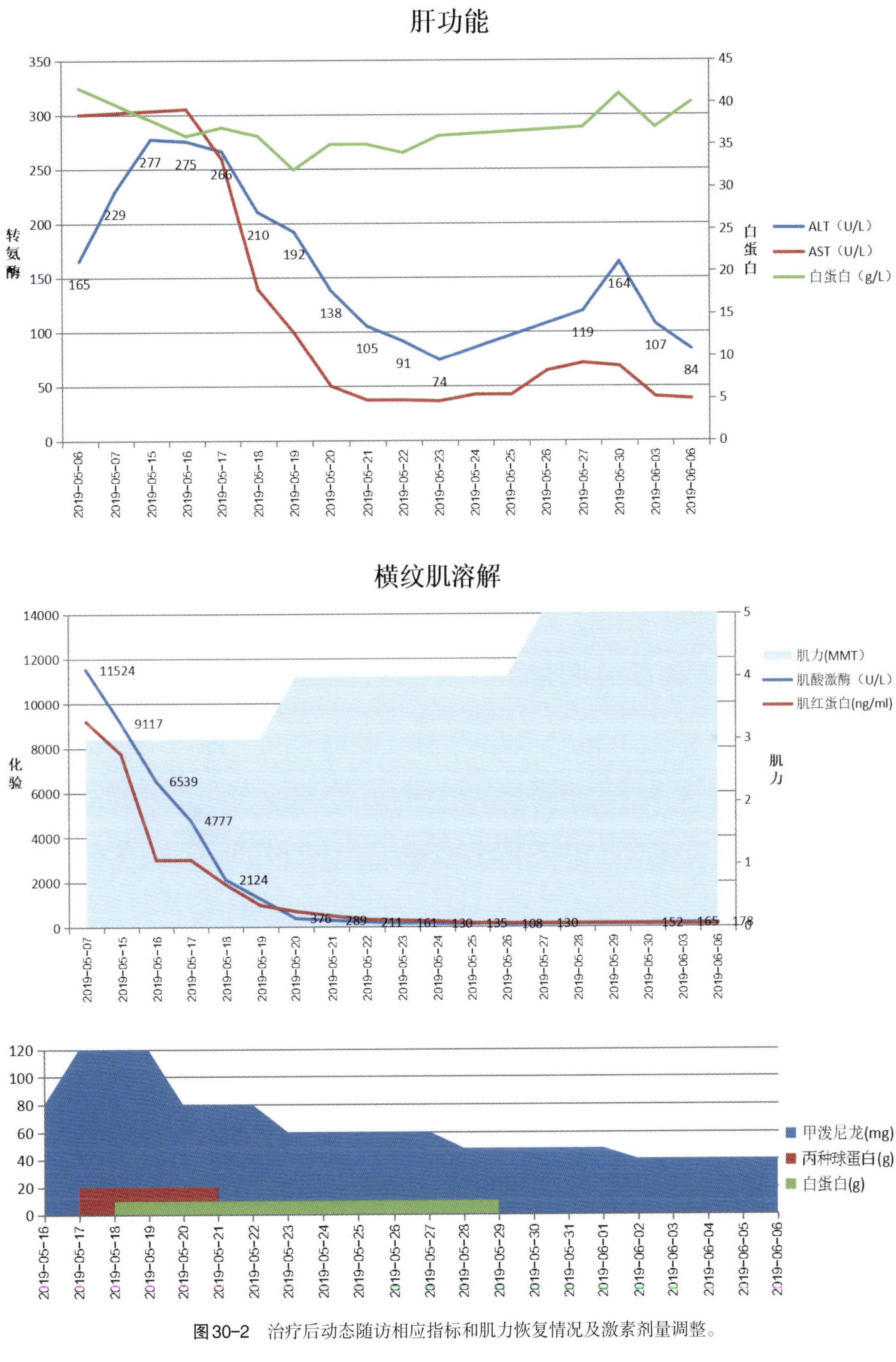

图30-2　治疗后动态随访相应指标和肌力恢复情况及激素剂量调整。

HAV、HEV均（-），请临床询问患者有无服药史以除外药物性肝炎（DILI）；肌肉活检病理：肌细胞轻度大小不等，核内移增多，散在少量坏死纤维，肌束内少量单个核细胞浸润，结论：(左肱二头肌）轻度肌源性损害病理改变，炎性肌病可能，请结合临床。症状改善后激素逐渐减量，至20 mg后出院。

背景知识介绍

免疫检查点抑制剂（immune checkpoint inhibitors，ICIs）是针对相应的免疫检查点研发的单抗类药物，通过阻断T淋巴细胞抑制性通路上多种受体或配体，重新刺激和活化T淋巴细胞功能，起到抑制肿瘤的作用。已上市的ICI主要包括细胞毒性T淋巴细胞相关抗原4（CTLA-4）抑制剂（代表性药物为依匹木单抗）、程序性细胞死亡受体1（PD-1）抑制剂（代表性药物为帕博利珠单抗）及程序性细胞死亡配体1（PD-L1）抑制剂（代表性药物为阿特珠单抗）。随着ICIs在肿瘤患者中的广泛应用，免疫检查点抑制剂相关不良反应（irAE）亦逐渐受到关注。irAE可以发生在任何器官或系统，最常见的可发生于皮肤、肝、肺、肠道、内分泌器官及心脏等。

免疫检查点抑制剂相关肝损伤是一种特殊类型的药物性肝损伤，可以发生在用药后任何时间，最常出现于首次用药后8～12周。诊断免疫检查点相关肝损伤需要首先排除其他原因引起的肝炎如病毒性肝炎、饮酒、脂肪肝等，如果怀疑原发性自身免疫性肝炎需要检查抗核抗体检查、抗平滑肌抗体等，对于肝酶的单独升高，可以进一步检查肌酸肌酶等以了解是否存在其他病因。2021年中国临床肿瘤学会（CSCO）制定了免疫检查点抑制剂相关的毒性管理指南，推荐了肝损伤的分级管理（表30-1）。

表30-1　免疫检查点抑制剂相关肝损伤分级管理

分级	描　述	Ⅰ级推荐	Ⅱ级推荐	Ⅲ级推荐
G1	AST或ALT<3 ULN 总胆红素<1.5 ULN	继续免疫治疗	每周监测1次肝功能，如肝功能稳定，适当减少监测频率	
G2	AST或ALT3～5 ULN 总胆红素1.5～3 ULN	暂停免疫治疗，泼尼松剂量减至≤10 mg/d，且肝脏毒性≤1级，可重新免疫治疗；0.5～1 mg/kg泼尼松口服，如肝功能好转，缓慢减量，总疗程至少4周	每3天检测1次肝功能	可选择肝活检
G3	AST或ALT5～20 ULN TBil 3～10 ULN	停免疫治疗，泼尼松剂量减至≤10 mg/日，且肝脏毒性≤1级，经MDT讨论可重新免疫治疗；甲泼尼龙1～2 mg/kg静脉，肝功能恢复至2级后可换口服，激素治疗3天无改善，考虑加用MMF500～1 000 mg，2次/d，MMF治疗效果不佳可加用他克莫司	1～2天监测1次肝功能 考虑肝活检	

续 表

分级	描 述	Ⅰ级推荐	Ⅱ级推荐	Ⅲ级推荐
G4	AST或ALT>20 ULN TBil>10 ULN	永久停止免疫治疗 甲泼尼龙1～2 mg/kg静脉输注，肝功能恢复至2级后可换口服，激素治疗3天无改善，考虑加用MMF500～1 000 mg，2次/d，MMF治疗效果不佳可加用他克莫司	1～2天监测1次肝功能	

注：ULN，正常值上限；MMF，吗替麦考酚酯。

免疫检查点抑制剂相关肝损伤，其肝组织病理可表现为程度不等、均匀分布肝小叶及汇管区的炎症，并出现小胆管炎、静脉内皮炎等；严重病例中可见较多$CD8^+$的T淋巴细胞聚集在汇管区及肝窦内。其与AIH病理区别，AIH表现为显著的界面性肝炎，汇管区较多淋巴细胞、浆细胞浸润，可形成玫瑰花结，而免疫检查点相关肝损伤表现为均匀分布于肝小叶内的炎症，以淋巴细胞及巨噬细胞为主，几乎无浆细胞。

免疫检查点相关肝损伤预后相对较好，较少发生肝衰竭和死亡，大多数患者在1～3个月恢复至基线肝功能状态；胆汁淤积型免疫介导的肝炎（immune-mediated hepatitis，IMH）预后相对较差，对激素及免疫抑制剂治疗不敏感。

点评

随着免疫检查点抑制剂在肿瘤患者中广泛应用，其相关不良反应在临床工作中逐渐被引起重视。由于免疫检查点相关不良反应可累及任何器官或系统，临床可表现为肝损伤、皮疹、甲状腺功能亢进或减退等，而首诊于不同科室。临床医生如碰到相关病例需要做出及时而全面的评估，包括累及的部位及严重程度，并多学科协作制订相应的治疗方案。另外，免疫检查点抑制剂相关不良反应早期症状比较隐匿，因此使用过程中，需要定期监测药物的不良反应，及时处理和预防药物不良反应的发生。

（杨飞飞　黄玉仙）

参·考·文·献

[1] Haanen JBAG, Carbonnel F, Robert C, et al. Management of toxicities from immunotherapy: ESMO Clinical Practice Guid-lines for diagnosis, treatment and follow-up[J]. Ann Oncol, 2017, 28(suppl 4): iv119–iv142.

[2] 中国临床肿瘤学会指南工作委员会. 中国临床肿瘤学会（CSCO）免疫检查点抑制剂相关的毒性管理指南2021[M].北京：人民卫生出版社，2021.

[3] Martin E D, Michot J M, Papouin B, et al. Characterization of liver injury induced by cancer immunotherapy using immune checkpoint inhibitors[J]. J Hepatol, 2018, 68: 1181–1190.